DROEMER

PROF. DR. MED. HANNO STECKEL

Genial

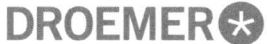

→ beweglich!

Alles über Rücken, Schulter, Hüfte, Knie —
und was hilft, wenn's zwickt

Mit Illustrationen von
Katrin Fiederling

DROEMER ✦

Alle Angaben in diesem Buch wurden sorgfältig geprüft. Dennoch können
Autor und Verlag keine Gewähr für deren Richtigkeit übernehmen.

Ein ausführliches Literaturverzeichnis finden Sie
auf der Homepage von Prof. Dr. Hanno Steckel:
www.knie-spezialist.berlin/publikationen

Besuchen Sie uns im Internet:
www.droemer.de

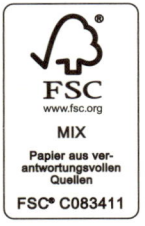

© 2018 Droemer Verlag
Ein Imprint der Verlagsgruppe
Droemer Knaur GmbH & Co. KG, München
Alle Rechte vorbehalten. Das Werk darf – auch teilweise –
nur mit Genehmigung des Verlags wiedergegeben werden.
Lektorat: Heike Gronemeier
Covergestaltung: Kathrin Keienburg-Rees, Freiburg
Coverabbildung: calvindexter/istockphoto
Illustrationen: Katrin Fiederling/dieKleinert
Satz und Layout: Sandra Hacke
Druck & Bindung: CPI books GmbH, Leck
ISBN 978-3-426-27754-6

2   4   5   3   1

Gewidmet dem Orthopäden,
der mich inspirierte.

Fühl die Finger, alle zehn
Fass mal an den Ellbogen
Zieh am Zeh
Und klopf ans Bein
Drück die Haut ein bisschen ein
Mach das aber nur ganz zart
Zweifellos ist das sehr hart
Fühlst du was so fest wie Stein
Das muss dann ein Knochen sein

Es gibt Knochen, Knochen, Knochen wunderbar
Knochen, Knochen mehr als nur ein paar
Es sind unzählig viele
Doch hat jeder seinen Sinn
Es gibt Knochen, Knochen, Knochen in dir drin

»Knochenlied« aus der »Sesamstraße« (Graf Zahl)

Inhalt

Vorwort

Knochen, Knochen, Knochen wunderbar!

Graf Zahl aus der »Sesamstraße« hat aus meiner Sicht vollkommen recht: Knochen sind etwas Wunderbares, und jeder von ihnen, auch der kleinste, hat einen Sinn. Zusammen mit den Muskeln, den Bändern, den Knorpeln und den Gelenken formen sie eines der faszinierendsten Gebilde, die Natur und Evolution hervorgebracht haben: das menschliche Bewegungssystem. Es begleitet uns sozusagen auf Tritt und Schritt. Jeder hat einen persönlichen Bezug dazu und eine eigene Geschichte, die von der Kindheit über die Jugend, die Zeit als Erwachsener bis hin ins hohe Alter reicht. Die wenigsten von uns machen sich Gedanken über dieses faszinierende Wunderwerk, solange es reibungslos funktioniert. Wir erinnern eher die Probleme, die uns das Bewegungssystem bereiten kann: Da gibt es den Knick-Senkfuß der frühen Jahre, den Knochenbruch, den man als Jugendlicher erlitten hat, und den Bänderriss beim Skifahren, die quälenden Rückenschmerzen, die gerne auch bei einer Überbelastung im Job auftreten, oder den Schenkelhalsbruch der Großmutter, der letztlich dazu führte, dass diese nicht mehr allein in ihrer Wohnung leben konnte.

In guten Zeiten machen wir uns dagegen kaum Gedanken über dieses Konstrukt, das uns so viel ermöglicht. Im Gegenteil: Wir ignorieren manchmal nach Kräften die Bedürfnisse unseres Körpers, vernachlässigen ihn sträflich, selbst wider besseren Wissens. Und wundern uns dann, wenn er uns die rote Karte zeigt. Gerade bei einem so komplexen Gebilde wie dem Bewegungssystem kann ein winziger Defekt in einem kleinen Teilbereich das ganze Gefüge aus dem Tritt bringen.

Mit ungefähr zweihundert Knochen, sechshundert Muskeln und über hundert Gelenken können wir uns frei im Raum bewegen und dabei Dinge vollführen wie kaum ein anderes Lebewesen. Manche Tiere mögen uns in Einzeldisziplinen überlegen sein. So kann sich eine ein Zentimeter große Kakerlake zwar durch die extreme Verformung ihres Körpers durch einen nur wenige Millimeter breiten Spalt unter der Tür hindurchzwängen, aber einen dreifachen Salto rückwärts können nur wir Menschen ausführen. Eine Katze mag zwar wendiger einen Baum hinaufklettern, sie wird aber an der schwimmenden Durchquerung eines Flusses scheitern. Und welches andere Lebewesen vermag schon, Dinge nicht nur zu greifen, sondern mit Fingern und Armen Höchstleistungen zu vollbringen? Virtuos Klavier zu spielen wie Lang Lang oder enorme Gewichte zu stemmen wie Matthias Steiner? Zu sprinten wie Usain Bolt oder so ausdauernd zu laufen wie der 26-fache Weltrekordler Haile Gebrselassie aus Äthiopien? Zu all diesen vielfältigen Leistungen ist nur der menschliche Körper fähig und maßgeblich das ausgetüftelte Bewegungssystem.

Es sorgt für unsere Haltung, dafür, wie wir von unserer Umgebung wahrgenommen werden, und spiegelt auch unser seelisches Befinden wider. Dies hat sich in vielen umgangssprachlichen Formulierungen niedergeschlagen. So sprechen wir von »Rückgrat zeigen«, davon, dass »jemand einen breiten Rücken hat« oder dass wir »jemandem den Rücken stärken wollen«. Wir fordern jemanden auf, »sich nicht so hängen zu lassen«, werten hängende Schultern und eine eingesunkene Haltung als Ausdruck einer gedämpften Stimmung. Und auch die Mythologie kennt Helden, die ihren Ruhm dem Bewegungssystem verdanken: So trägt der Titan Atlas das Himmelsgewölbe auf seinem Rücken, und Achilles galt nach einem Bad im Unterweltsfluss Styx als unverwundbarer Kämpfer, wäre da nicht seine Ferse gewesen. Unser Bewegungssystem beeinflusst wie wenige andere Teile unseres Körpers das tägliche Leben jedes Einzelnen. Auch wenn wir glauben, es sei quasi fix und fertig, ist alles im Fluss. Unser Bewegungssystem baut sich auf und ab. Das gilt für das Skelett ebenso wie für die Muskeln. Die Funktionsfähigkeit dieses Kunstwerks für die Dauer eines langen Lebens zu erhalten ist harte Arbeit. Das zeigt sich schon dadurch, dass gut ein Viertel aller Krankschreibungen in Deutschland durch Muskel- und Skeletterkrankungen bedingt sind. 40 Millionen Fehltage wurden deutschlandweit im Jahr 2013 allein durch Wirbelsäulenbeschwerden verursacht. Bei ungefähr 44 Millionen Erwerbstätigen in Deutschland ist das eine beeindruckende Zahl. Die »Global Burden of Disease Study« listet Wirbelsäulenschmerzen als eine der Krankheiten auf, die Menschen weltweit am meisten einschränken. Der Knieschmerz ist – gemessen an der Häufigkeit – der kleine Bruder des Rückenschmerzes. Kein anderer Bereich der Medizin kommt auf derart hohe Werte. Die gute Nachricht ist aber: Nur wenig andere Leiden sind durch Prävention so gut zu beeinflussen. Oder, um es in ein Bild zu übersetzen: Nur, wer auf seinen Körper achtet, ihn pflegt und ähnlich wie sein Auto regelmäßig wartet und zur Inspektion gibt, wird lange daran Freude haben können.

Die noch bessere Nachricht lautet: Sie müssen Ihren Körper nicht exzessiv trainieren, um ihn in Schuss zu halten. Regelmäßig ein wenig Sport und Bewegung, dazu eine gute, ausgewogene Ernährung, mehr braucht es nicht. Schon mit ganz wenig Einsatz ist sehr vieles möglich. Dafür brauchen Sie weder einen dieser modernen Körpertracker, die Ihr »ich« in allen erdenklichen Bereichen vermessen. Das Stichwort ist vielmehr Achtsamkeit: Schenken Sie Ihrem Körper Beachtung, und gehen Sie behutsam mit ihm um. Manchmal sind zwei Wochen Ausspannen am Strand mit einem Glas Piña Colada in der Hand besser, als die schmerzende Schulter noch weiter im Fitnessstudio zu quälen. Seien Sie Ihr eigener Körpercoach, achten Sie auf dessen Signale, dann können wir Orthopäden Sie mit individualisierter Medizin begleiten, ohne gleich einen Totalschaden reparieren zu müssen. Diese Form der Begleitung ist spannend von der Geburt und der Überprüfung der Säuglingshüfte durch die Wachstumsphase hinein in das frühe und späte Erwachsenenalter. Der Begriff Orthopädie kommt aus dem Altgriechischen und bedeutet übersetzt die Lehre vom geraden oder aufrechten Kind. Aus der Zeit des Hippokrates (460 v. Chr. – 370 v. Chr.) gibt es bereits Überlieferungen, dass Ärzte deformierte Knochen und Gelenke behandelten. Doch eine weite Verbreitung erfuhren der Begriff Orthopädie und die damit zusammenhängenden Behandlungsmaßnahmen erst im Jahr 1741. Damals hatte der französische Kinderarzt Nicolas Andry de Boisregard ein Werk mit dem Titel »Orthopädie, oder die Kunst, bey den Kindern die Ungestaltheit des Leibes zu verhüten und zu verbessern« vorgelegt, in dem er die Tätigkeit eines Orthopäden mit der eines Gärtners verglich, der einen Baum

So wie das Seil das Bäumchen beim geraden Wachstum unterstützen soll, können regelmäßige Check-ups beim Orthopäden die Funktionsfähigkeit Ihres Bewegungssystems erhalten.

mithilfe eines stützenden Pfahls zu geradem Wachstum lenkt. Das Bild dieses Bäumchens ist bis heute das Symbol der Orthopädie.

Wie jede medizinische Disziplin hat auch die Orthopädie enorme Entwicklungen durchlaufen. Wir Orthopäden behandeln konservativ und operativ, vom Säugling bis zum Greis. Als Unfallärzte kümmern wir uns um Knochenbrüche und Verletzungen. Es werden Kreuzbänder ersetzt und neue Gelenke eingebaut. Wir verfügen über ein Handwerkzeug aus Hammer, Säge, Meißel und Bohrer, das jedem Bankräuber zur Ehre gereichen würde. Wir arbeiten aber auch mit biologischen Wachstumsfaktoren, züchten Knorpel an und verwenden Stammzellen. Wir fühlen mit unseren Händen, wir beobachten, wie sich ein Patient entkleidet und bewegt. Das allein ist in der Regel schon recht aufschlussreich. In einer der ersten Kliniken, in denen ich gearbeitet habe, hat der Oberarzt uns junge Ärzte immer ermutigt, nach einer ersten raschen Blickdiagnose und dem Abfragen der Beschwerden eine vorläufige Diagnose auf einen Zettel zu schreiben. Hinterher wurden die Notizen verglichen – es ist erstaunlich, wie oft wir richtiglagen. Er wollte uns damit vermitteln, wie wichtig Zuhören und aufmerksames Anschauen ist. Bei vielen Erkrankungen sind die klinischen und technischen Untersuchungen wie Sonografie, Röntgen und Magnetresonanztomografie (MRT) oft nur noch Beiwerk.

Orthopäden behandeln nicht nur akute Fälle wie Brüche, sondern auch die Spuren, die das Leben am Bewegungssystem hinterlassen hat. Es geht auch um all die Sünden, die wir an unserem Körper begangen haben. Wir helfen bei Verschleiß, bei Fehlstellungen und rheumatischen Erkrankungen wie rheumatoider Arthritis oder Psoriasis-Arthritis und haben damit enge Schnittstellen zur Inneren Medizin und auch zur

Dermatologie. Gemeinsam mit Gynäkologen therapieren wir Schwangere mit Rückenschmerzen oder einer sogenannten Symphysenlockerung. Das knorpelige Schambeingefüge wird bei einer Schwangerschaft gedehnt und gereizt, was zu unangenehmen Schmerzen führen kann.

Wir beschäftigen uns mit den Wechseljahren bei Männern und Frauen, wo sich die Abnahme des Hormonspiegels negativ auf die Knochendichte auswirkt und es zu einem Umbau des Körpers kommt, mit weniger Muskeln und mehr Fettdepots. Und wir kümmern uns um Schmerzen, die mit dem Bewegungssystem zusammenhängen. Viele Patienten berichten, dass sie sich an ein Leben ohne Schmerzen nicht mehr erinnern können. Schmerz schränkt nicht nur das körperliche Wohlbefinden und die Lebensqualität ein, sondern beeinflusst auch die mentale Gesundheit negativ. 80 Prozent der Deutschen leiden an Rückenschmerzen, 13 Prozent unter starken chronischen Rückenbeschwerden. Als Orthopäde kann man, wenn man ganzheitlich vorgeht, die Lebensqualität der Patienten deutlich verbessern. Wie Sie in späteren Kapiteln noch sehen werden, ist »Rücken« nicht gleich »Rücken«. Nicht immer ist es ein tatsächlicher Schaden, der uns auf die Wirbelsäule drückt. Und schon gar nicht muss immer operiert werden, manchmal helfen kleine Veränderungen etwa am Arbeitsplatz, um Beschwerden zu bessern.

Die Möglichkeiten der Orthopädie sind so vielfältig wie unser Bewegungssystem. Mich persönlich hat die Faszination dafür nicht mehr losgelassen, seit ich mit etwa sechs Jahren in Oldenburg in unserem Wohnzimmer auf einer orange-braunen Sitzlandschaft vor einer großgemusterten farbigen Tapete und einer raumhohen Schrankwand saß, um die »Sesamstraße« zu schauen. Ich konnte es kaum erwarten, bis Graf Zahl in schwarzem Anzug und dunklem Umhang auf seinem Schloss sein »Knochenlied« sang, während Fledermäuse um ihn herumflatterten. Aber auch im wirklichen Leben hatte ich schon früh mit Orthopädie zu tun. Ich bin Jahrgang 1972 und gehöre damit zu der Generation, die schon als Kind Murmeln mit den Zehen greifen und in Gläser legen musste, um den sagenumwobenen Knick-Senkfuß zu bekämpfen. Der war von den Müttern damals so gefürchtet wie sonst nur Gefrierbrand oder Mottenfraß und wurde konsequent bekämpft. Es schien fast so, als ob mit solch einem Fuß eine spätere erfolgreiche Laufbahn für immer verhindert würde. Das ist heute zum Glück überwunden, wobei sich – auch das werden Sie später noch sehen – manche Legende nicht nur um diesen Fuß doch gehalten hat.

In meiner Jugend schließlich hatte ich durch den Sport viel Kontakt zu Orthopäden, weshalb es für mich nahelag, mein Schulpraktikum in der neunten Klasse bei einem Mediziner dieser Fachrichtung zu absolvieren. Jener Orthopäde, bei dem ich Patient und Schulpraktikant war, war so mit Feuereifer bei der Sache, dass der Funke auf mich übersprang. Seitdem hat mich die Faszination für unser Bewegungssystem nie wieder losgelassen. Wenn er mir eine Operation erklärte, war das so, als ob ein Künstler sein Werk darlegte. Etwas Ähnliches erlebte ich Jahre später in Pittsburgh. Dort war ein gebürtiger Hongkong-Chinese mit einem Namen, den sich kein Hollywood-Regisseur besser hätte ausdenken können, Chefarzt der orthopädischen Klinik, an der ich mein Jahresstipendium absolvierte: Dr. Freddie Fu. Noch nie hatte ich einen Arzt mit so viel Charisma erlebt. Dr. Fu wollte handfeste Ärzte, die anpacken konnten, und keine, die sich zu fein waren, gipsverschmiert in der Rettungsstelle zu stehen. Wenn er operierte, war es wie ein Popkonzert, alles war durchchoreografiert, kein Schritt oder Schnitt zu viel. Was Dr. Fu »one-step surgery« nannte, ist das

Geheimnis guter Operateure. Sie müssen keinen Schritt wiederholen, alles greift reibungs- und nahtlos ineinander, wie die Schaltung eines guten Rennrads. Es mag Zufall sein, aber ich kenne tatsächlich überdurchschnittlich viele Orthopäden, die sich dem Radsport verschrieben haben. In Pittsburgh hatten viele Kollegen bereits vor der Frühbesprechung um sechs Uhr morgens eine Runde auf dem Rennrad gedreht. Überhaupt haben die meisten Orthopäden verinnerlicht, dass unser Fahrgestell nicht umsonst den Namen »Bewegungsapparat« trägt. Wenn wir uns nicht bewegen, tut er es uns gleich. Er wird faul und träge und verliert Stück für Stück seine faszinierenden Fähigkeiten. Weil ich die Auswirklungen täglich in der Praxis sehe, ist es mir ein Anliegen, Ihren Blick für den Körper zu schärfen. Orthopädie ist kein Quickie und auch nicht nur Thema, wenn es irgendwo hakt, Orthopädie ist jeden Tag!

In diesem Buch möchte ich Ihnen die Funktionsweise dieses Wunderwerks aus Knochen, Bändern und Muskeln erklären, die gängigsten orthopädischen Probleme und Krankheiten mit Beispielen aus der Praxis erläutern und therapeutische Empfehlungen geben. Die Bandbreite an Themen wird dabei so vielfältig sein wie das, was wir mit unserem Körper leisten können. Neben grundlegenden Informationen zum »Knocheneinmaleins« wird es um spezielle Erkrankungen gehen, aber auch um allgemeine Fragen, die viele Menschen bewegen. Ich erlebe das immer wieder, egal, ob in der Praxis selbst oder auf einer Party, nachdem das Gespräch auf meinen Beruf gekommen ist. Da geht es dann um Sex mit einem künstlichen Hüftgelenk, um Bodybuilder mit geschädigten Schultern und Hängebusen, den allgegenwärtigen Dr. Google oder das Zusammenspiel von Burn-out und Rückenschmerzen. Um den richtigen Sport, die richtige Ernährung und den Masterplan für ein gutes, gesundes Leben. Den werde ich Ihnen nicht maßgeschneidert an die Hand geben können, aber ich hoffe, dass Sie aus der Lektüre hilfreiche Schlüsse ziehen können. Vor allem aber hoffe ich, dass es mir gelingt, Sie für Ihr Bewegungssystem zu begeistern.

Das ist der vielleicht wichtigste Schritt in Richtung Achtsamkeit!

Teil I

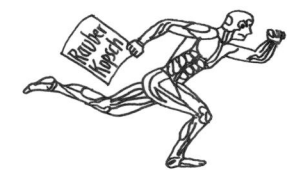

 Knochen, Gelenke und Knorpel – der passive Teil unseres Bewegungssystems

----

1991 begann ich in Kiel mit meinem Medizinstudium. Da ich schon früh den Entschluss gefasst hatte, Orthopäde zu werden, hätte ich es nicht besser treffen können. Die damalige Bibel der Anatomie des Bewegungsapparates trug den sperrigen Namen »Rauber-Kopsch« und war ein Kieler Gewächs, herausgegeben vom Gott des Bewegungsapparates, Professor Bernhard Tillmann, seines Zeichens Direktor des Anatomischen Instituts der Universität Kiel. Auf diesem Werk schliefen wir quasi nachts mit dem Kopf ein. In Kiel wurde das Bewegungssystem geliebt und der Lehrstoff mit aktuellen Beispielen aus der Orthopädie und Biomechanik garniert. Ich habe diesen Unterricht wie Kino genossen und mich im »Rauber-Kopsch« wie andere in einem Krimi von Agatha Christie festgelesen. Und noch heute liegt dieses Standardwerk immer in Reichweite meines Schreibtisches.

Im Rahmen des Anatomieunterrichts besuchten Studenten und Professoren gemeinsam die Antikensammlung der Kunsthalle Kiel und lernten beim Betrachten der »Aphrodite von

Knidos« und des »Speerträgers des Polyklet« etwas über das weibliche Becken und den männlichen Torso. Wir bekamen so nicht nur wichtige Informationen, sondern bekamen im wahrsten Sinne des Wortes Lust, uns mit dem menschlichen Bewegungssystem zu beschäftigen. Ohne unser charakteristisches Skelett, ohne seine Gelenke, seine Muskeln, die sich unter der Haut abzeichnen, wären solche beeindruckenden Skulpturen nicht denkbar. *Wir* wären nicht denkbar. Lassen Sie uns also auf eine gemeinsame Reise gehen und entdecken, aus welchen Bausteinen unser Bewegungssystem besteht und wie sie zusammenwirken.

1

Knochen – die Stützpfeiler unseres Körpergebäudes

Knochen sind die maßgeblichen Bestandteile unseres Bewegungssystems. Sie formen unser Skelett, das im Inneren unseres Körpers eine ähnliche Funktion übernimmt wie die tragenden Stützpfeiler eines Gebäudes. Noch im Bauch der Mutter wird das Skelett als Knorpelmodell beim Embryo angelegt. Im Laufe der Zeit verknöchert der Knorpel langsam und bildet der endgültigen Knochen aus. Dieser Prozess ist beim Menschen erst in einem Alter von etwa zwanzig Jahren abgeschlossen, bis dahin wachsen Knochen noch beziehungsweise schließen sich Knorpel zu einem Knochen zusammen. Das erklärt, warum Säuglinge über dreihundert Knochen haben, während das Skelett eines Erwachsenen – je nach Zählweise – aus ungefähr zweihundert Knochen besteht.

Das ist eine ganze Menge, und man könnte meinen, dass das Skelett bei unserem Körpergewicht eine maßgebliche Rolle spielt. Tatsächlich schlägt das Gewicht unserer Knochenmasse aber nur mit 10 bis 15 Prozent zu Buche. Das liegt auch daran, dass unser Skelett aus ganz unterschiedlichen Knochen besteht. Wir unterscheiden dabei lange Röhrenknochen (lat. *Ossa longa*), flache oder platte Knochen *(Ossa plana),* kurze Knochen *(Ossa brevia),* lufthaltige Knochen *(Ossa pneumatica)* und unregelmäßig geformte Knochen, die in keine dieser Kategorien passen.

Je nach Funktion ist jeder Körperabschnitt mit anderen Knochen ausgestattet. Die Röhrenknochen mit ihrem langen

Schaft, in dem sich das Knochenmark befindet, kommen ausschließlich in unseren Extremitäten vor: die ganz langen in Armen und Beinen, die etwas kürzeren in Händen und Füßen. Platte oder flache Knochen, die aus einer sehr kompakten Knochensubstanz bestehen, formen unsere Rippen, sie kommen am Schädel vor, am Schulterblatt, dem Becken und dem Brustbein. Durch ihre Form und Struktur bieten sie nicht nur den inneren Organen Schutz, auch größere Muskelgruppen finden hier optimale Ansatzpunkte. Lufthaltige Knochen zeichnen sich durch ein geringes Gewicht und durch luftgefüllte und mit Schleimhaut überzogene Hohlräume aus. Bei Vögeln, deren Skelett maßgeblich aus solchen »pneumatisierten« Knochen besteht, liegt der Vorteil auf der Hand. Beim Menschen kommen sie vor allem im Bereich des Schädels vor. Das Stirnbein, das Schläfenbein, das Siebbein am Ende der Nasenhöhle und der Oberkieferknochen sind mit Luftkammern durchzogen. Die Platzierung dieser Knochen in den Bereichen Nasenhöhle und Mittelohr legt den Schluss nahe, dass es hier um die Schaffung von Ausgleichsräumen bei Druckschwankungen geht.

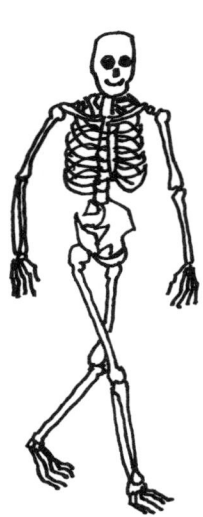

Sie sehen schon, in unserem Skelett ist nichts willkürlich, alles folgt einer tieferen Logik, die man kurz und knapp mit »form follows function« zusammenfassen könnte. So macht es Sinn, dass unsere Extremitäten mit langen Röhrenknochen ausgestattet sind, denn sie sorgen für eine optimale Hebelwirkung bei der Fortbewegung. In der Wirbelsäule dagegen wäre ein solch

Unser Skelett besteht aus ungefähr zweihundert Knochen.

langer Röhrenknochen extrem unpraktisch: Wir könnten uns nicht bücken oder zur Seite beugen, und bei einem Sprung von einer Mauer würden wir ohne jede Dämpfung auf dem Boden aufkommen. Für diese Dämpfung sorgen die Bandscheiben zwischen den einzelnen Wirbeln, die ihrerseits zu den unregelmäßig geformten Knochen zählen.

Dieses stützende Gerüst aus Knochen ist der passive Teil unseres Bewegungssystems, der sich ohne die Muskulatur, den aktiven Teil, nicht bewegen ließe. Das heißt allerdings nicht, dass die Knochen kein Eigenleben hätten. Viele denken bei einem Knochen an etwas Totes, ähnlich dem Skelett, das Sie vielleicht noch aus dem Biologieunterricht kennen und das oft »Hugo« genannt wurde. Tatsächlich haben unsere Knochen eine lebende kraftvolle Struktur, die sich je nach Belastung auf- und abbauen kann. Knochen können bluten, schmerzen und einen Infarkt bekommen. Sie sind Stützapparat, Schutzschilde für Gehirn, Rückenmark, Herz und Lunge, sie sind die wichtigsten Speicher für Kalzium und Phosphat, und sie bilden Blut. Bricht ein Knochen, kann er aus eigener Kraft wieder zusammenwachsen. Ein sich solchermaßen selbst heilendes System ist einzigartig, und es funktioniert nur, weil unsere Knochen leben. Wie unglaublich diese Fähigkeit zur Selbstheilung ist, lässt sich mit folgendem Beispiel illustrieren: Stellen Sie sich vor, Sie parken abends Ihren Wagen mit einer dicken Beule im Kotflügel, und wenn Sie am nächsten Morgen wieder in die Garage kommen, ist die Beule wie von Zauberhand verschwunden.

Auch wenn es natürlich nicht ganz so schnell und quasi über Nacht geht – unsere Knochen können diese unglaubliche Leistung vollbringen. Bei einem Knochenbruch kommt es im Bereich des Bruches zu einem Bluterguss mit Bildung einer geleeartigen Masse. Es folgt eine gesunde Entzündung, die Wachstumsfaktoren aktiviert, die aus diesem Gelee erst Bindegewebe,

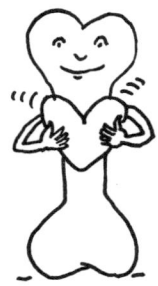

Ein Knochen ist keineswegs tote Substanz, er lebt. Er kann sich auf- und abbauen und bei einem Schaden selbst heilen.

dann Faserknorpel und schließlich Knochen bildet. Wenn dies einmal nicht klappen sollte, können wir unseren eigenen Körper als Ersatzteillager verwenden. Zum Beispiel kann im Rahmen einer Operation Knochenspäne aus dem Beckenkamm entnommen oder ein Teil des Wadenbeins in einen Knochendefekt an anderer Stelle eingebracht werden. Der Körper integriert diese Späne dann in den Knochen und kann den Defekt verschließen. Ich erinnere mich in diesem Zusammenhang an einen Patienten, dem nach einer Krebsdiagnose ein großer Teil des Oberarmknochens entfernt werden musste. An dessen Stelle setzte man ihm eine Art von Metallträger ein, an den Knochenspäne aus dem Becken angelagert wurden. Es dauerte natürlich, aber als der Metallträger wieder entfernt wurde, war darunter ein wunderbarer Knochen nachgewachsen.

Das Gewebe unserer Knochen besteht aus lebenden Knochenzellen, Salzen und Fasern. Das Zusammenspiel von Salzen und Fasern kann man mit dem Wirkprinzip von Stahlbeton vergleichen. Während der Beton für die Druckfestigkeit verantwortlich ist, braucht es den Stahl, um auch eine Zugfestigkeit zu erreichen. Ähnlich ist es beim Knochen. Mit Kalziumphosphat und den bindegewebigen Kollagenfasern vereinen die Knochen auf geniale Weise Festigkeit und Elastizität. Fehlen diese Salze wie bei der Osteoporose im Alter, wird der Knochen weich und brüchig. Im Anatomieunterricht während des Studiums war so ein künstlich entkalkter Knochen immer eine Sensation, er wurde herumgereicht, jeder wollte ihn anfassen. Anders als bei »Hugo« mit seinen starren, harten Gräten ist so ein entkalkter Knochen so weich und biegsam wie ein schlapper Fahrradschlauch.

Was passiert, wenn Festigkeit *und* Elastizität des Knochens fehlen, zeigt die sogenannte Glasknochen-Krankheit, medizinisch *Osteogenesis imperfecta* (»unvollständige Knochenbildung«) genannt. Bei dieser Erkrankung liegt ein Gendefekt im Kollagenstoffwechsel vor. Kollagen ist der Grundbaustein für alle Gewebearten, es gibt dem Knochengewebe Halt und sorgt für ein elastisches Bindegewebe. Wird zu wenig oder minderwertiges Kollagen produziert, verändern sich die bindegewebigen Kollagenfasern. Die Folgen sind unter anderem eine erhöhte Brüchigkeit des Knochens, weshalb die Betroffenen in ihrem Leben eine Vielzahl von Brüchen erleiden und sich auch die Wirbelsäule dramatisch verformen kann. Je nach Schweregrad können diese Verformungen bereits im Mutterleib einsetzen, wie bei dem französischen Jazzpianisten Michel Petrucciani. Dennoch war der mit vielen Preisen ausgezeichnete Kleinwüchsige ein Virtuose am Klavier.

Das Alter und solche Gendefekte sind aber nur zwei Gründe, weshalb sich unsere Knochen verändern können. In unserem Körper findet ständig ein Nebeneinander von Knochenaufbau und -abbau statt, im Idealfall gibt es dabei eine Art Fließgleichgewicht. Wird ein Knochen nicht beansprucht, zum Beispiel weil das Bein eingegipst ist oder ein Patient längere Zeit das Bett hüten muss, so baut sich der Knochen ganz schnell ab und verliert seine Festigkeit und Stabilität. Wird dann die Aktivität wieder gesteigert, weil der Gips abgenommen oder die Bettlägerigkeit überwunden ist, so baut sich der Knochen wieder auf. Mit anderen Worten: Das Skelett passt sich an die Belastung an. Wird es beansprucht, so steigt die Dichte der Knochenmasse. Deshalb ist moderater Kraftsport auch ein Hauptpfeiler in der Osteoporosetherapie. Und deshalb gilt

Bewegung generell als wichtigste Präventionsmaßnahme für Knochenerkrankungen. Nicht nur die Muckis profitieren davon, auch unser Skelett!

Sehen wir uns das faszinierende Innenleben unserer Knochen ein wenig genauer an. Wenn man einen Knochen durchschneidet, erkennt man wie beim Anschnitt eines Baums verschiedene Schichten: Außen und innen ist unser Knochen jeweils von einer Knochenhaut überzogen. Die äußere Knochenhaut besteht aus Bindegewebe und enthält viele Blutgefäße und Nerven. Sie ernährt den Knochen, ist für die Knochenbruchheilung verantwortlich und sehr schmerzempfindlich, was jeder weiß, der schon mal einen Tritt gegen das Schienbein bekommen hat. Über kleine Öffnungen am Knochen treten die versorgenden Blutgefäße in den Knochen ein. Weil Knochen und Knochenhaut so gut durchblutet sind, kommt es im Falle eines Bruchs immer auch zu einer größeren Einblutung.

Die nächste, sehr harte Schicht ist vergleichbar mit der dicken Rinde eines Baumes. Sie wird *Kortikalis* genannt, und tatsächlich meint der lateinische Begriff *cortex,* von dem sich die Bezeichnung ableitet, auf Deutsch »Rinde«. Sie besteht aus einer kompakten Schicht von Knochengewebe, aus kunstvoll ineinandergeschichteten Lagen von kollagenen Fasern *(Osteonen).*

Darunter stößt man auf eine schwammartige Struktur namens *Spongiosa* (von lat. *spongia,* dt.

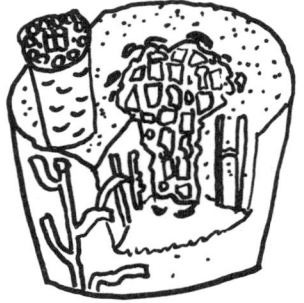

Gut zu sehen ist der kompakte Knochen mit den teleskopartigen *Osteonen* sowie der spongiöse Knochen mit den schwammartigen *Trabekeln.*

»Schwamm«). Im System dieses Knochenschwamms formen kleine Knochenbälkchen Hohlräume, in denen sich das Knochenmark befindet, das für die Blutbildung verantwortlich ist. Auch hier gilt das Prinzip »form follows function«: Die *Spongiosa* besteht aus einem genialen System aus genau ausgerichteten kleinen Knochenbälkchen *(Trabekel)*, die entweder eine Druck- oder eine Zugbelastung aufnehmen. Sie werden daher auch Druck- oder Zugtrabekel genannt. Wie brillant die Architektur dieser Trabekel ist, lässt sich am Beispiel eines Röhrenknochens erkennen. Von außen ähneln die Knochen unserer Arme und Beine einem einfachen Rohr. Doch im Inneren gleicht die Bauweise der eines tragenden Gewölbes in einer gotischen Kirche. Die geniale Ausrichtung der kleinen Knochenbälkchen garantiert nicht nur eine große Stabilität, sondern entspricht auch dem Leichtbauprinzip und ist daher extrem ökonomisch.

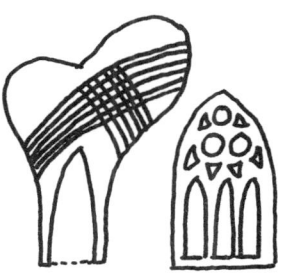

Querschnitt durch den Oberschenkelhals:
Man erkennt Druck- und Zugtrabekel als
architektonisch tragende Struktur ähnlich wie
bei dem gotischen Fensterbogen daneben.

2

Gelenke – die Scharniere unseres Skeletts

Neben den rund zweihundert Knochen besteht unser Bewegungssystem aus etwa hundert Gelenken, die überhaupt erst dafür sorgen, dass wir uns flexibel bewegen können. Ohne Gelenke zwischen den Fingerknochen könnten wir nichts greifen, nicht Klavier spielen, keinen Stift halten. Allein in unseren Händen gibt es vierzig solcher Verbindungsstellen, die die dort verbauten Knochen zusammenhalten. Ohne Kniegelenke könnten wir unsere Beine nicht beugen und strecken, ohne Hüftgelenk nicht sitzen, ohne Schultergelenk den Arm nicht heben und so weiter.

Passend zu den unterschiedlichen Knochen und ihren jeweiligen Funktionen ist unser Körper mit unterschiedlichen Gelenken ausgestattet. Generell bestehen sie aus Gelenkkörpern (dem Gelenkkopf und der Gelenkpfanne), die mit Knorpel überzogen und von einer Gelenkkapsel umgeben sind. Diese Kapsel ist von Gefäßen und Nerven durchzogen und verantwortlich für die Produktion der Gelenkflüssigkeit. Sie sorgt dafür, dass Gelenkkopf und Gelenkpfanne nicht bei jeder Bewegung aufeinanderschaben, sondern – getrennt durch den mit Flüssigkeit gefüllten Gelenkspalt dazwischen – aufeinander *gleiten*. Im übertragenen Sinn würden wir ohne diese »Schmiere« bei jeder Bewegung quietschen und knarren wie eine schlecht geölte alte Tür. Und wegen der vielen Nerven in der Gelenkkapsel wäre jede Bewegung auch unangenehm. Erst die

gelartige Gelenkflüssigkeit, die unter anderem aus Hyaluronsäure besteht, sorgt für den reibungsarmen Ablauf einer Bewegung im Gelenk.

Die Anforderungen, die an die Gelenke unseres Körpers gestellt werden, sind vielfältig. Sie sind abhängig von den Knochen, an denen sie sich befinden, und von den Bewegungen, die

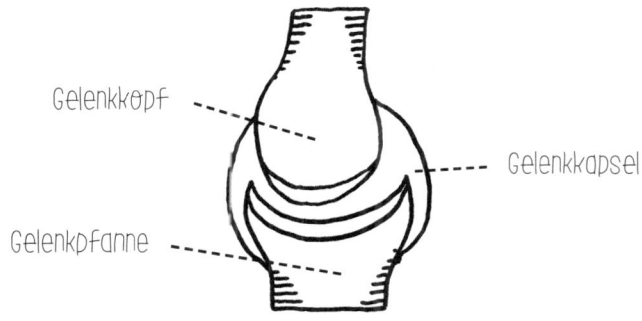

Ein skizziertes Gelenk: oben der Gelenkkopf, unten die Gelenkpfanne,
umgeben von einer Gelenkkapsel

im Zusammenspiel mit den Muskeln und Bändern vollführt
werden sollen. Die verschiedenen Gelenke haben dabei ein
unterschiedliches Bewegungsausmaß. Gelenke unterteilt man
nach ihrer Beweglichkeit in Freiheitsgrade, also danach, in wie
viele verschiedene Richtungen eine Bewegung möglich ist. Es
gibt maximal drei Freiheitsgrade, da es nicht mehr als drei Ebenen im Raum gibt.

Zum Messen der Gelenkbeweglichkeit wird in der Orthopädie die Neutral-Null-Methode verwandt, ein dreistelliger Code,
der die Stellung zweier Körper zueinander beschreibt. Zugege-
ben, das klingt jetzt etwas abstrakt, ist aber ganz einfach. Stellen
Sie sich vor, Sie wollen wissen, wie es um die Beweglichkeit Ihrer
Handgelenke bestellt ist. In der Neutralstellung hängen Ihre

Arme und Hände locker nach unten. Sie können nun Ihre Hände nach oben um 50 Grad strecken oder Richtung Unterarm um 60 Grad beugen. Der Code nach der Neutral-Null-Methode wäre dann 50-0-60. Außerdem können Sie das Handgelenk seitlich zur Daumenseite um 30 Grad oder zur Kleinfingerseite um 40 Grad biegen, sodass der Code hier 30-0-40 wäre. Da zwei jeweils gegenläufige Bewegungen (oben/unten oder rechts/links) einen Freiheitsgrad ergeben, verfügt Ihr Handgelenk also über zwei Freiheitsgrade.

In unserem Körper sind sechs verschiedene Gelenkarten verbaut:

- *Kugelgelenke,* die über drei Freiheitsgrade verfügen, stecken in unserer Schulter, in der Hüfte und den Fingergrundgelenken mit Ausnahme des Daumens. Ein Kugelgelenk ermöglicht Beugung und Streckung, Abspreizen und Heranziehen und Außen- beziehungsweise Innenrotation.
- *Scharniergelenke* lassen dagegen nur eine Beugung und Streckung zu, haben also nur einen Freiheitsgrad. Sie finden sich in unserem Ellenbogengelenk oder den Fingergelenken.
- Das im Beispiel erwähnte Handgelenk mit zwei Freiheitsgraden ist ein *Eigelenk,* das sich beugen und strecken lässt, aber auch seitliche Bewegungen ermöglicht. Auch unser erstes Kopfgelenk zwischen Schädel und Atlas ist ein Eigelenk.
- In unserem Knie haben wir ein zweiachsiges *Kondylengelenk:* Wir können es strecken und beugen und bei gebeugtem Knie auch zur Seite bewegen (zwei Freiheitsgrade).
- Ein *Sattelgelenk* wie in unserem Daumen ermöglicht Bewegungen, die denen eines Kugelgelenks ähneln. Auch deshalb ist der Daumen das beweglichste Glied unserer Hand.
- Die letzte Gelenkform schließlich ist das *ebene Gelenk,* auch *Drehgelenk* genannt. Dass unsere Wirbelsäule beweglich ist

und nicht starr, verdanken wir kleinen paarigen Gelenken zwischen den Wirbelkörpern. Gemeinsam mit den Bandscheiben und den Bändern bilden sie eine Einheit, die dafür sorgt, dass unsere Wirbelsäule stabil und dennoch sehr flexibel ist.

Die Ausstattung unseres Bewegungssystems mit all diesen verschiedenen Gelenken zeigt einmal mehr, wie durchdacht unser Körper aufgebaut ist. Kugelgelenke sind beim Menschen immer dort sinnvoll, wo eine große Beweglichkeit gefragt ist, wie beim Hüft- oder Schultergelenk. Hätten wir ein Scharniergelenk in der Schulter, könnten wir uns weder am Hinterkopf kratzen noch eine Glühbirne in die Lampe an der Decke schrauben. Scharnier- beziehungsweise Kondylengelenke wie im Ellenbogen und im Knie sind zwar weniger beweglich als Kugelgelenke, sind an diesen Stellen aber von Vorteil, denn sie schaffen die zwingend notwendige Stabilität beim Gehen, Stehen und Festhalten.

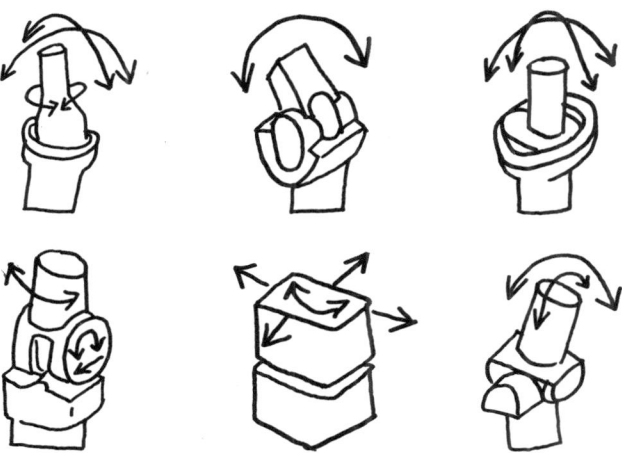

Sechs Gelenkarten von links nach rechts und von oben nach unten: Kugelgelenk, Scharniergelenk, Eigelenk, Kondylengelenk, Drehgelenk und Sattelgelenk

3

Knorpel – das Gold unserer Gelenke

Jeder, der schon einmal ein Hähnchenbein abgenagt hat, kennt Knorpel. Es gibt Knorpel an allen Gelenken, aber auch in der Nase, der Luftröhre und der Ohrmuschel. Das Knorpelgewebe ist ein Stützgewebe, bestehend aus Knorpelzellen, Fasern und wasserbindenden Substanzen wie den Proteoglykanen und Glykoproteinen, die man mit einer Schicht aus Styroporkugeln vergleichen könnte. Knorpel reagiert elastisch auf Druck und Biegung.

Für das Bewegungssystem wichtig sind sogenannte hyaline Knorpel und Faserknorpel. Der hyaline Knorpel besteht zu 70 Prozent aus Wasser, sieht milchig-glasig aus, ist sehr zellreich, enorm druckelastisch und dient daher in den Gelenken als eine Art Polster. Er ist aus verschiedenen Schichten aufgebaut: Die oberste Schicht hat parallel zur Oberfläche ausgerichtete Kollagenfasern, die für Glätte und problemloses Gleiten sorgen. In der tieferen Knorpelschicht sind die Kollagenfasern senkrecht zur Oberfläche ausgerichtet, und die kugeligen Knorpelzellen liegen säulenartig übereinander. Bei einem Schnitt durch den Knorpel sehen die Kollagenfasern arkadenförmig angeordnet aus. Da das Knorpelgewebe selbst frei von Gefäßen und Nerven ist, werden seine Zellen über die Gelenkflüssigkeit ernährt.

Im Bereich der Bandscheiben und Menisci im Knie hingegen haben wir ein zellarmes und faserreiches Knorpelgewebe. Dieser Faserknorpel wird auch durch Scherkräfte beansprucht, weshalb er viel mehr Kollagenfasern als der hyaline Knorpel hat.

Knorpel ist eine geniale Gleitpaarung für die Gelenke. Kein Gelenk, keine Achse in der technischen Welt vermag solche Bewegungszyklen zu durchlaufen wie die menschlichen Gelenke, ohne dass ein Verschleißteil ausgetauscht werden muss. Das ist in etwa so, als müsste ein Autoreifen oder ein Schuh bis zu achtzig Jahre halten. Kein anderes technisches Material hat einen geringeren Abrieb als der Knorpel. Fachleute nennen dies den Reibungskoeffizienten. Es gibt allerdings einen Haken: Knor-

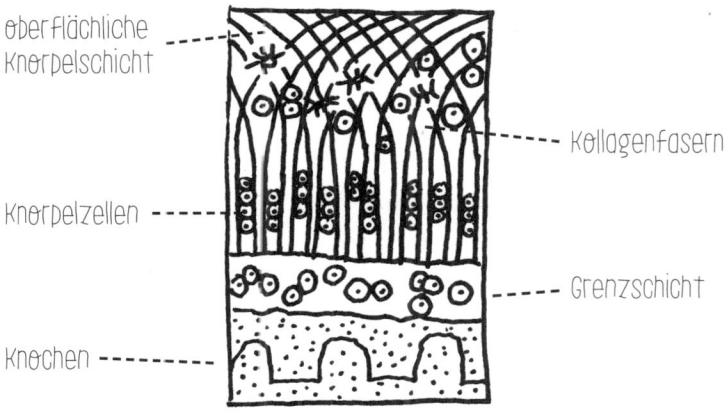

oberflächliche Knorpelschicht

Kollagenfasern

Knorpelzellen

Grenzschicht

Knochen

Querschnitt durch einen Knorpel: unten die Knochenschicht, dann folgt die Knorpelschicht mit den charakteristischen Säulen aus Knorpelzellen und den arkadenförmig verlaufenden Kollagenfasern.

pel wächst nicht nach, sodass jeder Mensch mit seinem ganz persönlichen Knorpelvorrat leben muss. Das macht den Knorpel so kostbar, weshalb er auch als »Gold der Gelenke« bezeichnet wird. Geht der Knorpel kaputt, droht eine schmerzhafte Arthrose. Die Risiken für eine Arthrose sind vielfältig: Fehlbelastungen, Verletzungen, Übergewicht und Entzündungen

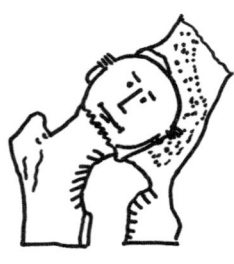

Bei einer »Knorpelglatze« fehlt der Knorpel im Gelenk, die Knochen reiben aufeinander.

können mit der Zeit zu Verschleiß führen. Ist der Knorpel erst einmal beschädigt, verkleinert sich der Gelenkspalt, die Beweglichkeit ist eingeschränkt, die Knochen reiben zunehmend aufeinander, was den Druck auf den geschädigten Knorpel erhöht. Ist gar kein Knorpel mehr auf den Gelenken zu sehen, sprechen wir Orthopäden von einer »Knorpelglatze«. Dann ist Hopfen und Malz verloren.

Bei begrenzten Knorpelschäden kann die Medizin heute allerdings gegensteuern. Noch vorhandene und nicht geschädigte Knorpelzellen werden dabei entnommen, im Labor angezüchtet und um das Tausendfache vermehrt. Nach gut vier bis sechs Wochen können diese kostbaren »Knorpelperlen« dann wieder an der defekten Stelle eingepflanzt werden. Weitere sechs Wochen später kann der Patient mit einer leichten Belastung des Gelenks beginnen, nach drei Monaten darf es wieder voll belastet werden. Und spätestens nach einem Jahr sollte der neue Knorpel die gleiche Festigkeit erreicht haben wie der alte. In Anbetracht unseres beständig steigenden Lebensalters werden diese Knorpelperlen wahrscheinlich irgendwann wertvoller sein als die Austernperlen bei »Tiffany's«. Und wer weiß, vielleicht wird es in Zukunft nicht nur große Farmen geben, auf denen Hühner und Salat gezüchtet werden, sondern auch Knorpel und andere Gewebe wie etwa Bindegewebe.

Teil II

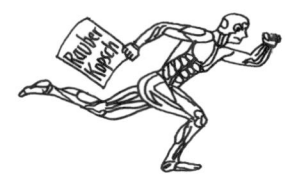

Muskeln, Bänder und Sehnen – der aktive Teil unseres Bewegungssystems

---

Ohne Muskeln, Bänder und Sehnen würden wir tatsächlich ein wenig wie Hugo »herumhängen«. Unsere Muskeln sind der Motor und das Kraftwerk des Skeletts und bilden den aktiven Teil unseres Bewegungssystems. Mit anderen Worten: Ohne Muskelkraft »läuft« gar nichts. Nur mit ihrer Hilfe können wir Menschen Ironman, Gewichte stemmen oder Klavier spielen. Der Kölner Jan Frodeno hält derzeit die Weltbestzeit in der Triathlon-Langdistanz und legte im Jahr 2016 die 3,86 km Schwimmen, 180 km Radfahren und 42 km Laufen in 7,35 Stunden zurück. Matthias Steiner wurde 2008 bei den Olympischen Sommerspielen in Peking mit 461 kg Olympiasieger im Gewichtheben. Und der Pianist Lang Lang spielt so virtuos Klavier, dass einem schon beim Zusehen schwindelig wird. So unterschiedlich diese Leistungen auch sind – die extreme Ausdauerleistung über Stunden, das Halten des maximalen Gewichts für wenige Sekunden oder der feine und rasch wechselnde Fingeranschlag – sie offenbaren die ganze Bandbreite an Leistungen, zu denen wir dank der Supermacht unserer Muskeln fähig sind.

Doch unsere Muskeln könnten die ganze Bandbreite ihrer Talente nicht abrufen, ohne die Sehnen. Sie sind an einem Ende am Muskel befestigt, am anderen am Knochen angewachsen. Sie bestehen aus sehr stabilen Kollagenfasern, um auch hohe Spannungen aushalten zu können. Zu ihren Aufgaben gehört vor allem die Übertragung der Muskelkraft auf den Knochen. Bei einer Bewegung zieht sich erst der Muskel zusammen und leitet dann diesen Zug an die Sehne weiter. Ohne die anschließende Kraftübertragung von der Sehne auf den Knochen könnten wir keinen Schritt vor den anderen setzen. Sie können sich das vorstellen wie bei einer Marionette: Kommt kein Zug auf den Faden, kommt kein Leben in die Marionette.

Die Bänder wiederum helfen uns dabei, die Gelenke bei einer Bewegung zu stabilisieren. Sie sind einerseits Verbindungsstränge zwischen zwei Knochen und andererseits schützen sie die Gelenke vor übermäßiger Beweglichkeit. Sie bestehen aus straffem, wenig elastischem Bindegewebe, weshalb sie bei Überbeanspruchung auch reißen können.

Ohne diese beiden Mitspieler würden unsere Muskeln – und seien es noch solche Berge – kläglich dabei scheitern, unser Skelett zum aufrechten Gang, zum Stehen, Sitzen, Greifen oder sonst irgendetwas zu bringen.

4

Muskeln — unser Motor

Der Mensch, egal ob Spargeltarzan oder Kraftpaket, hat um die sechshundert Muskeln. Zusammen bilden sie ein eigenes Organsystem in unserem Körper. Sie sorgen durch das Wechselspiel von Verkürzung (Kontraktion) und Erschlaffung (Relaxation) für Bewegung. Jeder Muskel besteht aus einem speziellen Gewebe, den Muskelzellen. Es handelt sich dabei um längliche dünne Strukturen, die mehrere Zentimeter lang sein können. Bei den Muskeln unseres Bewegungssystems werden diese Zellen auch Muskelfasern genannt. Mehrere Muskelfasern bilden ein Muskelfaserbündel, mehrere solcher Bündel bilden einen Muskel. Dazu gleich mehr.

Muskeln sind vielfältig und ein Wunderwerk der Natur. Es gibt zwei Hauptarten: die *glatte Muskulatur,* die beispielsweise den Magen-Darm-Trakt steuert, und die *quer gestreifte Muskulatur,* die sich weiter in die Herz- und die Skelettmuskulatur unterteilen lässt. Während wir die Arbeit der glatten und der Herzmuskulatur nicht bewusst beeinflussen können, kann die Skelettmuskulatur willentlich gesteuert werden.

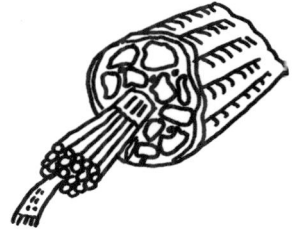

Wie eine Handvoll ungekochter Spaghetti: Eine Nudel entspricht einer Muskelfaser, mehrere Nudeln einem Muskelfaserbündel und die ganze Packung einem Muskel.

Die Skelettmuskeln setzen über Sehnen an den Knochen an, dazwischen liegt der sogenannte Muskelbauch. Ein Muskel kann einen oder mehrere Bäuche haben. Ein Beispiel dafür ist das bei Männern so begehrte Sixpack, der mehrbäuchige *Musculus rectus abdominis*. Hier wird der Muskel durch Zwischensehnen in verschiedene Teilbereiche getrennt. Es gibt ein- oder mehrköpfige Muskeln wie etwa den Bizeps, der zwei Köpfe hat. Muskeln können ein oder mehrere Gelenke überspannen. Dies wird dann ein- oder mehrgelenkig genannt.

Wie pfiffig das angelegt ist, sehen wir bei der Hand. Um der Hand und den Fingern ein graziles Aussehen sowie eine optimale Funktion zu geben, hat die Natur netterweise die langen Fingermuskeln an den Unterarm gelegt.

Das charakteristische Merkmal der Skelettmuskulatur ist ihre Querstreifung. Schauen wir mit einem Mikroskop auf die Muskulatur, so sehen wir zunächst nur die länglichen Muskelzellen. Bei einer weiteren Vergrößerung erkennt man, dass diese aus Tausenden von Strukturen bestehen, den *Myofibrillen*. Diese fadenartigen Gebilde sind dafür verantwortlich, dass sich die Muskulatur zusammenziehen kann. Zoomen wir jetzt noch näher heran, so sehen wir, dass diese Myofibrillen eine Querstreifung haben: Helle und dunkle Streifen wechseln sich ab. Es handelt sich dabei um verschiedene Eiweißstrukturen: die dünnen Aktinfilamente und die dicken Myosinfilamente. Zieht sich der Muskel zusammen, so gleiten diese Filamente ineinander, die Verschiebung führt zu einer Verkürzung des Muskels, er wird angespannt und kann seine Kraft entfalten. Man kann sich dieses Ineinandergleiten vereinfacht so vorstellen wie bei einer »Räuberleiter«: Die Finger beider Hände werden so miteinander verschränkt, dass nicht nur eine stabile, sondern auch sehr kraftvolle Kletterhilfe entsteht.

Die Muskelfasern oder Muskelzellen selbst lassen sich in

zwei Typen unterteilen, je nachdem, welche Aufgaben sie zu erfüllen haben: Es gibt Muskeln, die sehr schnell reagieren müssen, und solche, die eher langsam zu Potte kommen, dafür aber mehr Durchhaltevermögen haben. Diese unterschiedlichen Fähigkeiten hängen unter anderem damit zusammen, woher der Muskel seine Energie bezieht:

- Die *Typ-1-Fasern* werden auch S-Fasern genannt, vom englischen »slow«: Sie sind langsamer kontraktierende Muskelfasern, die punktuell weniger Kraft entfalten, dafür aber sehr ausdauernd sind. Von der Form her sind sie eher schmal, vom Aussehen her rot durch die hohe Myoglobinkonzentration. Aus diesem sauerstoffbindenden Muskelprotein beziehen sie ihre Energie.
- Die *Typ-2-* oder F-Fasern (englisch »fast«) dagegen sind Schnellkraftfasern. Sie kontraktieren rasch bei hoher Kraftentfaltung – und entsprechend hohem Energieverbrauch, weshalb sie schnell ermüden. Ihre Energie beziehen diese Muskeln aus Glykogen, das schnell zur Verfügung steht. Weil sie anders als ihre langsameren Kollegen weniger vom sauerstoffspeichernden roten Muskelfarbstoff enthalten, sehen sie weiß aus.

Jeder Muskel besitzt beide Fasern in einem Verhältnis, das dem unterschiedlichen Belastungsprofil angepasst ist. Die Rücken- und Rumpfmuskulatur ist eher für statische Belastungen ausgelegt und hat daher vermehrt den Fasertyp 1, während in den Armen Typ-2-Fasern dominieren. Ganz grundsätzlich gilt, dass jeder Mensch genetisch mit einer anderen Zusammensetzung von Muskelfasern ausgestattet ist, wobei in Grenzen auch eine Umwandlung der Fasertypen bei Veränderung der Beanspruchung möglich sein soll.

Am prägnantesten ist dies beim Sport zu sehen. Bei einem 100-Meter-Finale eines internationalen Sportevents gehen ausschließlich muskulöse Kraftpakete an den Start. Jeder Muskel ist so akzentuiert, als hätten diese Sportler eine Wespenallergie und in jeden einzelnen ihrer Muskeln einen Wespenstich bekommen. Diese Muskelmänner wären auch beim Gewichtheben oder Turnen erfolgreich. Sie alle haben viele Muskelfasern des Typs 2 (»fast-twitch«), die schnell kontrahieren, viel Kraft entfalten können und auch ein größeres Volumen haben. Da diese Muskelfasern schnell ermüden, sind sie perfekt geeignet für eine kurzzeitige Maximalbelastung wie bei einem 100- oder maximal 200-Meter-Lauf. Auf längeren Distanzen könnten diese Läufer mit ihrer Muskelausstattung keinen Blumentopf gewinnen.

Der Gegenpol zu diesen Kraftpaketen ist der Marathonmann. Klassischerweise sehen diese Sportler schlank, wenig muskulös und eher drahtig aus. Die Langstreckenläufer haben mehr Muskelfasern des Typs 1 (»slow-twitch«), die vom Umfang her dünner sind, langsam kontrahieren, dabei weniger Kraft entfalten und weniger schnell ermüden. Menschen mit dieser Muskelausstattung sind besser für Ausdauerbelastungen über eine längere Zeit geeignet, wie sie beim Marathonlauf, Skilanglauf, Radrennen oder Triathlon gefordert sind.

Eine solche Verteilung finden wir auch im Tierreich. Beim Metzger können Sie rotes oder weißes Fleisch kaufen. Fleisch besteht aus Muskeln. Hühner haben weißes Fleisch, weil es vornehmlich aus Typ-2-Fasern besteht. Sie müssen nur mal schnell aufflattern und sind daher nur kurzzeitigen Muskelbelastungen ausgesetzt. Rinder dagegen haben rotes Fleisch, weil sie durch die Wiesen ziehen müssen, um zu grasen, was einer Ausdauerleistung entspricht. Das Muskelprotein Myoglobin ist für die dunkle Färbung und den Sauerstofftransport verantwortlich. Während der Sprinter und das Hühnchen für ihre kurze schnelle Muskelaktivität Glykogen als Energielieferant nutzen und nur wenig Sauerstoff, müssen der Marathonläufer und das Rind bei ihren länger andauernden Belastungen mithilfe von Myoglobin für Sauerstoffnachschub sorgen. Ihre Muskeln sind dafür ausgelegt; würden wir aber das Huhn und den Sprinter auf eine solche Reise schicken, würden beide schnell eine Sauerstoffschuld eingehen.

Und hier liegt auch schon die Antwort auf die Frage, ob Usain Bolt, der jamaikanische Weltmeister (2015) im 100-Meter-Lauf, bei richtigem Training auch im Marathon Weltmeister werden könnte. Oder ob man umgekehrt aus dem eritreischen Läufer Ghirmay Ghebreslassie, im gleichen Jahr Weltmeister im Marathonlauf, einen Sprinter machen könnte? Die Antwort liegt bereits auf der Hand, wenn man sich Fotos der beiden ansieht: Niemand von uns kann seiner muskulären Grundausstattung, seiner Veranlagung entkommen. Auch wenn eine Umwandlung der Fasertypen nach Studienlage durch Veränderung der Belastung möglich erscheint, können Sie aus Ghebreslassie keinen 100-Meter-Star machen und aus Bolt keinen Langstreckenläufer. Verantwortlich dafür ist unsere genetische Ausstattung.

Will man also den idealen Sport für jemanden finden, so ist es hilfreich, sich die Körperstatur und die Muskelverteilung etwas genauer anzusehen. In vielen Ländern wird bereits im Kindergarten oder in der Grundschule systematisches Screening betrieben, um nach Nachwuchssporttalenten zu fahnden. Beim potenziellen Turnernachwuchs wird beispielsweise nicht nur auf die allgemeine Beweglichkeit geachtet, sondern auch auf die Anlage der Hüften, um zu prüfen, ob ein Spagat jemals möglich sein würde. Das sind sicher extreme Beispiele, aber auch für den Hobbysportler gilt: Nicht jeder ist für jeden Sport geeignet. Aber bevor Sie nun erleichtert aufatmen und sagen, siehste, ich kann gar nicht – es lässt sich für jeden der richtige Sport finden, wenn man nur danach sucht!

Sport ist dann gesund, wenn man die geeignete Bewegungsform für sich findet und wenn man ihn richtig betreibt. Beim Muskeltraining etwa ist es immer wichtig, den Muskel und den entsprechenden Gegenspieler zu trainieren, den Agonisten und den Antagonisten. Trainieren Sie zum Beispiel nur den Bizeps und nicht auch den Trizeps, so werden Sie – wie viele Kraftsportler – irgendwann Probleme bekommen, den Ellenbogen vollständig zu strecken. Ebenso sollten Sie darauf achten, die Muskeln nicht nur anzuspannen, sondern sie auch ausreichend zu dehnen. Gerade Männer tun Dehn- und Aufwärmübungen gerne als lästigen Kokolores ab. Sie stemmen lieber ordentlich Gewichte und tänzeln vor dem Spiegel herum, um das Ergebnis zu bewundern. Das Langzeitergebnis eines einseitigen Trainings ist später dann in der Praxis eines Orthopäden zu sehen.

Unsere Muskeln mögen es ausgewogen: Eine Mischung aus Stretching, Kraft- und Ausdauertraining sorgt für eine gut ausgebildete Muskulatur und damit für ein Funktionieren unseres Bewegungssystems. Und Muskeln sind teuer im Unterhalt, werden sie nicht beansprucht, so bilden sie sich ganz schnell zurück, da der Körper so Energie spart.

Muskeln beeinflussen unseren Zucker- und Fettstoffwechsel positiv. Sie haben einen hohen Grundumsatz, das bedeutet, auch in Ruhe wird vom Körper viel Energie verbrannt. Sie sind ein Stoffwechsel-Turbo und sorgen ganz nebenbei dafür, dass das Stück Kuchen am Nachmittag nicht weiter »ins Gewicht fällt«. Eine gute Muskulatur schützt im Alter auch nicht nur vor Osteoporose, sondern ist quasi unsere Unfallversicherung. Sie garantiert uns Mobilität, Gleichgewicht, Haltung und Selbstständigkeit im Alter und bewahrt uns vor Stürzen. Muskeln sind der Grundbaustein für lang anhaltende Fitness. Ohne Muskeln gäbe es heutzutage keine über 73-Jährigen, die einen Marathon unter drei Stunden laufen können. Muskelschwund oder medizinisch *Sarkopenie* ist einer der häufigsten Gründe für Immobilität und Pflegebedürftigkeit im Alter.

Wenn der Motor stottert

Muskelkrampf, Muskelkater, Muskelzerrung, Muskelfaserriss – ja, was denn nun? Drei Ärzte, vier Meinungen, fünf Therapien, kurz: Über wenige Sachen kursieren so viele unterschiedliche Theorien und Behandlungskonzepte wie bei den Muskelverletzungen. Es fängt mit dem vermeintlich »einfachen« Muskelkater an, für den die Amerikaner die schöne Abkürzung DOMS für »delayed-onset muscle soreness« gefunden haben. Habe ich noch während meines Studiums gelernt, dass dies eine Übersäuerung des Muskels sei, so ist diese Theorie heute widerlegt. Aktuell geht man davon aus, dass der böse Kater eine Verletzung des Muskels in seiner kleinsten Einheit ist, den Sarkomeren der Muskelfibrillen.

Wenn ein Muskelkater tatsächlich eine Muskelverletzung ist, dann kann das frühere Credo, wie ich es noch von meinem Handballtrainer in Oldenburg gelernt habe, dass ein Training ohne anschließenden Muskelkater kein richtiges Training sei, nicht richtig sein. Wer möchte schon eine Muskelverletzung haben! Das Tückische am Kater ist, dass der Schmerz – anders als bei einer Muskelfaserzerrung oder einem -faserriss – verzögert einsetzt. In der Regel erst nach einem halben bis ganzen Tag. Das liegt daran, dass durch die Verletzung der kleinsten Einheiten eine Entzündung entsteht, die sich in Ruhe entfalten möchte, bevor sie für den Schmerz sorgt. Wenn dieser Schmerz dann länger als eine Woche anhält, dürfte mehr hinter diesem Kater stecken.

Was also ist zu tun, um erst gar keinen Muskelkater zu bekommen? Und wie heilt man ihn am besten aus? Dehnen und Stretching, eigentlich Pflichtübungen vor jeder sportlichen Betätigung, scheinen als Präventionsmaßnahme hier weniger wirksam zu sein als das ganz ordinäre Aufwärmen, wie es schon Turnvater Jahn empfohlen hat. Dennoch sollten Sie keinesfalls auf Dehnübungen verzichten, die schützen die Bänder und Sehnen. Eine Kombination aus verschiedenen Übungen ist also Mittel der Wahl, um Ihren Muskelmotor geschmeidig laufen zu lassen. Schlägt der Muskelkater dennoch zu, kann man ihn am besten mit Wärme und leichten Massagen behandeln sowie einer Sportpause, um die Entzündung zum Abklingen zu bringen.

Ähnlich wie um den Muskelkater ranken sich auch um den Muskelkrampf allerlei Mythen. Jeder kennt so einen Krampf, gerne in der Wade, der selbst gestandene Profikicker von den Beinen reißt. Er entsteht während oder nach starker körperlicher Anstrengung, wenn die Muskelanspannung einfach nicht mehr aufhören will. Die Theorien dazu sind vielfältig: Überanstrengung, Magnesiummangel, Kalziummangel, Salzverlust durch das Schwitzen beim Sport, Durchblutungsstörungen, Übertragungsstörungen von den Nerven auf die Muskeln … Hinreichend bewiesen ist allerdings keine. Bei einem Muskelkrampf helfen Dehnen, sanfte Massage und Wärme. Für Magnesium, das seit den 1980er-Jahren als klassisches Mittel zur Prävention empfohlen wird, lässt sich eine entsprechende Wirksamkeit dagegen wissenschaftlich nicht belegen. Warum es trotzdem empfohlen wird? Richtig ist, dass Magnesium die Muskelanspannung und -entspannung unterstützt, es schadet nicht, und Sportler wie Patienten sind erst einmal glücklich, ein

Mittel zur Hand zu haben, das man schnell einnehmen kann. Wer aber nun glaubt, damit allein auf der sicheren Seite zu sein, sei gewarnt. Die beste Schutzmaßnahme ist – wie schon beim Muskelkater – eine Kombinationen aus regelmäßigem Dehnen vor und nach dem Sport, einem Aufwärmprogramm, ausreichender Flüssigkeits- und Elektrolytzufuhr beim und nach dem Training, die darauf ausgerichtet sein sollte, nicht nur einzelne Partien zu optimieren, sondern im ganzen Körper für eine gute Muskelbalance zu sorgen.

Kommen wir zur Muskelfaserzerrung und zum Muskelfaserriss. Der Muskelfaserriss ist die häufigste Verletzung im Profifußball. Von den 1,3 Millionen Sportverletzungen im Jahr in Deutschland entfällt ein großer Anteil auf Muskelverletzungen. Wie Sie bereits gelesen haben, bestehen die Muskelfasern aus vielen kleinen Fasern, den Muskelfibrillen. Sie erst ermöglichen es, dass ein Muskel sich anspannen und damit verkürzen kann. Bei der Faserzerrung liegt eine Überdehnung dieser Muskelfibrillen vor, der Muskel verhärtet langsam, der Schmerz nimmt nur allmählich zu. Von Fußballern hört man in diesen Fällen oft Sätze wie: »In der 33. Minute hat meine Wade zugemacht, ich musste abbrechen!« Nach ein bis zwei Wochen Pause ist eine Faserzerrung vorbei, das Training kann langsam wieder aufgenommen werden.

Beim Faserriss zerreißen dagegen einzelne Muskelfasern, sodass es hier zu einer Einblutung kommt. Unter dem Mikroskop kann man den Schaden deutlich sehen. Die Betroffenen verspüren einen scharfen, plötzlich einsetzenden Schmerz mit deutlichem Kraftverlust, an ein Weitermachen ist nicht zu denken, der Muskel schwillt sofort an. Das ist der Moment im Profifußball, in dem das medizinische Personal zur Trage greift, um den Spieler vom Platz zu bringen. Im Ultraschall oder MRT kann man anschließend das Ausmaß der Verletzung erkennen. Der ultimative GAU ist dann passiert, wenn gleich ganze Muskelfaserbündel gerissen sind und sich eine richtige Lücke oder Delle im Muskel zeigt. Die Ausheilung eines »kleinen« Faserrisses dauert sechs bis zwölf Wochen, bei einem Bündelriss kann unter Umständen sogar eine Operation notwendig sein, um die Fasern wieder zusammenzuflicken. Für jeden Profisportler ein Albtraum. Physiotherapie, Elektrotherapie, Schonung und die phasenweise Einnahme entzündungshemmender Medikamente stehen nun auf der Tagesordnung. Es hilft, die betroffene Muskelpartie zu kühlen (bitte nie den Eisbeutel auf die blanke Haut packen!), einen leichten Kompressionsverband anzulegen und, wenn ein Muskel im Bein betroffen ist, dieses hoch zu lagern. Diese Maßnahmen lassen sich unter dem passenden Begriff »Pech-Regel« zusammenfassen: P wie Pause, E wie Eis, C wie Kompression und H wie Hochlagern.

Um sich dieses Pech zu ersparen, gilt, was ich bereits erläutert habe: aufwärmen und dehnen, Überlastung und Ermüdung vermeiden und, vor allem, auf die Signale Ihres Körpers achten: Trainieren Sie bitte niemals gegen den Schmerz an. Denn die Übergänge von einem Muskelkater zu einer Zerrung bis hin zu einem Riss sind fließend!

Der Deutsche Fußballbund hat den Stellenwert von Prävention ebenfalls erkannt und diesem einen hohen Stellenwert zugeordnet. Auf der Homepage des DFB findet man unter FIFA 11+ ein komplettes Programm zum Aufwärmen und zur Verletzungsprophylaxe im Fußballsport, das abgewandelt auch für andere Sportarten empfehlenswert ist.

Teil III

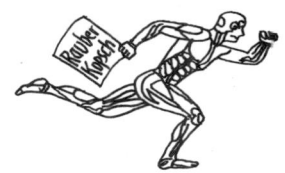

Das Knocheneinmaleins – eine kleine Reise durch unser Skelett

----

Nachdem Sie nun die wichtigsten Bausteine unseres Bewegungssystems kennengelernt haben, möchte ich Sie auf eine kleine Reise mitnehmen, an deren Ende Sie das Faszinosum unseres Körperbaus zwar nicht euphorisch besingen müssen wie Graf Zahl, aber doch hoffentlich ein Verständnis dafür entwickelt haben, wie diese einzelnen Bausteine miteinander wirken und wie die einzelnen Partien unseres Bewegungssystems funktionieren. Gerade weil es so komplex ist, so hochgetunt, ist es anfällig für Macken. Hakt es in einem kleinen Teilbereich, können sich die Folgen auch in einem ganz anderen niederschlagen. Wir sprechen von der Hochleistungsmaschine Mensch!

Immer wieder liest oder hört man, dass an vielen unserer Probleme mit dem Bewegungssystem der aufrechte Gang schuld sei. Oder das viele Sitzen. Darauf werde ich später noch zurückkommen. Was den aufrechten Gang angeht, hat der sich im Laufe der Evolution entwickelt. Während unsere Artverwandten, die Schimpansen, sich noch immer auf allen vieren bewegen, hat sich der Mensch vor ungefähr sechs Millionen Jahren aufgerichtet. Die Zweibeinigkeit gilt als eines der Hauptmerkmale des modernen Menschen, des Homo sapiens.

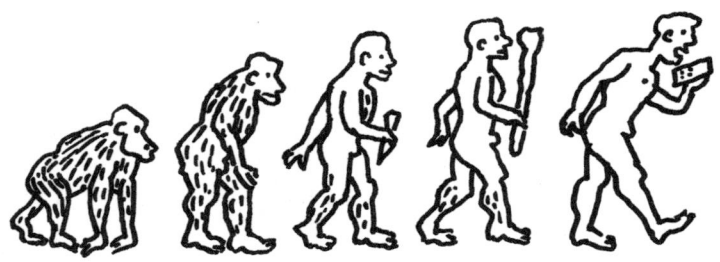

Vom Vierbeiner zum aufrechten Zweibeiner zum gebeugten Handymann –
andere Belastungen bringen andere Probleme mit sich.

Die Hände wurden frei für das Greifen und Arbeiten und dienten nicht mehr der Fortbewegung. Alles unterhalb des Bauchnabels erfuhr einen Umbau mit verändertem Becken und Schenkelhälsen. Die Wirbelsäule entwickelte eine doppelt s-förmige Struktur, damit der Körperschwerpunkt über den Füßen lag. Die Füße bildeten ein Quer- und ein Längsgewölbe für das Laufen und Stehen aus. Viele »moderne« Probleme wie Rücken- und Knieschmerzen rühren tatsächlich von diesem evolutionären Meilenstein, der neue Belastungssituationen für das Bewegungssystem geschaffen hat. Wir sind eben doch noch ein bisschen Affe ...

Es gibt eine Vielzahl von Theorien, warum sich der moderne Mensch überhaupt aufgerichtet hat – die Klima-, Savannen- oder Nahrungshypothese. Was immer der Grund dafür gewesen sein mag: Durch den aufrechten Gang hat der Mensch sich zum vielseitigsten Lebewesen auf Erden entwickelt. Der Mensch legt um die 50 Millionen Schritte im Leben zurück, das entspricht ungefähr 40 000 Kilometern und damit einer Wanderung um den Erdball. Was für eine beeindruckende Leistung! Jeder Mensch hat ein einzigartiges Gangbild, an dem man ihn erkennen kann. Gehen ist eine energiearme Art der Fortbewegung, es fördert das Herz-Kreislauf-System und regt die kognitiven Fähigkeiten an. Nicht umsonst schreibt Walter Isaacson, Biograf von Steve Jobs, dass der legendäre Apple-Boss andere Leute am liebsten auf Spaziergänge mitgenommen habe, da er dabei am besten neue Ideen entwickeln konnte. Richtig ist aber auch, dass durch den aufrechten Gang Kräfte auf unseren Körper einwirken, die wir – trotz aller vorgenommenen Umbaumaßnahmen – nicht immer perfekt kompensieren können.

Apropos perfekt: Die idealen Körperproportionen sind immer schon ein Thema in der Kunst und der Ästhetik gewesen. So entspricht die Länge des Oberschenkels der Länge des

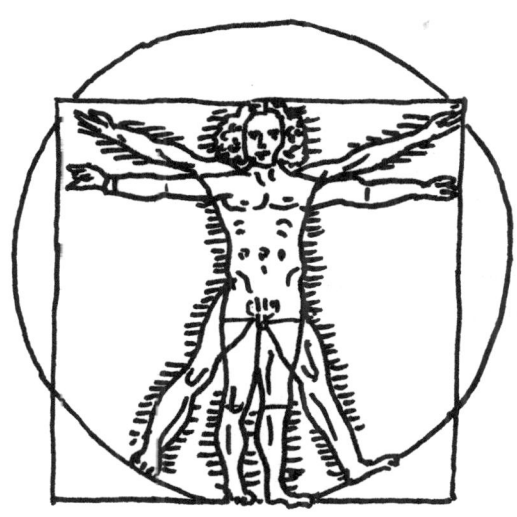

Kunstwerk Mensch: der »vitruvianische Mensch« von Leonardo da Vinci

Unterschenkels und die Fußlänge der des Unterarmes. Wenn Sie die Arme ausbreiten, entspricht die Spannweite Ihrer Körpergröße. Das wusste schon Leonardo da Vinci, der dies um 1490 in der Skizze des »vitruvianischen Menschen« festgehalten hat. Und die Mitte des Körpers findet sich bei idealen Proportionen in der Schamgegend. Ob dies auch bei Nadja Auermann, die lange Zeit als das Model mit den längsten Beinen (112 cm!) galt, oder bei Danny de Vito, der mit 1,50 Metern einer der kleinsten Schauspieler ist, ebenso gilt, sei dahingestellt.

5

Der Schädel

Ausgangspunkt unserer Entdeckungstour durch das Bewegungssystem ist der Schädel, der das Skelett nach oben abschließt. Der Schädel ist vom Aufbau her ein flacher Knochen, der aus zwanzig bis dreißig über Nähte miteinander verbundenen Knochen besteht, wobei man den Gesichts- und den Gehirnschädel unterscheidet. Wichtigste Aufgabe des *Gehirnschädels* ist, wie die Bezeichnung vermuten lässt, der Schutz des Gehirns. Und wie gut ihm das gelingt, zeigt uns der Sport: Schießt beispielsweise ein Torwart beim Fußball den Ball über gut 80 Meter ins gegnerische Mittelfeld und wird der Ball dort von einem Spieler weggeköpft, ist das für den Schädel, als würden zwei gefrorene, je 250 Gramm schwere Stücke Butter gegen ihn knallen. Die Wucht ist enorm – und das nach einer so langen Flugstrecke. Dass der köpfende Spieler danach nicht sofort bewusstlos am Boden liegt, sondern (in der Regel) weiterspielen kann, ist beachtlich.

Der Schädel schützt den Kopf aber nicht nur vor solchen Einwirkungen von außen. Damit das Gehirn nicht an den Schädelknochen prallt, ist es von einem flüssigkeitsgefüllten Raum umgeben, ähnlich einem Hydraulikstoßdämpfer. Das Gehirn trägt sozusagen Helm, und zwar ständig, ohne Aufforderung und Ermahnung.

Der *Gesichtsschädel* bestimmt die Form unseres Gesichts und bietet Sinnesorganen wie den Augen Platz und Schutz. Auch unsere Atmungs- und Verdauungssysteme beginnen hier. Während der Oberkiefer starr mit dem Rest des Gesichtsschädels verbunden ist, ist der Unterkiefer beweglich. Dafür sorgen die Kiefergelenke, die nur gemeinsam arbeiten können. Beim Öffnen des Mundes bewegen sich die Gelenkköpfe nach vorne, beim Schließen nach hinten.

Dass unsere Knochen leben, kann man am Schädelknochen besonders eindrucksvoll sehen. Wenn Sie ein zartes Neugeborenes auf dem Arm halten und den Kopf anfassen, werden Sie merken, dass der Kopf im oberen Stirnbereich noch ganz weich ist. Man schreckt beim Tasten fast zurück, weil man denkt, man könne etwas kaputt machen. An dieser Stelle, die Fontanelle genannt wird, grenzen verschiedene Knochenplatten aneinander. Bei der Geburt können sich diese Knochenplatten verschieben und den Durchtritt des Babys durch den Geburtskanal erleichtern. Der Säuglingsschädel als Klappkarton, genial, oder? Die Schädelnähte und die Fontanelle verknöchern in den ersten Lebensjahren und ermöglichen ein Wachstum des Kopfes. Geschieht dies zu früh oder zu spät, kann es zu Fehlbildungen mit extrem großen oder kleinen Schädelformen kommen.

Beim Erwachsenen dagegen ist der Schädelknochen einer der härtesten, das belegen nicht nur die fliegenden Butterstücke beim Kopfball. Der Knochen hält diesen Belastungen meist stand, der Inhalt, den der Schädel schützen soll, kommt damit allerdings nicht ganz so gut klar. Gehirnerschütterungen können nicht nur zu akuten Problemen führen, sondern auch zu traumatischen Gehirnschädigungen mit Folgeerkrankungen wie Alzheimer oder Parkinson. Manches hält eben auch der dickste Schädel nicht aus.

Neben Brüchen im etwas filigraneren Gesichtsschädel können wir auch einen Schädelbasisbruch erleiden. Bevor ich

Medizin studierte, konnte ich mit diesem Begriff wenig anfangen. Ich kannte nur die Horrorgeschichten vorzugsweise von Kindern, die nach einem Sturz vom Klettergerüst auf dem Boden liegen blieben, mit einem deutlich sichtbaren Rinnsal aus Blut und Gehirnflüssigkeit, das aus Nase oder Ohren austrat. Dass Gehirnflüssigkeit austreten kann, war dabei besonders gruselig.

Die Schädelbasis ist der untere Teil des Schädels; man kann ihn sehen, wenn man unserem Skelett Hugo aus dem Biounterricht den Kopf abnimmt und diesen von unten betrachtet. Durch die Schädelbasis treten nicht nur eine Vielzahl von Nerven und Gefäßen, sondern auch das Rückenmark. Daher ist ein Bruch dieses Teiles des Schädels immer gefährlich, es kann zu lebensbedrohlichen Komplikationen kommen. Nicht wegen des Bruchs an sich, sondern weil die vielen Versorgungsstränge, die dort hindurchführen, gekappt werden können. Dass sie nicht schon im normalen Leben geschädigt werden, obwohl wir den Kopf ständig drehen und beugen, ist ein weiteres Phänomen unseres genialen Bewegungssystems.

Der Schädel hat wie kein anderer Knochen unseres Skeletts eine Bedeutung, die weit über seine Funktion hinausgeht. In der Rechtsmedizin werden Schädel vermessen, um bei Leichen Aussagen über Herkunft und Geschlecht machen zu können. Wenn die Polizei bei nicht identifizierten Mordopfern nicht mehr weiterkommt, können Schädelknochen Auskunft über das frühere Aussehen der Opfer geben. Dabei hilft eine spezielle Knetmasse, mit der Experten nachmodellieren. Auch bei Funden aus der Vorgeschichte wird diese Technik angewandt, so bekamen die Neandertaler ein Gesicht und Ötzi ebenfalls. Und schließlich ist der Schädel als Totenkopf ikonografisches Zeichen in Kunst und Literatur als Symbol der Vergänglichkeit (lat. *memento mori*). Nicht zu vergessen natürlich die Piratenflagge »Jolly Roger«, die ergänzt wurde um zwei gekreuzte Knochen unter dem Schädel. Abgekupfert hatten sich die Seeräuber das von Grabsteinen. Dort holen sich heute Anhänger der Gothic-Kultur ihre Inspiration. Viele tragen den Totenkopf als Schmuck um den Hals oder auf Gürtelschnallen.

6

Der Körperstamm

Die nächste Etappe unserer Reise führt vom Schädel über den Hals zum Körperstamm, bestehend aus der Wirbelsäule und dem Brustkorb. Die Wirbelsäule ist das zentrale Element aller Wirbeltiere, zu denen auch wir Menschen gehören. Sie ist unsere tragende Mitte, verbindet die Teile unseres Skeletts miteinander und besteht aus 24 Hals-, Brust- und Lendenwirbeln sowie dem Kreuz- und dem Steißbein.

Die Wirbelsäule ist ein wahres Wunderwerk der Natur, die zwei eigentlich gegensätzliche Eigenschaften in sich vereint: höchste Flexibilität bei höchster Stabilität. Haben Sie schon einmal einen Freestyle-Buckelpistenwettbewerb gesehen? Die Skiläufer kurven durch die Buckel, werden dabei wahnsinnig gestaucht und springen dann noch einige Male mit dem Schwung aus den Buckeln in die Luft. Kein Allradfahrzeug könnte einen solchen Parcours ohne Achsbruch überstehen. Oder denken Sie an den Cirque du Soleil, da sieht man Artisten, die auf dem Bauch liegen und mit ihren Füßen problemlos den Hinterkopf erreichen. Eine solche Beweglichkeit ist nur möglich, weil unsere Wirbelsäule eben beides bietet: Stabilität und Flexibilität auf allerhöchstem Niveau!

Dass unsere Wirbelsäule diese Quadratur des Kreises kann, liegt an ihrem Aufbau: Die Wirbel bestehen aus einem Körper, einem Dornfortsatz, dem Wirbelbogen, zwei Querfortsätzen und vier Gelenkfortsätzen. Die einzelnen Wirbel sind über die

kleinen Wirbelgelenke und die Bandscheiben, unsere Stoßdämpfer, miteinander verbunden. Eine Bandscheibe besteht aus
einem Faserring mit einem weichen gallertigen Kern. Man
kann sie sich wie kleine Gelkissen vorstellen, die zwischen den
Wirbeln liegen und einerseits für Stoßdämpfung, andererseits
für Flexibilität sorgen. Wir haben insgesamt 23 dieser kleinen
Gelkissen, deren Füllung zu 80 Prozent aus Wasser besteht. Im
Laufe eines Tages sinken sie bei Belastung wie ein Sofakissen
zusammen. Durch Diffusion geben die Bandscheiben bei Druck
Flüssigkeit ab, weshalb jeder Mensch täglich um bis zu zwei
Zentimeter schrumpft. Dass Ihnen das vermutlich noch nicht
aufgefallen ist, liegt daran, dass sich unsere Gelkissen – wie ein
Sofakissen – »aufschütteln« lassen. Das geschieht von uns un-
bemerkt in Entlastungs- und Ruhephasen, meist während der
Nacht. Dann saugen die Bandscheiben wie ein Schwamm Flüssigkeit aus der Umgebung auf, und wir sind wieder genauso
groß oder klein wie am Morgen des Vortags.

Über dieses Prinzip werden die Bandscheiben auch mit
Nährstoffen versorgt. Gerät dieser Mechanismus aus dem
Gleichgewicht, weil auf eine Belastung keine Entlastung folgt,
kommt nicht nur der Stoffwechsel unserer Bandscheiben aus
dem Tritt. Die Flüssigkeitsabgabe ist dann höher als die -auf-
nahme, der Umfang unserer Gelkissen schrumpft, sie können
ihre Funktion nicht mehr wie gewohnt erfüllen. Sollte dann
noch ein Teil des Gelüberrests durch den spröde und rissig ge-
wordenen Faserring austreten, spricht man von einem Bandscheibenvorfall.

Während die Bandscheiben für die Flexibilität sorgen, wird
die Wirbelsäule über ihre gesamte Länge durch starke Bänder
stabilisiert. Diese Bandsysteme sorgen, unterstützt von den
Muskeln, für Halt: So verlaufen große Längsbänder an den
Vorderseiten der Wirbelkörper und an ihren Rückseiten; die

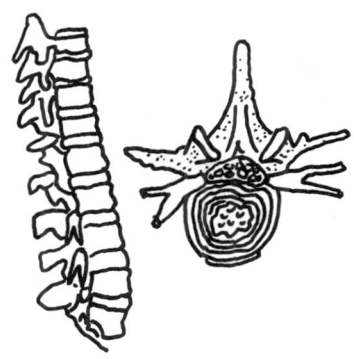

Die Wirbelsäule im Quer- und Längsschnitt mit den Wirbelkörpern und den kissenartigen Bandscheiben

Querfortsätze der einzelnen Wirbel sind ebenso mit Bändern verbunden wie die Dornfortsätze und die Wirbelbögen. Die vielleicht wichtigste Funktion unserer Wirbelsäule ist aber der Schutz unseres Rückenmarks, des Hauptstromkabels des Körpers, welches das Gehirn mit den Extremitäten verbindet. Über diese Leitung, die geschützt im Kanal der Wirbelbögen liegt, gibt das Gehirn den Befehl zur Ausführung einer Bewegung weiter. Was passieren kann, wenn dieses geniale Schutzsystem geschädigt wird, sehen wir bei schweren Unfällen. Wird dabei das Rückenmark verletzt, kann es zu Teillähmungen bis hin zu einer Querschnittslähmung kommen. Liegt eine Verletzung im Halswirbelbereich vor, sind Arme und Beine betroffen, ist die Schädigung weiter unten im Lendenwirbelsäulenbereich, so resultiert daraus eine Lähmung der Beine. Sie alle kennen den früheren »Superman«-Darsteller Christopher Reeve, der sich infolge eines Reitunfalls zwei Halswirbel brach und seitdem querschnittsgelähmt und auf den Rollstuhl angewiesen ist. Auch Samuel Koch verletzte sich 2010 in der Sendung »Wetten, dass …?« an der Halswirbelsäule mit der tragischen Folge einer Querschnittslähmung. Das sind dramatische Fälle, die insgesamt jedoch eher sehr selten vorkommen. Wie oft fällt ein Kind von einem Baum und steht danach ohne eine Verletzung wieder auf, weil das Schutzsystem unserer Wirbelsäule perfekt funktioniert hat. Dennoch halte ich jedes Mal den Atem an, wenn meine Töchter von der Mauer in unserem Garten springen oder darauf herumbalancieren …

Einen großen Teil dieser Kräfte, die beim Gehen oder Springen auf die Wirbelsäule einwirken, nehmen allerdings die Muskeln auf. Und nicht nur das: ohne Muskeln keine Bewegung und auch keine Stabilität. Die Bänder allein können dafür nicht sorgen. Unsere Wirbelsäule wird von der Rücken- sowie der tiefen und oberflächlichen Bauchmuskulatur bewegt und in Position gehalten. Zusammen bilden Rücken- und Bauchmus-

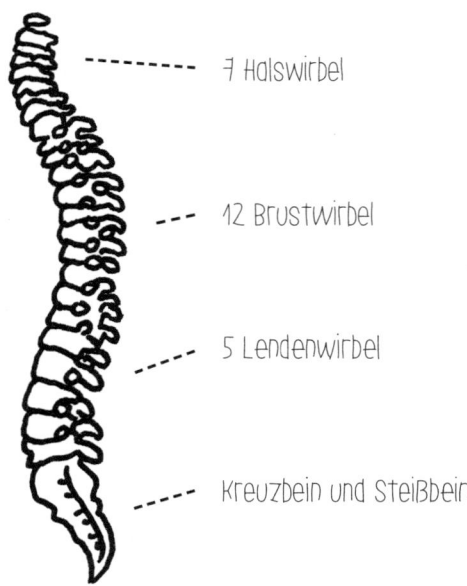

7 Halswirbel

12 Brustwirbel

5 Lendenwirbel

Kreuzbein und Steißbein

Die doppelt s-förmige Wirbelsäule besteht aus sieben Halswirbeln, zwölf Brustwirbeln, fünf Lendenwirbeln sowie dem Kreuz- und dem Steißbein. Durch ihre Form garantiert sie Stabilität und Flexibilität zugleich.

kulatur ein komplexes Verspannungssystem, das uns ermöglicht, die Wirbelsäule nach vorne, nach hinten und zur Seite zu neigen sowie Drehbewegungen durchzuführen. Bauch- und Rückenmuskulatur arbeiten bei manchen Bewegungen zusammen, bei anderen fungieren sie als sogenannte Antagonisten oder Gegenspieler: So sorgt die Rückenmuskulatur für den aufrechten Stand und die Bauchmuskulatur dafür, dass wir uns bücken können. Bei Seit- und Drehbewegungen kommen beide Gruppen zum Einsatz.

Ein gesunder Rücken hat also auch etwas mit einem »gesunden Bauch« zu tun. Wird ein Bereich vernachlässigt, läuft das ganze System nicht rund.

Für einen gesunden Rücken sind aus Sicht der Muskeln zwei Fähigkeiten entscheidend: nämlich die Wirbelsäule aktiv zu stabilisieren und gleichzeitig für Flexibilität zu sorgen. Mit dem folgenden kleinen Selbstcheck können Sie schnell und einfach überprüfen, wie es in dieser Hinsicht um Ihre Wirbelsäulen- und Rückensituation bestellt ist:

- Die *Flexibilität* lässt sich messen, indem Sie sich ganz locker hinstellen und sich anschließend mit durchgestreckten Beinen nach vorne beugen. Wie weit kommen Sie dabei mit Ihren Händen in Richtung Boden? Es sollten weniger als zehn Zentimeter Abstand sein.
- Die *Stabilität* kann man mit einem einfachen Haltungstest überprüfen: Kinder sollten in der Lage sein, die Arme ausgestreckt 30 Sekunden nach vorne zu halten, ohne dabei ins Hohlkreuz zu fallen oder einen Buckel zu machen. Als Erwachsene müssen Sie sich für diesen Test bäuchlings auf den Boden legen. Winkeln Sie die Arme rechtwinklig ab, die Füße sind auf den Zehenspitzen. Nun drücken Sie sich so vom Boden ab, dass Kopf und Wirbelsäule eine möglichst

gerade Linie bilden. Diese sogenannte »Plank-Position« sollten Sie 20 Sekunden halten können.

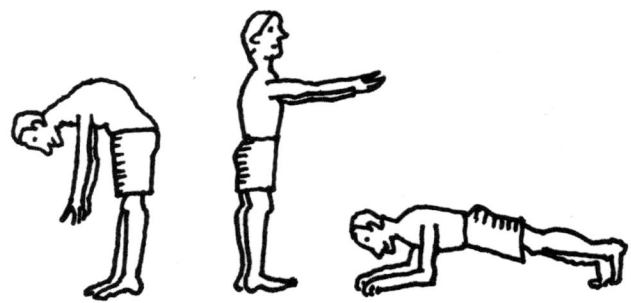

Mit diesen kleinen Tests können Sie feststellen, wie es um die Stabilität und Flexibilität Ihrer Wirbelsäule bestellt ist.

Sollte Ihnen weder das eine noch das andere gelingen, so ist das kein Grund zum Verzweifeln, wohl aber Anlass zum Handeln. Was Sie tun können, um Ihre Rücken- und Bauchmuskulatur zu trainieren und damit Ihrer Wirbelsäule etwas Gutes zu tun, dazu später mehr.

Zu unserem Körperstamm gehört neben der Wirbelsäule auch der Brustkorb. Bestehend aus zwölf Rippen sowie dem Brustbein, bietet er Herz und Lunge Schutz. Wir kommen bereits mit einer Art Panzerung auf die Welt, die allerdings keine starre Rüstung ist wie der Brustpanzer mittelalterlicher Ritter, sondern gleichzeitig von höchster Flexibilität. Denn die paarigen, stabförmigen Rippen sind über die Rippengelenke beweglich mit der Brustwirbelsäule verbunden. Zudem sorgt die an den Rippen ansetzende Muskulatur dafür, dass sich der Brustkorb bewegen lässt. Ohne diese geniale Konstruktion könnten wir nicht atmen. Erst der elastische Thorax lässt der Lunge genug Spielraum, sich beim Einatmen auszudehnen.

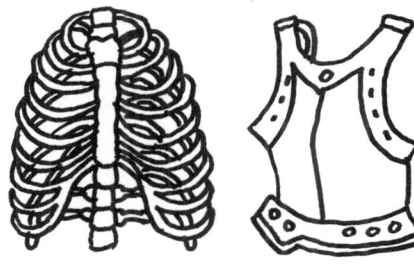

Der Brustkorb schützt Herz und Lunge wie eine flexible Rüstung.

Doch obwohl wir so genial konstruiert wurden, gibt es auch beim Brustkorb ein paar Macken. Ist das Brustbein nach innen eingezogen, sprechen wir von einer Trichterbrust, ist es nach vorne gewölbt, nennen wir dies Kiel- oder Hühnerbrust. Beides sind eher kosmetische Probleme und müssen, wenn kein optischer Leidensdruck vorliegt, nicht behandelt werden.

Und es gibt eine gute Nachricht! Ein Großteil der Brustschmerzen kommt gar nicht vom Herzen, sondern hat mit den Rippengelenken und den Zwischenrippennerven zu tun. Sind die Rippengelenke blockiert, kann es zu einem ziehenden und gürtelförmig ausstrahlenden Schmerz kommen. Oft wird der Schmerz als in Richtung Brustbein oder auch zwischen die Schulterblätter ziehend empfunden. Durch Bewegungen und das Einatmen verstärkt sich dann der Schmerz. Tastet man spezielle Druckpunkte neben der Wirbelsäule ab, so kann man den Schmerz provozieren. Dieser Nervenschmerz, *Interkostalneuralgie* genannt, kann einem Herzinfarkt sehr ähneln, insbesondere wenn der Schmerz linksseitig auftritt. Eine ärztliche Abklärung ist daher immer notwendig und empfehlenswert. Liegt kein Infarkt, sondern tatsächlich eine Rippengelenkblockade vor, bewirkt eine manuelle Therapie Wunder. Ein Chirotherapeut wird Sie durchkneten und die Blockaden lösen. Das kann ein unangenehmes Knacken verursachen, aber ich kann Ihnen versichern, dass Sie sich nach dieser Prozedur wie neugeboren fühlen werden. Ich selbst hatte erst vor Kurzem eine Rippenblockade, nachdem ich versucht hatte, Liegestütz zu machen. Ich war erstaunt, wie sehr ich eingeschränkt war, und hätte die Kollegin, die mich wieder einrenkte, aus Dankbarkeit küssen können.

7

Die oberen Extremitäten – Schultergürtel, Arme und Hände

Oben am Körperstamm befindet sich mit dem Schultergürtel aus Schlüsselbein und Schulterblatt die Aufhängung für unsere Arme. Das Schlüsselbein ist vorne mit dem Brustbein und seitlich mit dem Schulterblatt verbunden, während das Schulterblatt über Muskeln am hinteren Brustkorb beweglich aufgehängt ist.

Das Schultergelenk, ein Kugelgelenk, ist das Gelenk mit der größten Beweglichkeit im menschlichen Körper. Wenn Sie sich spontan nichts unter einem Kugelgelenk vorstellen können, dann hilft vielleicht ein Blick auf die Anhängerkupplung eines parkenden Autos: Auch das ist ein Kugelgelenk. Durch seine Geometrie ist ein Kugelgelenk prinzipiell in alle Richtungen beweglich. Im Schultergelenk ist der Oberarm aufgehängt. Wir können ihn ab- und anspreizen, beugen und strecken sowie drehen. Das ermöglicht uns zu werfen, zu kraulen, einen Handstand zu machen und einen Löffel zum Mund zu führen. Es gibt kein vielfältigeres Gelenk. Tennisprofis wie Rafael Nadal können dank des genialen Schultergelenks Aufschlaggeschwindigkeiten von 210 Kilometern pro Stunde erzielen und Schwimmer wie Michael Phelps die 200 Meter Schmetterling in sagenhaften 1:51:51 Minuten absolvieren.

Im Schultergelenk trifft der recht große Oberarmkopf auf eine relativ kleine Gelenkpfanne, die den Kopf nicht ganz umschließt. Sie können sich das vom Verhältnis her in etwa so vorstellen, als würde man eine Orange an eine Espressountertasse drücken. Während die Gelenkpfanne durch eine ringförmige Gelenklippe zusätzlich stabilisiert wird, ist der Oberarmkopf von einer bindegewebigen Kapuze umschlossen. Diese sogenannte Rotatorenmanschette besteht aus vier Muskeln, die für die Bewegungsführung der Schulter verantwortlich sind.

Es ist diese Kombination aus Muskelführung plus großem Kopf und kleiner Pfanne, die den enormen Bewegungsumfang der Schulter ermöglicht. Die Schattenseite ist allerdings, dass man sich die Schulter leichter als andere Gelenke ausrenken und der »Hoodie«, die Rotatorenmanschette, einen Riss davontragen kann. Die Schulter ist daher genial und problematisch zugleich, weshalb man sie als die Diva unter den Gelenken des Körpers bezeichnen könnte!

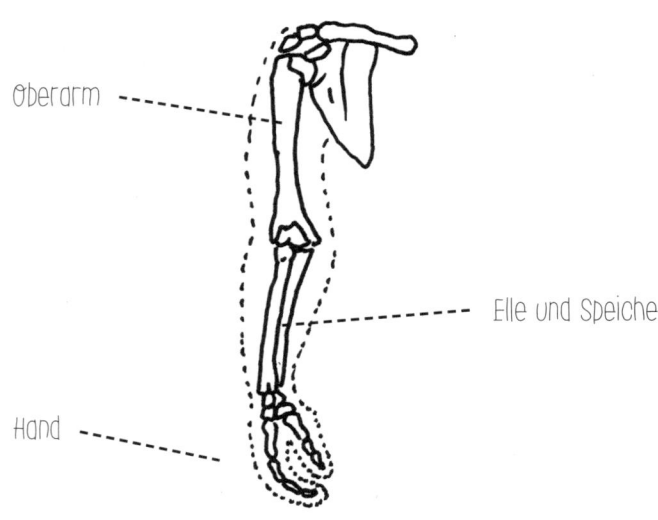

Oberarm

Elle und Speiche

Hand

Wirklich genial beweglich, unsere obere Extremität

Das Schultergelenk ist, wie bereits erwähnt, die Aufhängung für unsere Arme. Der Oberarmknochen ist dabei über das Ellenbogengelenk mit dem Unterarm aus Elle und Speiche verbunden. Es ist ein komplexes Gelenk, das wie ein Scharniergelenk wirkt, aber im Gegensatz zu einem reinen Scharniergelenk noch die Möglichkeit bietet, die Unterarme drehen zu können. Das heißt, wir können bei gebeugtem Ellenbogen die Handfläche sowohl nach oben als auch nach unten drehen. Auch das ist genial, denn auf diese Weise können wir etwas auf den Handflächen tragen oder etwas mit den Handflächen nach unten festhalten. Und es kommt noch besser: Wenn wir eine Einkaufstüte oder einen Wassereimer tragen, sind Ober- und Unterarm im Ellenbogengelenk um zehn Grad nach außen abgewinkelt. Das ist schlau gemacht, da wir so nicht automatisch mit Tüte oder Eimer gegen den Körper stoßen. Ausnahmen bestätigen die Regel, doch wenn Sie sich beim Tragen des Eimers voll Wasser schwappen, liegt das weniger an der Konstruktion der Arme, als vielleicht an Ihrer Laufgeschwindigkeit …

Der Unterarm aus Elle und Speiche ist über das Handgelenk mit der Handwurzel verbunden. Das Handgelenk ist ein Eigelenk, das aus einer eiförmigen Gelenkpfanne und einem eiförmigen Gelenkkopf besteht. Solche Eigelenke erlauben Bewegungen in zwei Hauptrichtungen: beugen und strecken sowie an- und abspreizen.

In der Hand sind mit zweimal 27 Knochen fast ein Viertel aller Knochen des Menschen verbaut. Die Handwurzel besteht aus zwei Reihen mit jeweils vier Knochen und bildet zur Handfläche ein Bogengewölbe aus. Es folgen die Mittelhand mit fünf Mittelhandknochen sowie die Finger. Die Verbindung zwischen Mittelhand und Fingern wird durch die Fingergrundgelenke (Kugelgelenke) gewährleistet. Die Finger sind jeweils dreigliedrig, nur der Daumen tanzt hier mit nur zwei Gliedern aus der Reihe. Verbunden sind die einzelnen Glieder durch die Fingergelenke (Scharniergelenke). Was sich hier wie eine etwas komplizierte Bauanleitung liest – all diese vielen Einzelteile und Zwischengelenke –, ist im Ergebnis absolut fantastisch. Erst diese Mehrgliedrigkeit ermöglicht es uns, zu schreiben, Klavier zu spielen, einen Hammer zu greifen oder eine Faust zu ballen. Würden unsere Finger nur aus einem langen, starren Element bestehen, wie bei der Holzpuppe Pinocchio, wäre all das nicht möglich.

Unsere Hände sind nicht nur sehr vielseitige Werkzeuge, sie sind auch ästhetisch hervorragend gelungen. Um die Anmut und Schönheit von Händen zu entdecken, lohnt sich ein Besuch des Rodin-Museums in der Rue de Varenne im 7. Pariser Arrondissement. Der französische Bildhauer Auguste Rodin (1840–1917) gilt nicht umsonst als Bildhauer der Hände. Er hat eine Vielzahl von Handskulpturen erschaffen, darunter »die Hand Gottes«, »die Hand des Pianisten«, »die Kathedrale« oder »zwei Hände«. Rodin verstand es, in seinen Handskulpturen menschliche Gefühle wie Leid, Hoffnung oder Verzweiflung auszudrücken.

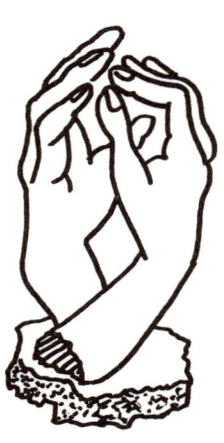

Ich muss jedes Mal, wenn ich diese Werke im Skulpturengarten betrachte, den Impuls unterdrücken, sie sofort anfassen zu wollen. Es gibt am menschlichen Körper kaum etwas Vielseitigeres als die Hände. Wir können mit ihnen gröbere Bewegungen ausführen, aber auch sehr filigrane. Und weil die Handinnenflächen,

Gibt es etwas Anmutigeres und Schöneres als wohlgeformte Hände?

vor allem an den Fingern, mit unzähligen Tast- und Fühlrezeptoren ausgestattet sind, sind die Hände hochsensibel. Blinden hilft diese Eigenschaft beim Lesen der Brailleschrift. Wie und in welchem Tempo ihre Finger über die erhabenen Punkte gleiten, ist sehr beeindruckend.

Mich haben Hände eine Zeit lang so fasziniert, dass ich Handchirurg werden wollte. Denn als ich 1996 in Paris studierte, besuchte ich nicht nur regelmäßig das Rodin-Museum. In der Uniklinik Kremlin-Bicêtre der Université Paris-Sud, in der ich damals hospitierte, wurden Handoperationen regelrecht zelebriert. Im OP-Saal lief klassische Musik, und als ich nach dem Grund fragte, erntete ich verständnislose Blicke. Das sei ein Zeichen des Respekts, der besonderen Huldigung der Hand!

8

Die unteren Extremitäten — Becken, Beine und Füße

Unsere Reise durch die untere Körperhälfte beginnt mit dem Becken, also dem Abschnitt zwischen Bauch und Beinen. Das ringförmige Becken aus Kreuzbein und Hüftbeinen ist über die sogenannten Iliosakralgelenke mit der Wirbelsäule verbunden. Dadurch, dass diese Gelenke wenig beweglich sind, sorgt das Becken für einen guten Stand und eine stabile Haltung. Außerdem ist es gleichsam unsere Achse, an der die Beine aufgehängt sind. Der Aufbau des knöchernen Beckens mit seinen ausladenden Schaufeln und seiner trichterartigen Ringform schützt aber auch die inneren Organe sehr wirkungsvoll. Kommt es bei Verkehrsunfällen oder bei Stürzen im höheren Lebensalter zu Brüchen im Beckenring, ist daher immer höchste Vorsicht geboten.

Am knöchernen Becken können Anatomen und Tatortermittler, wie Fans der Serie »CSI-NY« wissen, auch das Geschlecht eines Menschen bestimmen. So ist beim Mann das Becken weniger ausladend, sondern enger, höher und kompakter. Das Becken der Frau ist hingegen deutlich breiter, vor allem am unteren Beckenausgang. Das macht natürlich Sinn, denn das Becken bildet den Geburtskanal, durch den jedes Baby hindurchmuss, sofern es nicht durch einen Kaiserschnitt das Licht der Welt erblickt. Dass das dennoch nicht einfach so »flutscht«, davon können die meisten Frauen nach der Geburt ihres Babys ein Lied singen.

Als »Geburtsdilemma« bezeichnen die Gynäkologen die Tatsache, dass der Mensch zum Gehen ein schmales Becken braucht, die Evolution aber gleichzeitig zu größeren Gehirnen und damit größeren Köpfen geführt hat. Die Natur hat versucht, dieses Problem elegant zu lösen: indem zum einen das weibliche Becken ausladender ist als das männliche und sich die Bänder des knöchernen Beckens während der Schwangerschaft lockern, sodass es weiter wird. Zum anderen ist der Schädel des Babys extrem verformbar und das Hauptgrößenwachstum des Gehirns setzt erst nach der Geburt ein. Für Frauen ist die Lockerung der Bänder und auch des Iliosakralgelenks

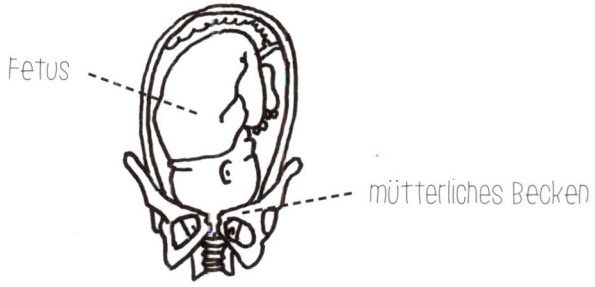

Kompakt und geborgen liegt der Fetus im mütterlichen Becken.

Fluch und Segen zugleich. Denn es erleichtert die Geburt, kann aber während der Schwangerschaft zu heftigen Beckenschmerzen führen.

Teil des Beckenrings sind jeweils links und rechts die Hüftbeine. Ihre muldenförmigen Ausbuchtungen, die Hüftpfannen, dienen der Verankerung des Oberschenkels. Gemeinsam bilden die Pfanne und das kugelförmige Ende des Oberschenkelknochens das Hüftgelenk. Das Hüftgelenk ist das zweitgrößte Gelenk des menschlichen Körpers und unglaublich vielseitig. Es ist ein Kugelgelenk mit drei Freiheitsgraden: Wir können strecken, beugen, an- und abspreizen sowie drehen.

Wir können einen Marathonlauf absolvieren, vier Stunden in der Philharmonie sitzen oder stundenlang hockend den Abfluss zu reparieren versuchen, bevor wir entnervt aufgeben und den Klempner anrufen. Was aber weniger an unserem Fahrgestell, sondern an der Tücke der Technik liegt.

Im Gegensatz zum Kugelgelenk der Schulter gibt es bei der Hüfte allerdings eine feste knöcherne Führung (zur Erinnerung: Bei der Schulter war es eine Muskelführung), sodass ein Ausrenken so gut wie nie passiert. Knöcherne Führung bedeutet, dass die Kugel des Hüftkopfes ähnlich wie das Frühstücksei in einem Eierbecher fest umschlossen ist. Das Hüftgelenk ist außerdem von einer Gelenklippe umgeben, die einem Dichtungsring gleicht.

Durch die Evolution und die Entwicklung des aufrechten Ganges hat sich die Belastung des Hüftgelenks stark geändert. Verteilte sich das Körpergewicht bei unseren Affen-Vorfahren noch auf alle vier Extremitäten, mussten nun Hüft- und Kniegelenk das ganze Körpergewicht tragen. Das Julius-Wolff-Institut der Charité fand heraus, dass beim Gehen die Kräfte, die auf Hüfte und Knie einwirken, ungefähr das 2,5-Fache des Körpergewichts betragen; beim Joggen ist es ein Vielfaches. Besonders anschaulich wird die Belastung bei den folgenden Zahlen: Wenn ein Mensch mit 76 Kilo Körpergewicht eine Treppe hinaufsteigt, lasten bei jeder Stufe 191 Kilo auf dem Hüftgelenk und 240 auf dem Kniegelenk! Daher kann es wenig verwundern, dass Knie- und Hüftgelenke die am meisten beanspruchten Gelenke des Menschen sind und auch am anfälligsten für Verschleiß.

Das Kniegelenk, das den Oberschenkelknochen mit dem Unterschenkel verbindet, ist das komplizierteste Gelenk unseres

Körpers. Denn hier haben gleich drei Mitspieler miteinander Kontakt: Oberschenkelknochen, Schienbein und Kniescheibe (*Patella*). Das Kniegelenk ist ein Scharniergelenk, aber es kann viel mehr als das am Kleiderschrank, denn es lässt neben Beugung und Streckung auch ein leichtes Drehen zu. Stehend können wir es durchstrecken und in dieser »verriegelten« Position ohne viel Muskelkraft lange ausharren. Affen müssen beim Stehen dagegen mit gebeugten Hüft- und Kniegelenken ihren Stand ständig ausbalancieren, was viel ermüdender ist.

Im Kniegelenk gibt es zwei kleine Ringe, ähnlich einem Stoßdämpfer, Innen- und Außenmeniskus genannt. Diese halbmondförmigen Strukturen aus Faserknorpel puffern nicht nur ab, sie verbessern auch den Gelenkkontakt. Für die Stabilität im Knie sorgen das vordere und das hintere Kreuzband, was man erst merkt, wenn diese Bänder gerissen sind und das Kniegelenk instabil ist. Damit im Knie alles an seinem Platz bleibt, gibt es noch weitere Bänder innen und außen sowie eine starke Gelenkkapsel.

Das Knie spielt auch eine wichtige Rolle, wenn es um die Neutralstellung des Beines geht. Sie können sich das ein bisschen so vorstellen wie bei einer Spurvermessung Ihres Autos: Sind Sie in letzter Zeit nirgends mit dem Reifen dagegengedotzt, ist die Spur (bei heftigeren Crashs ist häufig auch die

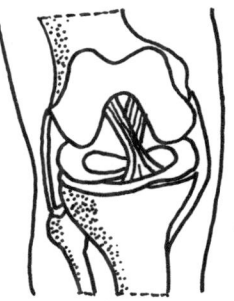

Innen- und Außenmenisci sorgen für Dämpfung, die Kreuzbänder für Stabilität.

Achse betroffen) in der neutralen Werkseinstellung. Jede Änderung ist eine Abweichung von dieser idealen Neutralstellung. Die ideale Traglinie des Beines verläuft beim Menschen durch die jeweilige Mitte von Hüftkopf, Kniegelenk und Sprunggelenk. Sie können das gleich mal bei sich selbst überprüfen: Nehmen Sie einen Zollstock, klappen Sie ihn auf und halten Sie ihn vorne mittig an Ihr Hüftgelenk. Wenn sich Hüftkopf, Knie

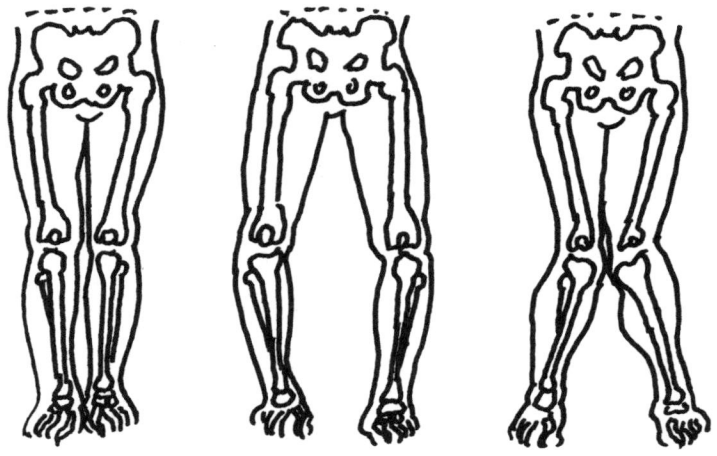

Das Bein zeigt eine Normalstellung, eine O- oder X-Stellung.

und Sprunggelenk auf einer Linie befinden, haben Sie ein ideal geformtes Bein. Befindet sich das Knie innen neben dem Zollstock, haben Sie X-Beine, liegt es außen neben dem Zollstock, haben Sie O-Beine.

Wie Sie später noch sehen werden, können solche Beinfehlstellungen Probleme bereiten. Genau wie bei einem Auto, dessen Spur verzogen ist, kommt es zu Fehlbelastungen und Abrieb – in diesem Fall nicht bei den Reifen, aber beim Knorpel- und Knochengewebe.

Schien- und Wadenbein bilden zusammen den Unterschenkel und formen zum Sprunggelenk hin eine Gabel ähnlich einer Fahrradgabel, die den Fuß umschließt und das obere Sprunggelenk bildet. Dank dieses Scharniergelenks kann der Fuß gehoben und gesenkt werden. In den Füßen sind mit je 26 Knochen ähnlich den Händen fast ein Viertel aller Knochen des menschlichen Skeletts verbaut. Hinzu kommen eine Vielzahl von kleinen Muskeln und Bandstrukturen. Der Fuß selbst besteht aus der Fußwurzel mit sieben Knochen. Daran schließen sich die Mittelfußknochen an, die wiederum in die Zehen übergehen. Die Großzehe besteht wie der Daumen nur aus Grund- und Endglied, während die vier anderen Zehen dreigliedrig sind. Die Grundgelenke der Zehen sind Kugelgelenke (deshalb können Sie die Zehen auch kreisen lassen, sofern Sie ein bisschen Übung haben), während die Mittel- und Endgelenke reine Scharniergelenke sind.

Der Fuß ist eine großartige Konstruktion: Durch ein Quer- und ein Längsgewölbe wird er gestützt und ermöglicht uns, zu stehen, zu springen und zu laufen. Die Füße sind sozusagen das Fundament und zugleich der Schlüssel für all unsere Bewegungen. Die Gewölbekonstruktion des Fußes ähnelt selbsttragenden Bögen in der Architektur, die Türen, Fenster und andere Öffnungen überspannen. Die beiden Fußgewölbe werden passiv von den Bändern des Fußes und aktiv durch die Fußmuskeln verspannt.

Der »ideale« Fuß mit optimalem Längs- und Quergewölbe hat drei Hauptdruckpunkte: die Hacke sowie den inneren und den äußeren Fußballen. Zusammen bilden sie ein Dreieck und sind – genau wie ein Hocker mit drei Beinen, der nicht kippeln kann – auf jedem Untergrund stabil. Selbst ein Fuß der Schuhgröße 50 liegt nur auf diesen drei kleinen Flächen auf. Am Strand kann man im Sand gut die unterschiedlichen Fuß-

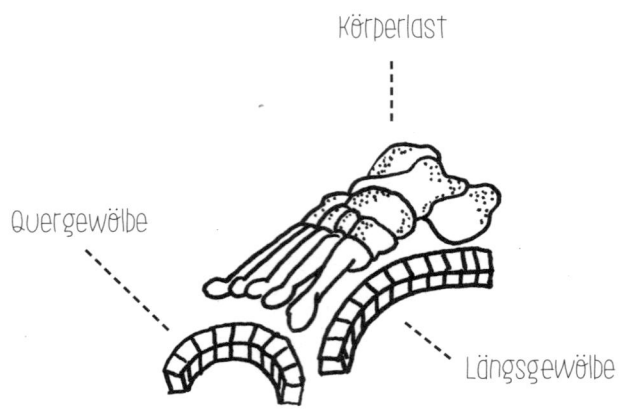

Körperlast

Quergewölbe

Längsgewölbe

Längs- und Quergewölbe sorgen dafür,
dass die Belastung auf den Fuß optimal verteilt wird.

abdrücke erkennen. Alternativ tut es auch der nasse Fuß nach dem Duschen auf dem Boden im Bad. Der »ideale« Fuß zeigt einen Abdruck mit Ferse, Ballen und fünf Zehen, das Längsgewölbe ist ausgespart. Beim Senk-, Hohl- oder Knickfuß ändert sich der Fußabdruck: Beim Senkfuß ist das Längsgewölbe so abgeflacht, dass es im Abdruck aufliegt. Und bei einem Hohlfuß ist es extrem überhöht. In der Orthopädie kann der Fußauftritt als Fußdruckmessung *(Pedografie)* erfasst und Fehlstellungen oder Fehlbelastungen können erkannt sowie behandelt werden. Ähnlich wie bei den Handinnenflächen gibt es in der Fußsohle Zehntausende von kleinen Rezeptoren, die uns ein Feedback über Bodenbeschaffenheit und -belag geben, damit das Skelett nicht ins Schleudern kommt. In unseren Füßen haben wir damit unser ganz eigenes Antiblockiersystem (ABS) und elektronisches Stabilitätsprogramm (ESP) – und zwar ohne regelmäßiges Update und Festplattenabsturz.

Der Fußabdruck gibt nicht nur Aufschluss darüber, ob Längs- und Quergewölbe optimal »gebaut« sind, sondern auch über die Fußform. Beim griechischen Fußtyp ist der zweite Zeh am längsten, beim ägyptischen Fußtyp ist die Großzehe am dominantesten, und beim römischen Fußtyp sind die Zehen gleich lang. In Zeitschriften wird in diese »Zehologie« viel hineingedeutet. So kann ein längerer erster Zeh zum Beispiel auf eine starke Persönlichkeit, Intelligenz und erotische Anziehungskraft hindeuten. Ich finde allerdings viel wichtiger, dass Sie einen gesunden Fuß haben. Denn die Füße sind unsere Verbindung zur Erde, und ein sicherer, guter Stand bedeutet immer auch einen »starken Auftritt«.

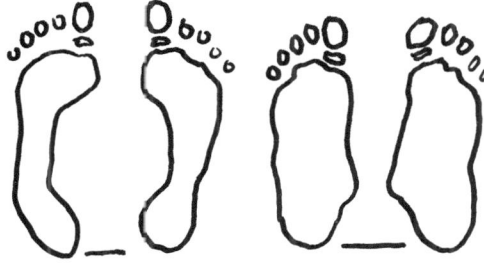

Links sieht man das Längsgewölbe beim »idealen« Fußabdruck ausgespart, während beim Senkfuß rechts das Längsgewölbe aufgehoben ist.

Teil IV

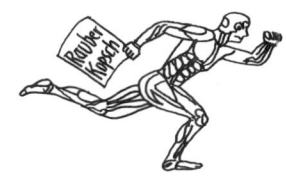

Wer, wie, was – wieso, weshalb, warum

Nun könnte man sich ja fragen, warum es so viele Erkrankungen an und Probleme mit unserem Bewegungssystem gibt, wo es doch so genial konzipiert ist. Die Antwort auf diese Frage ist denkbar einfach: Der Mensch lebt einfach zu lange! Während wohl niemand von uns davon ausgeht, dass sein erstes Auto, das bereits nach dreißig Jahren mit dem H-Kennzeichen als Oldtimer markiert wird, bis zu seinem Lebensende hält, erwarten wir genau das von unserem Körper. Und am besten noch, dass er durchhält, ohne dass wir regelmäßig bei der Werkstatt vorbeischauen, wie wir das bei unseren Autos ganz selbstverständlich tun. Würden wir uns selbst so scheckheftpflegen wie die Blechkarosse ...

Eine Stubenfliege lebt ohne unser Zutun mit der Fliegenklatsche gerade einmal zwei bis drei Wochen, und ein Hamster schafft zwei bis drei Jahre, wohingegen es ein 2015 in Deutschland geborener Junge durchschnittlich auf 77 Jahre bringt und ein Mädchen immerhin schon auf 82 Jahre. Damit sind wir eine der langlebigsten Spezies überhaupt. Eine Eiche kann zwar auch mal tausend Jahre alt werden, aber mit einer Eiche möchte man auch ungern tauschen, die sieht ja nichts von der Welt, verwurzelt, wie sie ist.

Mit den Jahren kommen bei uns Menschen die Probleme. Vieles, woran wir heute kranken, kannten unsere Vorfahren nicht. Schlicht und ergreifend deshalb, weil die durchschnittliche Lebenserwartung noch im Mittelalter bei unter vierzig Jahren lag. Seitdem ist sie kontinuierlich angestiegen, wobei es regionale Unterschiede gibt. 2016 betrug die durchschnittliche Lebenserwartung in Monaco 89,5 Jahre, im Tschad hingegen nur 50,2 Jahre. Ernährung, Hygiene, medizinische Versorgung, verbesserte Arbeitsbedingungen und auch Sport haben insbesondere in der westlichen Welt zu einer beachtlichen Steigerung der Lebenserwartung geführt. Hätte mich zu Beginn meiner ärztlichen Tätigkeit noch jeder Narkosearzt für geisteskrank gehalten, wenn ich einen 85-Jährigen auf den OP-Plan für ein künstliches Hüftgelenk geschrieben hätte, so ist dies mittlerweile keine Seltenheit mehr. Doch während es durchaus fitte Senioren gibt, bei denen ein solcher Eingriff gerechtfertigt ist, gibt es deutlich Jüngere, die sich schon mit Verschleißerscheinungen und schweren Erkrankungen nicht nur am Fahrgestell herumplagen. Das hat mit unserer Lebensführung zu tun und auch damit, was wir an genetischen Voraussetzungen mit auf den Weg bekommen haben.

Das Gemeine dabei ist, dass wir noch heute aus den gleichen Bausteinen bestehen wie unsere Vorvorfahren, deren Lebensspanne ungleich kürzer war. Was uns zu der spannenden Frage führt, wie es mit der menschlichen Halbwertszeit eigentlich bestellt ist. Oder anders gefragt, wann der Höhepunkt der körperlichen Leistungsfähigkeit erreicht ist und ab wann es bergab geht. Ein Blick auf den Sport gibt hier wie so oft Aufschluss. Der Weltrekordhalter über die 100-Meter-Distanz heißt Usain

Bolt. Er lief seine Bestzeit von 9,58 Sekunden mit 23 Jahren bei der Leichtathletik-Weltmeisterschaft in Berlin 2009. Diese Leistung konnte er nie mehr wiederholen. Bei den Olympischen Spielen 2016 in Rio de Janeiro siegte er mit 9,81 Sekunden, und im August 2017 wurde er in London mit 9,95 Sekunden hinter Justin Gatlin (9,92) und Christian Coleman (9,94) im letzten Einzelrennen seiner Karriere Dritter. Es war das erste große Finale, in dem Bolt besiegt wurde; mit nunmehr fast 31 Jahren konnte er an seine früheren Topzeiten nicht mehr anknüpfen. Dass der Sieger Justin Gatlin selber schon 35 Jahre alt war und ein jahrelang gesperrter Dopingsünder ist, wirft interessante Fragen auf.

Der Fußballer Bastian Schweinsteiger war 2014 mit dreißig Jahren Weltmeister und auf dem Höhepunkt seiner Karriere. 2015 wechselte er zu Manchester United und zwei Jahre später zum amerikanischen Club Chicago Fire; kritisch betrachtet wirkt es wie ein stufenweiser Abschied von früheren Spitzenleistungen, die auf diesem Niveau nicht mehr dauerhaft abrufbar sind. Spätestens mit dreißig Jahren scheint der Höhepunkt der körperlichen Leistungsfähigkeit überschritten zu sein. Es gibt wenige Profisportler, die dann noch erfolgreich sind. Ausnahmen sind hier allenfalls Sportarten wie Tennis, Tischtennis, Golf, Schießen und Reiten, bei denen Taktik, Erfahrung und mentale Stärke eine große Rolle spielen. Denken Sie an Roger Federers Wimbledon-Sieg 2017 – mit 35 Jahren. Bei reinen Leistungsdisziplinen wie in der Leichtathletik oder auch beim Schwimmen kann die nachlassende körperliche Kraft kaum kompensiert werden.

Was für Supersportler gilt, gilt auch für uns Normalos: Ab dreißig geht's abwärts. Nach Kindheit und Jugend, der Phase des langsamen Aufbaus, ist die Zeit zwischen zwanzig und dreißig die Phase unserer körperlichen Höchstleistungsfähigkeit. Danach beginnt der stufenweise Abbau, bevor dann mit Ende vierzig die Menopause bei der Frau beziehungsweise die Andropause beim Mann beginnt, die Zeit der hormonellen Umstellung. Das Altern ist keine Krankheit, sondern ein normaler Vorgang. Warum genau wir altern, ist interessanterweise bis heute nicht wirklich wissenschaftlich geklärt. Am plausibelsten erscheint die Evolutionstheorie, die vereinfacht dargestellt besagt, dass wir irgendwann den jungen Nachkommen Platz machen sollen. Das Altern zeigt sich natürlich nicht nur am Bewegungssystem – hier nehmen etwa Muskelmasse und Knochendichte ab –, sondern in allen Bereichen des Körpers. Die Festigkeit des Bindegewebes nimmt ab, ebenso die Sehkraft und das Hörvermögen, um nur einige Beispiele zu nennen.

Jede Phase unseres Lebens kennt Stärken und Schwächen. Kinder schlagen sich während des Wachstums mit ganz anderen Problemen herum als Erwachsene. Werden manche dieser Probleme nicht ernst genommen, können sich die Folgen nach Jahren negativ auswirken. Insofern, um noch einmal auf das Autobeispiel vom Anfang zurückzukommen, plädiere ich tat-

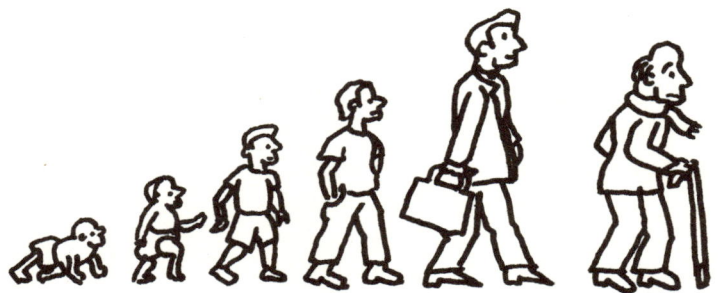

Der Lebenszyklus: Sind wir als Kleinkind auf Hilfe angewiesen, so erreichen wir im Erwachsenenalter unsere maximale Kraft und Selbstständigkeit. Im Greisenalter sind wir dann erneut auf Hilfe angewiesen.

sächlich für die Einführung eines »medizinischen TÜVs«. Je nach Alter beziehungsweise Kilometerleistung würden verschiedene Funktionen überprüft, Verschleißteile bei Bedarf ersetzt, andere regelmäßig gewartet. Bei Säuglingen und Kleinkindern gibt es diese Reihenuntersuchungen, doch ab einem bestimmten Alter hören sie einfach auf.

Weil es tatsächlich altersspezifische Probleme gibt, habe ich auf den folgenden Seiten eine Art Hitliste der Fragen erstellt, die große und kleine Patienten beziehungsweise deren Eltern bewegen. Sie erhebt keineswegs einen Anspruch auf Vollständigkeit, sondern beruht auf meinen Erfahrungen im Praxisalltag – und auf Partys. Wenn man als Orthopäde abends auf einer Party herumsteht oder sonst unter Leuten ist und als Mediziner erkannt wird, nutzen andere Gäste die Gelegenheit gerne für eine kleine kostenlose Konsultation. Da haben es die Urologen besser, da sich niemand in Gegenwart anderer Leute auf einer Party über erektile Dysfunktionen oder den Chlamydien-Infekt aus dem letzten Urlaub unterhalten möchte. Manche Leute schrecken nicht einmal davor zurück, einem bis aufs Klo zu folgen, um dort den schmerzenden Fuß zu präsentieren oder den zwickenden Rücken freizulegen. Ob man nicht eben schnell gucken könnte, warum es *genau da* wehtut? Um die schmerzende Stelle zu präzisieren, bohren einem schon mal wildfremde Leute den Finger irgendwo in den Körper, während man sich arglos die Hände trocknet. »Sie *müssen* doch wissen, was da los ist!« Woran im Zweifelsfall bereits verschiedene konsultierte Ärzte gescheitert sind, soll dann mit 0,5 Promille spätabends im Funzellicht einer Toilette geklärt werden …

9

Kinder, Kinder

Ich hatte das Glück, während meiner Zeit als Assistenzarzt ein Jahr auf der orthopädischen Kinderstation der Uniklinik Essen arbeiten zu können. Kinderorthopädie ist großartig, und man versteht viele Krankheitsbilder der Erwachsenen erst richtig, wenn man die kindlichen orthopädischen Erkrankungen gesehen und behandelt hat. So kommt zum Beispiel ein Hüftverschleiß im Erwachsenenalter selten einfach so: Die Ursachen sind meistens Erkrankungen wie eine kindliche Hüftkopfnekrose, das Abrutschen der Wachstumsfuge oder eine Fehlanlage des Gelenks in der Kinder- und Jugendzeit.

Beeindruckt haben mich aber vor allem die kleinen Patienten. Sie sind wirklich toll und halten sehr vieles sehr tapfer aus, Hauptsache, sie sind schnell wieder fit und können weiterspielen. Wie gesagt, es gibt Erkrankungen, deren Fundament in der Kinder- und Jugendzeit gelegt wird. Es gibt aber auch Erkrankungen – oder sollte ich besser sagen, Erscheinungen –, die ganz spezifisch für dieses Alter sind. Denn nicht alles, was von besorgten Eltern als Fehlentwicklung oder Krankheit betrachtet wird, ist auch eine …

Helfen Einlagen gegen Leseschwäche?

Immer wieder erlebe ich in meiner Praxis Eltern, die mir Probleme ihrer Kinder schildern, die eigentlich nichts mit Orthopädie zu tun haben: Das Kind sei nicht besonders gut in der Schule, vor allem mit dem Lesen hapere es. Überhaupt sei es nicht so recht zu motivieren. Bei der Suche nach der Lösung für diese Probleme denken sich die Eltern anscheinend: Fangen wir doch mal unten mit den Füßen an, auf geht's zum Orthopäden, mal sehen, ob der nicht irgendetwas mit Einlagen machen kann. So viel schon mal vorneweg: Die wenigsten Kinder brauchen wirklich Einlagen! Und gegen Dyslexie helfen sie leider genauso wenig wie gegen Unlust.

In der Sprechstunde erlebe ich dann Kinder, die keinen Ball fangen können und schon Probleme haben, rückwärts zu laufen. In den Haltungstests zeigt sich eine schlechte Rumpfmuskulatur, dazu kommen hängende Schultern und ein Rundrücken. Kombiniert mit den oben erwähnten Problemen, scheint das für viele Eltern ein untrügliches Signal, dass etwas mit den Füßen ihrer lieben Kleinen nicht stimmen kann: »Kann das nicht an diesem Knick-Senkdingsfuß liegen, oder wie das heißt?«

Viele Kinder haben einen Knick-Senkfuß, aber meistens ist das nicht dramatisch, und vor allem ist diese sagenumwobene Fußfehlstellung eigentlich eine ganz normale Entwicklungsstufe, die Kinder nach dem Gehbeginn durchlaufen. Die Ferse knickt dabei nach außen ab, sodass sie von hinten betrachtet eine X-Stellung zeigt – das ist die »Knickfuß«-Komponente. Da das innere Längsgewölbe des Fußes noch abgeflacht ist und der Innenrand des Fußes auf dem Boden aufliegt, kommt die »Senkfuß«-Komponente dazu. Doch spätestens mit der Pubertät verschwindet der Knick-Senkfuß von ganz alleine, denn in

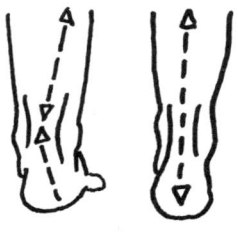

Links der sagenumwobene Knick-Senkfuß,
rechts ein regelgerecht ausgerichteter Fuß

dieser Wachstumsphase bildet sich das Längsgewölbe des Fußes aus.

Eine Therapie ist nur notwendig, wenn der Knick-Senkfuß Schmerzen bereitet und wenn er über die Pubertät hinaus bestehen bleibt. Dann bedarf es einer ärztlichen Abklärung und Behandlung. Ein guter Schnelltest ist der Zehenspitzenstand: Richtet sich dabei das Längsgewölbe des Fußes auf, so ist der Knick-Senkfuß unbedenklich. Mit anderen Worten: Kinder haben ein Grundrecht auf einen Knick-Senkfuß! So wie ich auch sage, dass Kinder ein Grundrecht auf Langeweile haben, die man nicht mit dem Smartphone oder dem Computer kurieren muss. Fördern Sie eher den natürlichen Bewegungsdrang, die Stichworte lauten Rennen, Laufen und Draußensein.

Das Problem ist nur, dass einem die Eltern das oft nicht glauben. Es *muss* doch eine Ursache dafür geben, dass das Kind nicht lesen lernt! Nur: Was bitte sollen Einlagen gegen Dyslexie bewirken? Der Dialog in der Praxis läuft dann ungefähr so ab:

Arzt: »Ich habe eine gute Nachricht, Leon braucht keine Einlagen.«
Tiger-Mum: »Das hat der letzte Orthopäde auch schon gesagt, aber ich weiß ganz genau, dass er Einlagen braucht.«
Arzt: »Die Füße sind nicht das Problem, aber Leon sollte dringend Sport treiben, er ist ein bisschen übergewichtig. Sie

werden sehen, durch die Bewegung bekommt er eine bessere Haltung, und auch die Konzentrationsschwäche wird ...«
Tiger-Mum: »Mit den Füßen kann er doch gar keinen Sport treiben! Deshalb braucht er ja Einlagen. Und wenn er die dann mal hat, wird er auch weniger müde und unkonzentriert sein und endlich gut lesen können.«

Ich versuche wieder und wieder zu erklären, dass Sport und Bewegung an der frischen Luft hier die beste Lösung seien. Tiger-Mum lauscht meinen Ausführungen mehr oder minder ungeduldig, nickt vielleicht sogar, doch an ihrem Standpunkt, dass unbedingt Einlagen hermüssen, ändert sich meist nichts. In diesen Fällen verschreibe ich schließlich die gewünschten Hilfsmittel, um keinen Streit zu provozieren. Einlagen schaden nicht, aber man liest ja so viel über Gewalt gegen Ärzte ...

Um bei der Autoanalogie zu bleiben: Diese besorgten Eltern agieren so, als würden sie bei einem Wagen, dessen Fenster und Türen nicht mehr richtig schließen, neue Reifen aufziehen lassen. Aber auch mit neuen Reifen werden die Türen und Fenster natürlich weiterhin nicht richtig schließen.

Was also können Kinder – und nicht nur die – selbst für einen gesunden Fuß und einen guten Stand tun? Das Zauberwort heißt: Beachtung. In der modernen Zivilisationsgesellschaft führen unsere Füße ein Schattendasein. Eingezwängt und versteckt in Schuhen, wird ihnen wenig Aufmerksamkeit geschenkt. Barfuß laufen ist für die Füße super, da die passive Stützung durch den Schuh wegfällt und die kleinen Fußmuskeln gekräftigt werden. Fußgymnastik – etwa das Spreizen und Zusammenziehen der Zehen sowie das Laufen auf Zehenspitzen – kräftigt ebenfalls die Fußmuskeln und fördert eine gesunde Entwicklung des Fußes. Es gibt hier jedoch keine harten Zahlen, inwieweit Fußgymnastik tatsächlich hilft oder nur beruhigt. Ich habe ja in der Einleitung schon geschrieben, dass ich als Kind mit den Füßen Murmeln in ein Marmeladenglas legen musste, das war in den Siebzigerjahren noch eine weit verbreitete Therapie gegen den Knick-Senkfuß.

Die besten Maßnahmen gegen dauerhafte und ernsthafte Fehlstellungen, die nichts mit der normalen Entwicklung zu tun haben, sind Sport, Bewegung und eine ausgewogene Ernährung. Gerade hier hapert es allerdings, die Zahl der übergewichtigen Kinder nimmt seit Jahren stark zu. Und was den Sport angeht, werden in vielen Schulen die Angebote gekürzt, in den Medien war schon von »Bewegungsanalphabeten« die Rede. Auf der anderen Seite gibt es Kinder, die schon mit sechs Jahren Leistungssport betreiben und fünfmal die Woche trainieren, was orthopädisch gesehen natürlich auch kritisch ist. Erst vor Kurzem habe ich Eltern sportmedizinisch beraten, deren Kind neunmal in der Woche Leistungssport in zwei verschiedenen Sportarten betrieb. Auf meine erstaunte Frage, wie man bei einer 7-Tage-Woche neunmal Leistungssport betreiben könne, wurde ich aufgeklärt, dass die Neunjährige fünfmal in der Woche turnt und viermal Fußball spielt, wobei sie an mehreren Tagen die Sportarten hintereinander ausübt. Zu viel oder gar nicht, das scheinen heute die Extreme zu sein. Wie immer wäre der goldene Mittelweg der richtige: Vernünftig eingesetzt fördert Sport die Muskulatur, die Haltung, die Koordinationsfähigkeit und die soziale Kompetenz. Einlagen allein bewirken all das definitiv nicht!

⇒ Fazit:

- Einlagen helfen weder bei Dyslexie noch bei Konzentrations- und Motivationsschwächen.
- Sport und Bewegung können hier eher für Erfolge sorgen.

- Barfuß laufen und gehen in unebenem Gelände kräftigen die Fußmuskeln – auch bei Erwachsenen.
- Vorsicht vor der Tiger-Mum!

Warum läuft meine Tochter so x-beinig?

Da steht die kleine Nancy mit ihren X-Beinen in der Praxis und sieht aus, als könne sie damit im Zirkus auftreten. Die Eltern sind besorgt und fragen berechtigterweise: »Warum läuft unsere Tochter so x-beinig? Das kann doch nicht normal sein!«

Die kürzeste Antwort auf diese Frage gibt ein berühmter Orthopädensatz: »Kinder sind nun einmal keine kleinen Erwachsenen.« Die Gesetzmäßigkeiten des wachsenden Körpers sind ganz andere und erfordern ganz andere Therapien. Kinder reagieren allein schon emotional anders auf Beschwerden, man braucht Geduld, Zeit und Einfühlungsvermögen, um der Sache auf den Grund zu gehen.

Orthopädisch ist bei ihnen fast alles anders als bei Erwachsenen. Babys beginnen mit O-Beinen zu laufen und behalten diese auch bis zum zweiten Lebensjahr bei. Dann folgt ein Wechsel zu X-Beinen, mit denen sie bis zum Alter von acht bis zehn Jahren durch die Welt gehen. Das ist völlig normal und wird in der Medizin »physiologisch« genannt, auch wenn ich die Sorgen der Eltern gut verstehen kann. Denn auch bei meinen Kindern hatte ich zwischenzeitlich das Gefühl, dass sie keine 30 Meter gehen können, ohne über die eigenen Beine zu stolpern. Das sieht manchmal schon besorgniserregend aus.

Ein X-Bein ist ein Bein, bei dem die gerade Achse von der Mitte des Hüftkopfes zur Mitte des Sprunggelenks nicht durch die Mitte des Kniegelenks läuft, sondern außen am Knie vorbei.

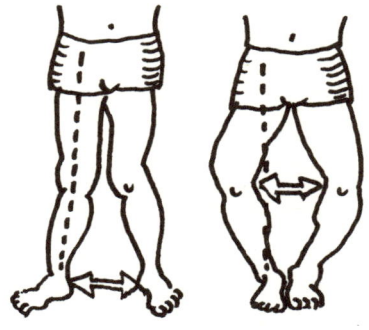

Links: Schulkind mit X-Beinen;
rechts: Kleinkind mit O-Beinen

(Das war die Sache mit dem Zollstock aus dem vorangegangenen Teil dieses Buches.) Das liegt daran, dass sich der Winkel des Oberschenkelhalses erst im Laufe des Wachstums dem eines Erwachsenen annähert. Anfangs ist der Schenkelhals noch sehr steil und nach vorne gedreht. Um den Hüftkopf trotzdem mittig im Hüftgelenk zu haben, drehen die Kinder einfach das Bein nach innen, fertig ist der x-beinige Gang. Hinzu kommt der bereits erwähnte und in diesem Alter ebenfalls noch normale Knick-Senkfuß, der den »x-igen« Eindruck weiter verstärkt. Um es im Arztsprech zu sagen: Die Kinder haben in diesem Alter nun einmal »Läuse und Flöhe«. Bei diesem irritierend aussehenden Gang handelt es sich also nicht um eine Fehlstellung, sondern um eine normale kindliche Entwicklungsphase. Ein guter Test ist auch hier, die Kinder mal auf Zehenspitzen laufen zu lassen. Das gleicht den Knick-Senkfuß aus, und das Gangbild sieht sofort besser aus.

Nicht entwicklungsgerecht wäre es, wenn ein Kind nur auf einer Seite ein X-Bein hätte, auf der anderen dagegen nicht. Da hat sich die Natur etwas ganz Nützliches für die Orthopäden ausgedacht: die Symmetrie! Die beiden Seiten können immer miteinander verglichen werden. Wichtig sind in diesem Zusammenhang auch die Hüft-Ultraschalluntersuchungen beim

Neugeborenen, die zeigen, ob die Hüfte gut angelegt ist oder zum Beispiel mit einer Spreizhose behandelt werden muss. Die endgültige Beinachse erreicht ein Kind erst mit ungefähr vierzehn bis sechzehn Jahren. Dann hat sich der Schenkelhalswinkel richtig entwickelt. Bei einem gerade stehenden Teenager können die Eltern das selbst einfach überprüfen: Wenn die Füße leicht nach außen zeigen und zwischen den Kniegelenken ein Abstand von ein bis zwei Fingern besteht, ist alles im grünen Bereich.

Bei den vorübergehenden wachstumsbedingten O- und X-Beinen muss daher nichts unternommen werden, auch das Verschreiben von Einlagen ist nicht notwendig. Viel wichtiger sind regelmäßige Kontrollen des Bewegungssystems bei Kindern. Wie oft sehe ich heftige Wirbelsäulenverkrümmungen, ohne dass Eltern deswegen in die Sprechstunde gekommen wären. Eigentlich normale Entwicklungsstadien sorgen für Irritationen, ernsthafte Fehlstellungen werden als solche nicht wahrgenommen. Erst vor Kurzem stellte eine Familie ihre Tochter wegen X-Beinen vor, es fiel aber schon beim Betreten des Sprechzimmers eine so heftige Wirbelsäulenverkrümmung auf, dass ich gar nicht glauben konnte, dass die Eltern wirklich wegen der X-Beine gekommen waren. Früherkennung ist hier das »A und O«. Denn hat man erst einmal eine krumme Wirbelsäule, hat das Auswirkungen auch auf die spätere Berufswahl!

⇒ Fazit:

- Keine Sorge bei kindlichen O- oder X-Beinen, die gehören zu den verschiedenen Entwicklungsphasen dazu.
- Regelmäßige Wachstumskontrollen durchführen lassen.
- Und nicht vergessen: Kinder sind keine kleinen Erwachsenen!

Warum bekommen Kinder einen Hüftschnupfen?

Hüftschnupfen? Was bitte soll das sein? Eine Hüfte, die niest und tropft? Sie haben noch nie von so etwas gehört? Dabei ist so ein Hüftschnupfen keineswegs selten. Hinter der Bezeichnung verbirgt sich eine kurzzeitige Entzündung des Hüftgelenks bei Kindern im Alter von bis zu zehn Jahren. Die Schmerzen treten plötzlich auf, das Laufen ist erschwert. Nach dem alten Orthopädenmerksatz »Schmerzt das Knie, vergiss die Hüfte nie« können sich die schmerzhaften Beschwerden auch im Knie äußern, obwohl eigentlich das Hüftgelenk betroffen ist. Es lässt sich schlecht bewegen, und im Ultraschall zeigt sich ein Erguss, wohingegen die Blutwerte unauffällig sind. Ursache ist oft eine Durchfall- oder Atemwegserkrankung in den Wochen zuvor, die längst wieder abgeklungen ist und von Kindern und Eltern als gut überstanden abgehakt wurde. Deshalb kommt es auf gezieltes Nachfragen des Arztes an, um den Gründen für die Beschwerden nachzuspüren. Ist die Diagnose einmal gestellt, ist die Behandlung denkbar einfach. Sie besteht aus Bettruhe, Schonung und der Einnahme von schmerzhemmenden Medikamenten. Nach zehn bis vierzehn Tagen ist alles vorbei – hier verhält sich die Hüfte mit ihrem Schnupfen genauso wie eine klassische Erkältung: Drei Tage kommt sie, drei Tage bleibt sie, und drei Tage geht sie.

Wichtig ist, dass bei solchen Hüftgelenksbeschwerden tatsächlich ein Arzt aufgesucht wird. Gerade bei Kindern sollte so etwas immer zeitnah abgeklärt werden. Es gibt eine Vielzahl von kinderorthopädischen Erkrankungen an der Hüfte, die unbehandelt im Erwachsenenalter zu einem Verschleiß des Hüftgelenks führen können. Sie heißen Hüftdysplasie (Fehlbildung der Hüftgelenkspfanne), *Morbus Perthes* (hier stirbt durch eine Durchblutungsstörung das Knochengewebe des Hüftkopfs

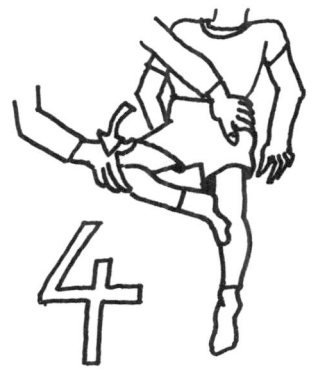

Viererzeichen: Wenn das angewinkelte Bein nicht nach außen gedrückt werden kann, sollte die Ursache umgehend ermittelt werden.

ab) und Epiphysenlösung (hier rutscht der Hüftkopf nach hinten ab wie eine Eiskugel von der Waffel) und können gut behandelt werden, wenn sie früh erkannt werden. Oftmals hilft ein einfacher Test: Beim liegenden Patienten wird das Bein angewinkelt, der Fuß anschließend neben dem Knie platziert, sodass die Hüfte und das Knie gebeugt sind. Dann wird das angewinkelte Bein nach außen gedrückt, sodass von oben betrachtet die Zahl 4 zu sehen ist. Ist dies nicht möglich, sollte die Hüfte untersucht werden.

Generell sollten Mediziner und Eltern Beschwerden ihrer Kinder immer sehr ernst nehmen. Kinder haben keine Hintergedanken, wie sie mancher Arbeitgeber seinen Angestellten unterstellen mag, im Sinne von: Der oder die macht wohl mal wieder blau und hat sich deshalb krankschreiben lassen. Sie äußern Probleme unverfälscht, so wie sie sind. Da eine Vielzahl von orthopädischen Erkrankungen, die später bei Erwachsenen auftreten, ihren Ursprung im Kindes- und Jugendalter haben, ist eine regelmäßige Kontrolle sehr wichtig. Auch Sie als Eltern können hier etwas tun. Schärfen Sie Ihre Wahrnehmung, was die Haltung Ihres Kindes angeht: Überprüfen Sie, ob dessen Schultern auf einer Höhe sind, das Becken gerade ist und die

Wirbelsäule nicht zur Seite abweicht. Können Ihre Kinder mit durchgestreckten Beinen mit den Fingern den Boden berühren? Wie sieht es generell mit den motorischen Fähigkeiten aus? Wenn Sie feststellen, dass mögliche Schwierigkeiten in diesem Bereich nichts mit allgemeiner Bewegungsmuffelei zu tun haben, sondern gewisse Dinge einfach nicht oder nur unter Schmerzen machbar sind, sollten Sie in jedem Fall einen Arzt konsultieren.

⇒ **Fazit:**

- Hüftschmerzen bei Kindern immer abklären.
- Viele orthopädische Beschwerden im Erwachsenenalter haben ihren Ursprung in der Kindheit und Jugend; rechtzeitig erkannt und behandelt, bestehen gute Chancen, solchen Problemen vorzubeugen.
- »Schmerzt das Knie, vergiss die Hüfte nie.«

Müssen wir die Größe bei unseren Kindern bestimmen lassen?

Auch dies ist eine häufig gestellte Frage, und die Antwort ist ein klares »Jein«. Bei Kindern unterscheiden wir das Skelettalter und das kalendarische Alter, also das, das im Pass steht. Ist der achtjährige August von seinem Skelettwachstum her erst sechs, so kann hier noch mehr Wachstum erwartet werden als bei einem Skelettalter von zehn. Im ersten Fall sprechen wir von einer Entwicklungsverzögerung, im zweiten von einer Entwicklungsbeschleunigung.

Bei einer Entwicklungsverzögerung sind die Kinder im Durchschnitt kleiner und kommen später in die Pubertät, wobei beim Größenwachstum meistens aufgeholt wird. Bei einer Entwicklungsbeschleunigung sind die Kinder in der Jugend größer, sie kommen früher in die Pubertät, aber ihre »Endgröße« ist deshalb nicht unbedingt höher. Sie wird mit Abschluss der Pubertät oder spätestens mit etwa zwanzig Jahren erreicht. Es gibt diverse Formeln, mit denen die Endgröße eines Heranwachsenden abgeschätzt werden kann. Nach Tanner lautet sie wie folgt:

- *Männliche Endgröße:* (Größe der Mutter plus Größe des Vaters) geteilt durch 2 plus 6 cm
- *Weibliche Endgröße:* (Größe der Mutter plus Größe des Vaters) geteilt durch 2 minus 6 cm

Bei mir wären das 188 Zentimeter, tatsächlich bin ich 198 Zentimeter groß. Es gibt auch neuere Formeln, wie die nach Hermanussen & Cole, aber alle können nur eine grobe Orientierung bieten.

Heute können Gentests über eine mögliche Veranlagung zu Erkrankungen Auskunft geben. In der Orthopädie gibt es, gerade wenn es um das Wachstum geht, aber auch andere Möglichkeiten. So lässt sich die endgültige Größe von heranwachsenden Kindern anhand einer Röntgenaufnahme der Handwurzelknochen der linken Hand errechnen. Aber ist das überhaupt nötig? Oder nur ein Zeichen der allseits grassierenden Vermesseritis? Heutzutage wird andauernd irgendetwas vermessen, werden Risikoprofilanalysen erstellt. Daher scheint es ganz selbstverständlich, dass wir auch unsere Kinder vermessen. Zum einen möchten Eltern nicht, dass ihr Kind zu groß oder zu klein wird. Manchmal möchte der ambitionierte Vater aber auch nur wissen, ob Basketball die richtige Sportart für den Junior ist oder Hockey nicht doch besser wäre.

Wann also ist eine Größenbestimmung wirklich sinnvoll? Ein Anlass ist gegeben, wenn größere Beinlängenunterschiede oder eine starke Wirbelsäulenverkrümmung vorliegt. Dann kann durch die Errechnung des Restwachstums bestimmt werden, wie sich diese Fehlbildung weiterentwickelt und ob medizinisch eingegriffen werden muss. Liegen chromosomale Erkrankungen wie Down- oder Klinefeltersyndrom vor, kann eine Größenbestimmung ebenfalls sinnvoll sein.

Ein weiterer Grund läge vor, wenn Hoch- oder Kleinwuchs zu befürchten ist. Doch wann ist dies der Fall? Und was ist eigentlich normal? Am besten lässt sich das mit den Perzentilen erklären, die jedes Kind in sein gelbes medizinisches Untersuchungsheft eingetragen bekommt. Perzentilen sind Prozentangaben. Liegt ein Kind auf der 25. Perzentile des Größenwachstums, bedeutet dies, dass 25 Prozent der Kinder derselben Altersgruppe kleiner sind als dieses Kind. Als Normalbereich wird eine Größe zwischen der 3. und 97. Perzentile angegeben. Unterhalb der 3. Perzentile spricht man von Kleinwuchs und oberhalb der 97. Perzentile von Hochwuchs.

Wichtig ist, dass ein Kind bei den Perzentilen auf seiner Perzentile bleibt. Fällt ein Kind, das immer auf der 25. Perzentile war, auf die 10. ab, so ist die Ursache dafür dringend abzuklären. Solange es sich kontinuierlich auf seiner Perzentile entwickelt, ist in der Regel alles normal. Das Kind ist dann vielleicht nur kleiner oder größer als der Durchschnitt.

Bei extremem Hoch- oder Kleinwuchs ist die Größenbestimmung sicherlich gut, um hormonelle Störungen und Fehlbildungen ausschließen zu können. Die Hürden für ein medizinisches Eingreifen sind jedoch selbst bei einer entsprechenden Diagnose sehr hoch, auch wenn es im Einzelfall durchaus sinnvoll sein kann. Trotzdem muss kritisch hinterfragt werden, ob ein solches Eingreifen in das Wachstum gerechtfertigt ist, da es auch Risiken beinhaltet. Ein vorzeitiges Beenden des Wachstums oder ein künstliches Verlängern der Wachstumsphase wird daher selten durchgeführt und ist kritisch zu sehen.

Als generelles Screening halte ich die Größenbestimmung nicht für angebracht. Sie nimmt der Phase des Heranwachsens ein Stück weit ein Geheimnis, und manchmal ist es einfach ganz gut, wenn man nicht alles schon im Vorhinein weiß. Kritischen Eltern, denen der Nachwuchs am Ende doch größenmäßig nicht wohl genug geraten ist, kann man entgegenhalten, dass es ja etliche Personen gibt, die trotz oder gerade wegen ihrer Körpergröße extrem erfolgreich sind: Stefan Aust, Giovanni di Lorenzo oder Gregor Gysi sind nicht die Größten. Und die Supermodels Gisele Bündchen (180 cm) oder Franziska Knuppe (182 cm) haben von dort oben einen hervorragenden Blick auf den Laufsteg.

⇒ **Fazit:**

- Eine Größenbestimmung ist nur in Ausnahmefällen sinnvoll, bei den meisten Kindern ist sowohl ein Wachstumssprung als auch ein längeres Verharren auf einer Größe normal.
- Wenn tatsächlich Hoch- oder Kleinwuchs vorliegt, stellt sich die Frage nach den Konsequenzen. Ein medizinisches Eingreifen ist immer mit Risiken verbunden.
- Manchmal muss man den Dingen einfach ihren Lauf lassen und sich nicht von der allgemeinen Vermesseritis verrückt machen lassen.

Gibt es eigentlich Wachstumsschmerzen?

Ich werde diesen kleinen Patienten, den ich als Student in der Orthopädischen Uniklinik Münster erlebt habe, mein Leben lang nicht vergessen. Seine Beschwerden wurden lange als Wachstumsschmerz behandelt, letztendlich war es aber ein bösartiger Knochentumor, das Bein musste sogar amputiert werden. Das ist sicherlich ein extremer Fall, der aber auch zeigt, dass der Begriff Wachstumsschmerz oftmals dafür herhalten muss, wenn man bei Kindern oder Heranwachsenden keine Ursache für bestimmte Beschwerden findet. Meinen Erfahrungen nach wurde in manchen dieser Fälle nur nicht gründlich genug gesucht ...

Also gibt es diese »Wachstumsschmerzen« oder »growing pains« gar nicht? Lassen Sie es mich so sagen: Unter diesem Oberbegriff lassen sich ganz unterschiedliche Erkrankungen zusammenfassen. Es geht meist um Kinder zwischen sechs und sechzehn, die über nächtliche Beschwerden in den Beinen klagen, genauer: meist in der Gegend um das Kniegelenk und die Ferse. Treten die Probleme beidseitig auf, so kann man Knochenbrüche, Tumore und Verletzungen in der Regel ausschließen. Bleiben noch rheumatische Erkrankungen, die auch bei Kindern vorkommen können, Infektionen und Überlastungsschäden an den Ansätzen von Sehnen und Bändern sowie den Wachstumsfugen der Knochen.

Wenn ein Kind also immer wiederkehrende Beschwerden einseitig an einem Knie oder einer anderen Stelle des Körpers hat, gehört das abgeklärt, und zwar mit Untersuchung und Bildgebung und manchmal auch einer Blutabnahme. Meiner Erfahrung nach findet sich dann fast immer eine Ursache. Am Knie zum Beispiel liegt häufig eine Entzündung der Ansatzstelle der Patellasehne vor. Und am Fersenbein eine entsprechende Entzündung am Ansatz der Achillessehne oder der Plantarfaszie. Macht man eine MRT, leuchten diese Regionen im Bild entzündlich aktiviert hell auf. Behandelt wird mit Ruhigstellung und Sportpause, auch entzündungshemmende Medikamente sind sinnvoll.

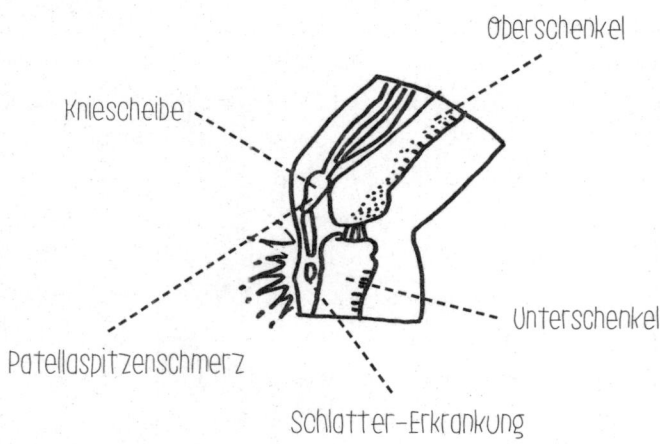

Oberschenkel

Kniescheibe

Unterschenkel

Patellaspitzenschmerz

Schlatter-Erkrankung

Hinter den ominösen »Wachstumsschmerzen« verbirgt sich oft eine Entzündung der Patellasehne im Knie.

Treten die Beschwerden beidseits auf, so liefert das Gespräch mit Kind und Eltern oft schon Aufschluss. Morgens Schulsport, dann Fußball oder Ballett und abends im Garten noch kurz auf das Trampolin. Dadurch sind dann häufig die Wachstumsfugen ober- und unterhalb des Kniegelenks entzündet. Das wachsende Skelett ist überfordert und meldet sich. Aber auch hier kommt es nicht zu Schmerzen, weil der Körper wächst, sondern weil der kleine Mensch einfach überlastet ist.

Manchmal ist es ganz gut, die Kinder einen Moment lang alleine zu erwischen, weil Papa oder Mama kurz aufs Klo müssen oder rasch ein Telefonat führen wollen. Kinder sind ja noch nicht so verkorkst wie wir Erwachsenen, und es ist erstaunlich, wie viel man in diesen kurzen Momenten erfährt. Dann erzählen die lieben Kleinen auch ganz offen, dass sie eigentlich gar nicht Fußball spielen wollen oder Ballett schrecklich doof finden. Kinder brauchen auch mal eine Pause, auch wenn ich Bewegung wahrlich nicht schlecht finde. Die Dosis macht das Gift, gerade beim wachsenden Körper!

Stellt sich bei genauem Nachfragen heraus, dass auch andere Bereiche wie Hände und Schultern schmerzen, empfehle ich ein Rheumascreening. Man wundert sich, wie viele Kinder eine rheumatische Erkrankung haben. Wenn auch hierbei nichts herauskommt, bitte unbedingt nach drei Monaten eine ärztliche Kontrolle vornehmen lassen!

Manchmal sind diese sogenannten Wachstumsschmerzen aber auch einfach nur ein kleiner Schrei nach Liebe und Aufmerksamkeit. Wir Mediziner bezeichnen die vermehrte Zuwendung und das Mitgefühl, das einem Patienten im Falle einer Erkrankung entgegengebracht wird, als sekundären Krankheitsgewinn. Im Gespräch zeigt sich oft, wie bereits oben angedeutet, dass die Tochter die sechs Ballettstunden in der Woche neben dem Cellounterricht und der Theater-AG gar nicht so gut findet, wie die Eltern glauben. Die schmerzenden Kniegelenke liefern dann einen willkommenen Grund, dem Training zu entkommen. Und wenn die Mutter abends dann noch eine warme Kompresse auf das Knie wickelt, fühlt sich das einfach gut an!

⇒ **Fazit:**

- Wachstumsschmerzen gibt es nicht, wohl aber einen kleinen Körper, der manchen Belastungen einfach nicht gewachsen ist.

• Kinder mit Schmerzen haben trotzdem recht, Eltern sollten die Ursache medizinisch abklären lassen.

War das jetzt eine Gehirnerschütterung?

Das ist natürlich eine Frage, die sozusagen alterslos ist. Ich habe diesen Absatz daher ans Ende der kleinen Kinderschleife gestellt, denn Gehirnerschütterungen kommen natürlich auch bei Erwachsenen vor. Die Folgen, gerade bei wiederholten Gehirnerschütterungen, können gravierend sein, deshalb sollten Sie die Anzeichen dafür kennen, um handeln zu können – egal ob auf dem Spielplatz, dem Bolzplatz oder der Skipiste.

Als ich 2006 in Pittsburgh mein Jahresstipendium verbrachte, hörte ich zum ersten Mal davon, dass es Abteilungen und Programme für Gehirnerschütterungen im Sport gibt. Dort wurde der Fokus sowohl auf Prävention als auch auf die Rehabilitation nach einer Gehirnerschütterung gelegt. Insbesondere beim American Football sind schwere Gehirnerschütterungen häufig, doch sie wurden lange zu wenig beachtet. Die Spieler wurden nach Kopfprellungen zu früh wieder aufs Feld geschickt, einige haben Dauerschäden davongetragen.

Der Film »Concussion« (»Erschütternde Wahrheit«) aus dem Jahr 2015 erzählt eindrucksvoll die wahre Geschichte von Mike Webster und Justin Strzelczyk, zwei ehemaligen American-Football-Profis der »Pittsburgh Steelers«. Nach ihrem Tod wurden die Gehirne der beiden Exprofis von einem Neuropathologen untersucht, der eine traumatische Gehirnschädigung feststellte. Die Amerikaner nennen dies »Chronic Traumatic Encephalopathy« (CTE). Die CTE kann zu Gedächtnisverlust, Depressionen, Demenz, Alzheimer und Selbsttötungen führen und ist ein großes Thema in den amerikanischen Medien. Zahlreiche American-Football-Profis sind oder waren davon betroffen. Eine aktuelle Studie aus Boston zeigte bei 110 von 111 untersuchten Gehirnen verstorbener Footballprofis Zeichen der CTE! Die Football-Liga NFL ist in Aufruhr, es geht um Millionen Dollar an Abfindungen und die Frage, wie zukünftig mit der CTE-Problematik umgegangen wird.

Auch Boxen und andere Sportarten, bei denen es zu Zusammenstößen kommen kann, sind in den Fokus geraten. Ob zum Beispiel die Parkinsonerkrankung von Muhammad Ali durch die Vielzahl von Gehirnerschütterungen durch die Kopfschläge beim Boxen begründet war, wird immer noch diskutiert. Auch in Deutschland ist das Thema Gehirnerschütterung mittlerweile in der Medizin sehr präsent. Nach verschiedenen Studien ist das Risiko bei Footballprofis für Alzheimer um das 20-Fache gegenüber Normalpersonen erhöht. Risikosportarten für Gehirnerschütterungen sind Kontaktsportarten wie Fußball, Handball, Basketball, Eishockey, aber auch Reiten, Alpinski, Radrennen und viele weitere. Während sich bei einigen Sportarten wie Skifahren, Radrennen und Reiten Helme durchgesetzt haben, gibt es in anderen Sportarten noch keine. Ich bin mir aber sicher, dass auch im Fußball noch der Tag kommen wird, an dem Helme zur Pflicht werden. Es ist doch skurril, dass unsere Kinder keinen Meter ohne Helm Fahrrad fahren dürfen, wir aber entspannt am Spielfeldrand stehen, wenn die Kids einen schweren Fußball gegen den Kopf gedonnert bekommen!

Eines der eindrucksvollsten Beispiele für eine Gehirnerschütterung auf dem Fußballplatz lieferte sicherlich Christoph Kramer im Fußball-WM-Finale 2014 beim Spiel Deutschland gegen Argentinien. Nach nur wenigen Minuten auf dem Platz bekam Kramer einen heftigen Schlag, ein gegnerischer Spieler war mit der Schulter gegen Kramers Kopf geprallt. Der ging zu

Boden, wurde behandelt und kehrte schließlich zurück auf das Spielfeld. Als er aber wenig später den Schiedsrichter fragte, ob dies das WM-Finale sei, veranlasste dieser, dass Kramer ausgewechselt wurde.

So etwas passiert täglich überall auf irgendwelchen Sportplätzen der Welt, in Deutschland über 150 000-mal pro Jahr, wobei die Dunkelziffer beträchtlich höher liegen dürfte, da nur eine Minderheit der Patienten mit Gehirnerschütterung wirklich medizinische Hilfe in Anspruch nimmt und damit in den Statistiken erscheint. Ein Sportler, der benommen zu Boden geht, sollte sicherlich nicht zurück ins Spiel geschickt werden. Und ein Kind, das vom Rad fällt oder vom Baum und danach Mühe hat, sich zu orientieren oder über Schmerzen klagt, sollte dringend untersucht werden. Bitte tun Sie das, wenn Sie auch nur den leisesten Verdacht hegen, denn das Gehirn ist das Wichtigste, was wir haben!

Eine Gehirnerschütterung ist ein leichtes Schädel-Hirn-Trauma, also eine Verletzung des Gehirns, und darf niemals unterschätzt werden. Es kann zu Gehirnblutungen und langfristigen Schäden kommen, wenn nicht richtig reagiert wird. Die klassischen drei Zeichen einer Gehirnerschütterung sind: Bewusstseinsstörung, Gedächtnislücke und Übelkeit. Weitere Merkmale (siehe folgende Checkliste) können ebenfalls auftreten. Symptome wie Übelkeit, Schwindel und Kopfschmerz können darüber hinaus noch über einen Monat anhalten.

➡ Checkliste Gehirnerschütterung:

- Bewusstlosigkeit oder Bewusstseinsstörung
- Erinnerungslücken
- Übelkeit oder Erbrechen
- Kopfschmerzen

- Lärmempfindlichkeit
- Lichtempfindlichkeit
- Schwindel oder Gleichgewichtsstörungen
- unterschiedlich große Pupillen
- Sprachstörung
- Sehstörung
- verlangsamte Reaktion

Das Wichtigste nach einer Prellung des Kopfes ist Ruhe, am besten Bettruhe, und zwar 24 Stunden lang, denn das geprellte Gehirn muss sich erst einmal erholen. Fernsehen, Handy & Co. sind schlecht, da die vielen flackernden Bilder das Gehirn zusätzlich stressen. Am besten sind leicht abgedunkelte Räume. Mit Sport sollte erst wieder angefangen werden, wenn alle beschriebenen Anzeichen komplett verschwunden sind. Das sollte nach spätestens drei Monaten der Fall sein.

⇒ Fazit:

- Wenn Sie denken, Ihr Kind könnte eine Gehirnerschütterung haben, dann hat es in der Regel auch eine und sollte entsprechend behandelt werden
- Nicht jede Gehirnerschütterung lässt sich verhindern. Sie können das Risiko aber verringern, indem Sie bei der Wahl des richtigen Sports ein Wörtchen mitreden und die Kids zum Tragen eines Helms ermutigen. Das hat beim Skifahren inzwischen ja schon ganz gut geklappt!

10

Für Erwachsene ebenso

Waren wir eben noch bei den lieben Kleinen mit Einlagen und Wachstumsschmerzen, geht es jetzt um uns selbst und damit um ganz andere Fragestellungen. Andere Lebensphasen bringen andere Schwierigkeiten mit sich, die wir und unser Körper meistern müssen. Kaum ausgewachsen, plagen wir uns auf einmal mit Rückenschmerzen herum. Kaum haben wir die Kinder erfolgreich durch die Schulzeit gebracht, fühlen wir uns nicht mehr so leistungsfähig und stark. Mit fünfzig schmerzen Stellen am Körper, von denen wir gar nicht wussten, dass es sie gibt. Trotzdem ist überall zu lesen, fünfzig sei das neue vierzig. Ich würde sogar noch etwas weitergehen: Mit etwas Nachhilfe kann sechzig sogar das neue vierzig sein. Voraussetzung dafür ist aber, dass Sie Ihre Karosserie und Ihr Fahrgestell »scheck-heftgepflegt« in Schuss halten und bereit sind, einige Dinge in Ihrem Leben umzustellen. Welche das sind, wird Ihnen nach der Lektüre der nächsten Seiten vielfach von selbst bewusst werden.

War das wirklich ein Gichtanfall?

Meine erste persönliche Begegnung mit Gicht hatte ich während eines Skiurlaubs. Einer aus unserer Gruppe hatte auf einmal morgens einen dicken Fuß, das Sprunggelenk war gerötet, heiß, geschwollen und extrem schmerzhaft, an ein Auftreten war kaum zu denken. Der Arme hatte alle fünf Anzeichen einer Entzündung, wie aus dem Lehrbuch: Schmerz, Überwärmung, Rötung, Schwellung und Funktionseinschränkung. Diese Kriterien hat der griechische Arzt Galenus von Pergamon schon im zweiten Jahrhundert beschrieben, und sie sind bis heute gültig.

Da unsere Clique mehrheitlich aus jungen Ärzten, frisch von der Uni, bestand, wurde erst einmal »Dr. House« gespielt:

Jungärzte: »Bist du sicher, dass du nicht doch beim Skifahren gestürzt bist?«
Opfer: »Nein, ganz sicher!«
Jungärzte: »Und in der Après-Bar, bist du da vielleicht umgeknickt?«
Opfer: »Nein, das wüsste ich ja wohl!«
Jungärzte: »Hast du dich geschnitten oder sonst wie verletzt?«
Opfer: »Nein. Ihr nervt, ich will zu einem richtigen Arzt!«

Höchst widerwillig, da wir bei unserem Freund offensichtlich mit unseren spärlichen Kenntnissen nicht punkten konnten, begleiteten wir den Patienten zum praktischen Arzt des Skiortes. Doch die maximale Erniedrigung aus unserer Sicht sollte erst noch kommen. Der Mediziner, ein netter Mann gegen Ende fünfzig, befragte den Skikameraden nur kurz und wollte den Fuß noch nicht einmal sehen! Ob er sich stark angestrengt habe beim Skifahren? Ob er viel Alkohol getrunken und womöglich auch noch viel Fleisch gegessen habe? Tatsächlich hatten wir mit einem Skiführer eine sechsstündige Tour gemacht, Alkohol war ein klitzekleines bisschen mehr getrunken worden, und ja, zum Abschluss hatte es noch ein Fleischfondue gegeben.

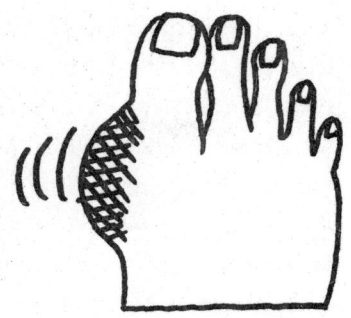

Ablagerung von Harnsäurekristallen
am Großzeh, der damit sozusagen zum
»Gorleben« unseres Körpers wird

»Alles klar«, sagte der Arzt, »Ihr Freund hier hat einen Gichtanfall.«

Gicht? Hatten das nicht nur alte Männer? Wir zweifelten natürlich sofort an der Diagnose und erklärten, dass der Patient noch keine dreißig sei. Der Arzt hatte sichtlich Spaß an unserem Nichtwissen und erklärte uns, dass er Gichtanfälle bei jüngeren Skifahrern häufig sehen würde. Es seien fast immer leicht übergewichtige Männer, die durch Sport, Alkohol und Fleischkonsum den Harnsäurespiegel so in die Höhe getrieben hätten, dass dies einen Gichtanfall auslöste. Daher bräuchte er sich den Fuß unseres Freundes auch gar nicht anzuschauen.

In jenem Skiurlaub lernten wir also gleich zwei Dinge: Gicht ist nicht an ein bestimmtes Alter gebunden und hat etwas mit erhöhter Harnsäure im Blut zu tun. Es ist eine Stoffwechselerkrankung, bei der die Niere nicht mehr in der Lage ist, die Harnsäure ausreichend über den Urin auszuscheiden. Harnsäure entsteht aus dem Abbau von sogenannten Purinen. Über die Nahrung, etwa in Form von Fleisch, Wurst oder besonders fettem Fisch, nehmen wir Purine zu uns. Aber auch Alkoholkonsum und hohe körperliche Aktivität können zu einem Anstieg des Harnsäurespiegels führen.

Im Falle der Gicht entsteht im Körper ein Ungleichgewicht zwischen der Bildung und dem Ausscheiden von Harnsäure.

Wenn diese aber nicht oder nur unzureichend ausgeschieden wird, kann sich die Harnsäure in Form von Kristallen im Körper ablagern: Diese häufen sich dann wie in einer Deponie in den Gelenken, den Sehnen, der Haut und in den Nieren an. Punktiert man ein betroffenes Gelenk, so kann man unter dem Mikroskop eindrucksvoll die Harnsäurekristalle erkennen, die wie Nadeln aussehen. Man kann sich leicht vorstellen, dass diese abgelagerten Kristalle im akuten Fall zu hochentzündeten Gelenken führen.

Gicht wird auch als Wohlstandskrankheit bezeichnet, da sie durch ein Zuviel von falschen Lebensmitteln und eine bewegungsarme Lebensweise begünstigt wird. Dies ist der Grund, warum die Gicht als Krankheit in den westlichen Industrieländern auch so erfolgreich ist. Häufig finden sich bei Betroffenen die vier Risikofaktoren Übergewicht, Bluthochdruck, Zuckerkrankheit und erhöhte Blutfette, die allesamt schlecht für das Herz sind und metabolisches Syndrom genannt werden. Der typische Patient aus dem Lehrbuch ist ein Mann zwischen vierzig und sechzig Jahren, Frauen sind deutlich seltener betroffen und wenn, dann häufig erst nach dem Einsetzen der Wechseljahre. Vermutlich gewähren die weiblichen Geschlechtshormone bis dahin einen gewissen Schutz. Klassischerweise ist das Grundgelenk des großen Zehs betroffen. Es kommt zu sehr heftigen und plötzlich wie aus dem Nichts einsetzenden Schmerzattacken, die mit entzündungshemmenden Medikamenten behandelt werden und so innerhalb kurzer Zeit wieder abklingen. Bei einem chronischen Verlauf, also einem dauerhaft erhöhten Harnsäurespiegel im Blut, können die betroffenen Gelenke zerstört, die Knochen deformiert werden. Eine solche dauerhafte Gicht, bei der es keine schmerzfreien Intervalle mehr gibt, kann zudem zu einem Nierenversagen führen.

Neben der kurzfristigen Gabe von entzündungshemmenden Medikamenten wird Gicht mit einer Nahrungsumstellung behandelt. Wobei die Nahrung auch im Bereich der Vorbeugung eine entscheidende Rolle spielt. Um den Harnsäurespiegel zu reduzieren, sollte man auf purinarme Kost umstellen. Geeignet sind die meisten Gemüsesorten (Ausnahmen sind hier Spinat, Rosenkohl und Hülsenfrüchte), Obst, Milchprodukte und Eier. Reduziert werden sollte der Verzehr von Fleisch- und Wurstwaren, auch Schalen- und Krustentiere sollten nur selten auf dem Speiseplan stehen. Wer seinen Alkoholkonsum einschränkt, auf sein Gewicht achtet und sich regelmäßig und in Maßen bewegt, ist ebenfalls auf einem guten Weg. Wenn sich damit kein ausreichender Erfolg einstellt, können zusätzlich Medikamente gegeben werden, die die Harnsäureproduktion hemmen und deren Ausscheidung über die Nieren verbessern. Generell gilt: Im Blut sollte der Harnsäurewert unter 6 mg/dl liegen, bei Risikokandidaten sollte dieser Wert regelmäßig kontrolliert werden.

⇒ **Fazit:**

- Gichtanfälle haben nicht nur ältere Männer.
- Die Kombination von übermäßigem Sport, Bier und Fleisch ist der Killer.
- Auf ausgewogene Ernährung achten, mehr Gemüse und Obst statt jeden Tag Wurst- und Fleischwaren konsumieren; Milchprodukte reduzieren das Gichtrisiko.
- Nie ältere Arztkollegen unterschätzen.

Warum können Männer nicht am Strand sitzen?

Ist Ihnen schon einmal aufgefallen, dass Männer am Strand gerne auf diesen kleinen Stühlen sitzen? Das liegt daran, dass der normale Mann nicht gut und bequem mit ausgestreckten Beinen auf einem Strandtuch sitzen kann. Warum das so ist? Nun, Männer sind wahlweise Couchpotatoes oder aber sie gehen in ein Fitnessstudio, wo sie zwar häufig Cardio- und noch häufiger Krafttraining machen, aber in der Regel die dritte und sehr wichtige Komponente vergessen: das Dehnen, auch Stretching genannt. Das ist der Grund, warum die meisten Männer, nicht nur die Couchpotatoes unter ihnen, stocksteif sind. Die Muskulatur auf der Oberschenkelrückseite ist so verkürzt, dass beim Hinunterbeugen mit durchgestreckten Beinen mit den Händen maximal die Unterschenkelmitte erreicht werden kann. Wir Orthopäden sprechen hier von »FBA«, »Finger-Boden-Abstand«.

Probieren Sie es mal aus! Je weiter entfernt Ihre Finger vom Boden sind, umso verkürzter ist die Muskulatur Ihrer Oberschenkelrückseite. Bei einem großen FBA geht längeres Sitzen mit ausgestreckten Beinen nur, wenn gleichzeitig der Oberkörper zurückgelehnt wird. Das ist keineswegs nur Ausdruck einer gewissen Lässigkeit, es geht schlicht nicht anders. Für manche ist der Leidensdruck dann so groß, dass sie das Badetuch gleich gegen eines jener kleinen Stühlchen austauschen, die von »lässig« doch recht weit entfernt sind.

Auch in den Fitnessclubs, wo sich ja eher Leute mit einem gewissen Körperbewusstsein tummeln, sehe ich kaum Männer, die sich dehnen. Das ist fatal, denn reines Krafttraining führt zu Muskelverkürzung, Bewegungseinschränkung und Fehlhaltung. Jeder Muskel hat einen Gegenspieler; verkürzt sich der eine Muskel, muss sich der Gegenmuskel dehnen. Ein klassisches Beispiel für diese beiden Antagonisten ist der Oberarm mit Trizeps und Bizeps. Wird bei einer Übung der Bizeps verkürzt, muss gleichzeitig der Trizeps gedehnt werden und umgekehrt. Übermäßiges und einseitiges Bizepstraining beim Muckimann führt oft dazu, dass der Bizeps so verkürzt ist, dass das Ellenbogengelenk nicht mehr komplett gestreckt werden kann. Um ein solches Ungleichgewicht mit Folgen zu vermeiden, müssen immer Spieler und Gegenspieler gleichermaßen trainiert und gedehnt werden. Bleibt das aus, kann man(n) zwar im Spiegel seine wohldefinierten Muckis bewundern, doch wenn diese vermeintlich so stark aussehenden Männer dann mal ein paar Stockwerke zügig zu Fuß die Treppe hinaufgehen sollen, werden sie von gut gedehnten Spargeltarzans nicht nur leicht abgehängt, sie werden hinterher auch über Muskelbeschwerden in den so gestählten Beinen klagen.

Drei Muskelgruppen neigen besonders zur Verkürzung: die Brustmuskulatur, die Rumpfmuskulatur und die Beinmuskulatur. Wie es bei Ihnen um diese Muskelgruppen bestellt ist, können Sie ganz einfach testen: Legen Sie sich in Rückenlage auf den Boden, winkeln Sie die Beine an und strecken Sie die Arme nach hinten. Wenn Ihre Schultern nicht auf beiden Seiten komplett auf dem Boden aufliegen, ist Ihre Brustmuskulatur verkürzt.

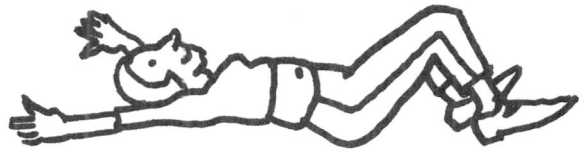

Bei einer verkürzten Brustmuskulatur liegen die Schultern nicht flach
auf dem Boden.

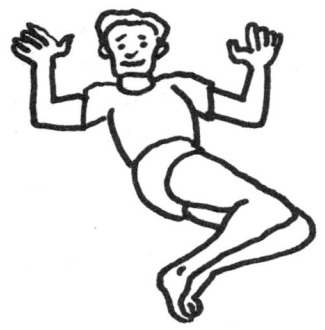

Versuchen Sie nun, die angewinkelten Beine in Rückenlage nach links und rechts auf den Boden abzusenken. Wenn sich dabei Ihr Becken hebt, ist die untere Rumpfmuskulatur verkürzt.

Bei einer verkürzten Rumpfmuskulatur hebt sich die Hüfte mit vom Boden ab, wenn die angewinkelten Beine nach links oder rechts geneigt werden.

Für den nächsten Test müssen Sie sich auf eine erhöhte Unterlage legen – das Bett etwa, wenn es sich nicht gerade um einen Futon handelt, oder die Couch. Wichtig ist, dass Sie in Rückenlage mit den Beinen den Boden erreichen. Greifen Sie nun eines Ihrer Knie und ziehen Sie das Bein angewinkelt nach oben. Wenn sich dabei auch das andere Bein vom Boden abhebt, ist das ein Zeichen dafür, dass Ihre Hüftbeuger verkürzt sind.

Die Beinmuskulatur wiederum ist oft im hinteren und vorderen Oberschenkel verkürzt. Ist es Ihnen bei gestreckten

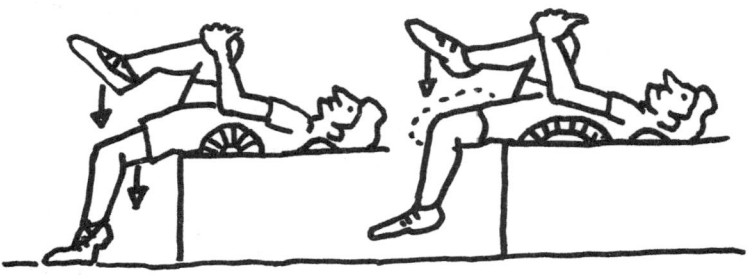

Ziehen Sie ein Bein bei verkürzten Hüftbeugern zu sich heran, wird sich auch das andere Bein wie von Geisterhand mit nach oben bewegen.

Beinen nicht möglich, mit dem Oberkörper vollständig gerade auf dem Boden zu sitzen, sind Sie möglicherweise ein Mann. In jedem Fall aber ist bei Ihnen der hintere Oberschenkelmuskel verkürzt. Probleme mit dem vorderen Oberschenkelmuskel zeigen sich darin, dass Sie in Bauchlage die Fersen nicht problemlos an das Gesäß führen können. Das unangenehme Ziehen signalisiert, dass die vordere Oberschenkelmuskulatur nicht dehnbar genug ist.

Wenn Sie anhand dieser kleinen Tests festgestellt haben, dass Sie in einem Bereich Verkürzungen haben, sollten Sie mit einem gezielten Dehnprogramm beginnen, um den vollen Bewegungsspielraum Ihrer Muskeln wiederherzustellen. Das wird übrigens Ihre Haltung insgesamt verbessern! Frauen sind hier – wie so oft – schlauer als Männer, denn sie legen viel mehr Wert auf Dehnung. Das sieht man nicht nur in unterschiedlich gestalteten Aufwärmphasen vor einer sportlichen Betätigung, auch in Pilates- und Yogakursen trifft man auffallend wenige Männer an. Als Orthopäde bin ich ein großer Fan von Yoga und Pilates, die von man-

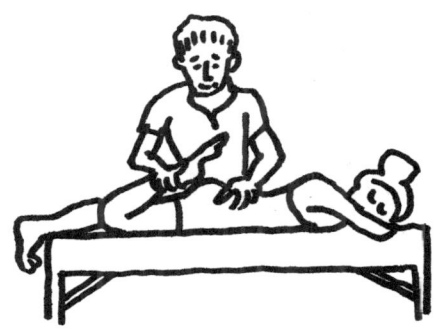

Die Verkürzung der hinteren Oberschenkelmuskulatur führt zum Einsatz von Sitzhilfen am Strand, die mangelnde Dehnbarkeit der vorderen Oberschenkelmuskulatur fällt im Alltag weniger stark auf, ist aber ähnlich unangenehm.

chen meiner Geschlechtsgenossen als »Mädelskram« abgetan werden. Völlig zu Unrecht! Yoga und Pilates dehnen nicht nur unheimlich gut, sondern sie bringen funktionelle Muskelkraft ohne die Probleme, die reines Krafttraining verursacht. Außerdem sorgen sie für wohltuende Entspannung und verschaffen Körper und Seele einen wichtigen Ausgleich in der Hektik des Alltags. Deshalb empfehle ich Yoga oder Pilates auch vielen Patienten mit stressbedingten Verspannungen und Blockaden.

⇒ Fazit:

- Muskelverkürzungen sind verantwortlich für viele orthopädische Probleme, denn sie führen zu Fehlhaltungen, die auch Schmerzen verursachen können.
- Beweglichkeit ist das neue »must have«.
- Erreicht wird sie durch den Trainings-Dreiklang: Kraft, Dehnen und Cardio.
- Bauen Sie täglich eine kleine Einheit Dehnen in Ihren Alltag ein, um Muskelverkürzungen vorzubeugen. Sie werden sehen, dass sich Ihre Haltung insgesamt verbessert und Sie im nächsten Strandurlaub auf den kleinen Hocker verzichten können. Wenn Sie sich dann auf dem Handtuch zurücklehnen, ist das wirklich Ausdruck von Lässigkeit, nicht Zeichen von »geht nicht anders«.

Braucht mein Mann Testosteron?

Diese Frage stellen selten die Männer selbst, sondern meistens die Partnerin. Die energische Mittfünfzigerin steht oder sitzt neben ihrem Mann und übernimmt das Reden für ihn:

»Kann es nicht sein, dass mein Mann Hormone braucht? Ich nehme ja schon seit Jahren welche, und bei Klaus habe ich auch das Gefühl, dass das ganz gut für ihn wäre. Er ist so antriebslos und müde, er wirkt insgesamt sehr erschöpft.« Klaus guckt dann ein bisschen bedröppelt, sagt aber immer noch nichts.

Sie alle kennen diese Männer, die ab Mitte fünfzig einen kleinen Bauch ansetzen und um die Brust herum ein wenig schmal werden. Oft kommt noch Depressivität dazu. Es geht hier um das Thema der männlichen Wechseljahre, der Andropause oder, wie es im Englischen so schön heißt, den »aging male«. Der Prototyp dieses »aging male« ist die Figur des Al Bundy aus der amerikanischen Serie »Eine schrecklich nette Familie«.

Gegen Ende vierzig lässt die Testosteronproduktion im Hoden nach. Dies führt zu einem Muskel- und Knochenabbau und zu bereits erwähnter Antriebslosigkeit oder auch Depression. Häufig gesellen sich Potenzstörungen dazu. Die Überlegung, die abnehmende beziehungsweise irgendwann ganz fehlende Testosteronproduktion durch Testosterongaben von außen zu ersetzen, liegt also nahe. Bei Testosteron werden manche von Ihnen eher an Doping denken als an Anti-Aging. Während beim Doping hohe Dosen an Testosteron – und häufig ein ganzer Cocktail an anderen Mitteln – genommen werden, geht es beim

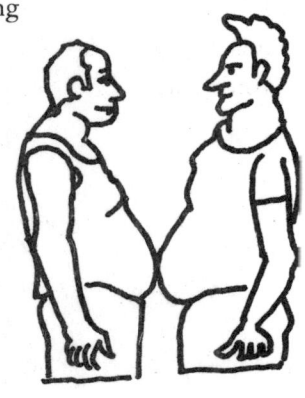

Schmale Brust, kleiner Bauch und wenig Haare – diese Gattung nennt man »aging male«.

Anti-Aging um viel kleinere Dosierungen. Doping mit Testosteron ist gefährlich. Es kann zu Herzmuskelerkrankungen, Rhythmusstörungen, Schlaganfällen und Thrombosen kommen, die auch tödlich sein können. Recherchiert man nach Todesfällen bei Bodybuildern, kommen erschreckend hohe Zahlen heraus. Erst 2017 verstarb der amerikanische Extrem-Bodybuilder Rich Piana mit nur 46 Jahren. Piana bekannte sich öffentlich zum Doping. Weitere prominente Todesopfer in der Bodybuilder-Szene waren 2017 der 23-jährige südafrikanische Weltmeister Sifiso Lungelo und der 26-jährige amerikanischen Champion Dallas McCarver.

In Deutschland gelangte der Freiburger Sportmediziner Prof. Dr. Klümper zu unrühmlichen Ehren in Sachen Doping bei westdeutschen Spitzensportlern. International bekannt wurde der spanische Sportmediziner Dr. Fuentes durch den Dopingskandal der Tour de France 2006. Dopingfälle bei weltbekannten Sportlern wie Ben Johnson, Lance Armstrong und Jan Ullrich zeigen, wie weit verbreitet Doping im Sport ist. Untypische Verletzungsmuster bei sportlichen jungen Männern sind immer ein Warnsignal und möglicher Hinweis auf Doping. Reißen einem 18-jährigen Kraftsportler beim Hochheben einer Wasserkiste beide Quadrizepssehnen, so ist das für mich bis zum Beweis des Gegenteils erst einmal ein Dopingkriterium. Auch eine Vergrößerung der Brust-

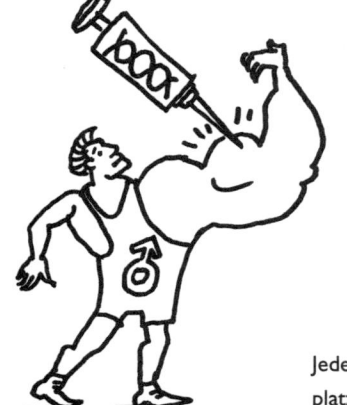

Jeder Muskel sieht aus, als würde er gleich
platzen: der typische Doping-Kraftsportler

drüse oder die Vergröberung der Gesichtszüge und des Kinns sind solche Kriterien. Frage ich meine Kollegen aus der plastischen Chirurgie, so höre ich, dass sich die Brustoperation des Hängebusens bei ehemaligen Bodybuildern zunehmender Beliebtheit erfreut.

Es gibt eine interessante Skala mit den Symptomen des »aging male«. Während einige sehr unspezifisch sind, geben die Anzeichen Libidoverlust, Potenzstörung, Muskelkraftabnahme, Gewichtszunahme und Depressivität gute Anhaltspunkte für einen altersbedingten Testosteronmangel.

➡️ ## Symptome des Aging Male nach Heinemann:

- Verschlechterung des allgemeinen Wohlbefindens
- Gelenk- und Muskelschmerzen
- starkes Schwitzen
- Schlafstörungen
- erhöhtes Schlafbedürfnis, Müdigkeit
- Reizbarkeit
- Nervosität
- Ängstlichkeit
- körperliche Erschöpfung
- Abnahme der Muskelkraft
- depressive Verstimmung
- Gefühl, Höhepunkt des Lebens sei überschritten
- Gefühl der Entmutigung
- verminderter Bartwuchs
- Nachlassen der Potenz
- Abnahme der morgendlichen Erektionen
- Abnahme der Libido

Sicheren Aufschluss gibt ein Bluttest, bei dem der morgendliche Testosteronspiegel gemessen wird. Da ab 45 eine jährliche Prostatakrebsvorsorge empfohlen wird, kann der Urologe in diesem Rahmen auch gleich den Testosteronspiegel bestimmen. Liegen die oben genannten Symptome vor und ist der Testo-Spiegel tatsächlich zu gering, kann Testosteron zugeführt werden – sofern keine anderen Erkrankungen dagegensprechen. Testosteron hat positive Effekte auf Knochen, Muskulatur und Libido, es kann aber auch zu Nebenwirkungen im Herz-Kreislauf-Bereich kommen, auch das Risiko von Thrombosen kann steigen.

In der Regel wird das Testosteron als Gel auf die Haut aufgetragen. Und zwar auf Schulter, Arme oder Beine und nicht auf Penis oder Hoden! Neben dieser Substitution kann der Testo-Spiegel aber auch auf andere Weise erhöht werden: Bei einem 45-jährigen stark übergewichtigen Mann liegt der Testosteronspiegel ungefähr bei 70 Prozent im Vergleich zu einem gleichaltrigen Normalgewichtigen. Also: Bauch weg! Durch moderates Krafttraining lässt sich der Testo-Spiegel ebenfalls steigern, Kniebeugen sind sozusagen pures Testosteron! Im Gegensatz dazu lässt übertriebenes Ausdauertraining den Testo-Spiegel weiter sinken. Wenn sich der »aging male« also für einen Marathonlauf vorbereitet, um aller Welt zu zeigen, was er noch draufhat, läuft er sich praktisch sein letztes Testosteron weg und beschleunigt seine Wechseljahre.

⇒ **Fazit:**

- Finger weg vom Doping mit Testosteron.
- Die besten Anti-Aging-Methoden sind Gewichtsabnahme und moderates Krafttraining; dadurch steigt der Testo-Spiegel an.

- Exzessiver Ausdauersport lässt ihn dagegen sinken.
- Wenn das nicht hilft, kann man mit einem speziellen Gel gegensteuern.
- Ansonsten heißt es: Tragen Sie es mit Fassung! Alle werden älter, nicht nur Sie!

Warum wird der Knochen brüchig?

Eine der Hauptfragen in meiner Praxis lautet: »Habe ich Osteoporose?« Osteoporose bedeutet so viel wie poröser, brüchiger Knochen und wird im Volksmund auch Knochenschwund genannt. Sie ist eine der häufigsten Erkrankungen und spielt damit in einer Liga mit Bluthochdruck und Fettstoffwechselstörungen. Nach Schätzungen leiden allein in Deutschland sechs bis sieben Millionen Menschen an Osteoporose. Der Spitzenplatz, den diese Frage einnimmt, ist daher mehr als berechtigt.

Doch wie kann es überhaupt sein, dass Knochen brüchig werden? Die Antwort liegt darin begründet, dass der Knochen lebt, dass er eine quicklebendige Struktur ist und sich je nach Beanspruchung auf- und abbaut. Wie wir gesehen haben, erreicht der menschliche Körper zwischen 25 und dreißig Jahren seine höchste Leistungsfähigkeit. Das bedeutet aber auch: Sind die dreißig überschritten, baut der Körper generell ab, und die Knochen sind da keine Ausnahme. Wir Orthopäden sprechen hier von einer »peak bone mass«, also einem Knochendichtehöhepunkt, den der Körper zwischen 25 und dreißig Jahren erreicht. In diesem Alter haben unsere Knochen ihre maximale Substanz und Dichte erreicht, mehr geht nicht. Das heißt, dass wir den Rest unseres Lebens damit auskommen und daher unsere Knochen pflegen und hegen müssen. Wie Sie das tun können, dazu gleich mehr.

Entgegen der gängigen Meinung ist Osteoporose keine reine Frauensache, auch Männer sind betroffen, im Schnitt jedoch zehn Jahre später. Über 90 Prozent der Osteoporosefälle hängen mit dem Alter, der Menopause der Frau beziehungsweise der Andropause, also der nachlassenden Hormonproduktion beim Mann zusammen. In diesem Alter steigt das Risiko einer Osteoporose. Der überwiegende Rest der Fälle ist durch Kortisoneinnahme, Bewegungsmangel, Schilddrüsenüberfunktion, Alkoholismus und Rauchen bedingt.

Das Gefährliche an einer Osteoporose ist, dass man sie erst bemerkt, wenn es fast zu spät ist, denn am Anfang tut nichts weh. Ist der Knochen in seiner Festigkeit bereits sehr geschwächt, kann es schon bei vergleichsweise kleinen Unfällen zu Wirbelkörper-, Handgelenk- oder Schenkelhalsbrüchen kommen. Neben solchen Brüchen ist die Osteoporose noch für ein weiteres Phänomen verantwortlich, nämlich das Zusammenfallen der Wirbelkörper im Alter. Die Betroffenen »schrumpfen«, sie stellen fest, dass sie plötzlich eine Leiter brauchen, um oben ans Re-

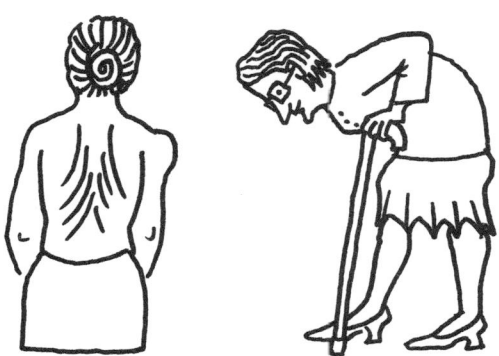

»Tannenbaumphänomen« und »Witwenbuckel«, der ebenso gut »Witwerbuckel« heißen könnte, denn nicht nur Frauen sind von Wirbeleinbrüchen im Alter betroffen.

gal heranzukommen, selbst wenn sie sich nach Kräften strecken. Diese eingesunkenen Wirbelkörper werden Keil-, Fisch- und Plattwirbel genannt. Die Wirbeleinbrüche sorgen für den sogenannten Witwenbuckel und das »Tannenbaumphänomen«, mit dem Orthopäden ein Muster beschreiben, das den Rücken der Betroffenen ziert: überschüssige Haut fällt in Form von Falten von der Mitte des Rückens zu beiden Seiten ab und bildet die Silhouette eines Tannenbaums. Während dieser »Tannenbaum« eher ein kosmetisches Problem ist, bereitet der »Witwenbuckel« massive Schmerzen und schränkt die Lebensqualität stark ein.

Doch wer nun glaubt, Osteoporose sei gleichbedeutend mit Oma oder Opa, der irrt: Osteoporose kann auch deutlich jüngere Menschen treffen. Einer meiner Patienten, ein Mann Ende dreißig, brach sich einen Wirbelkörper, als er bei einem Umzug einen Schrank trug. Er kam mit heftigen Schmerzen in der Brustwirbelsäule in meine Praxis. Das Röntgenbild zeigte zu meiner Überraschung einen Bruch des neunten Brustwirbels. Ein Mann dieses Alters sollte eigentlich einen Schrank tragen können, ohne einen Knochenbruch zu erleiden. Was also war passiert? Ich hakte nach, und der Dialog, der sich daraus entwickelte, zählt zu den Klassikern im Alltag eines Mediziners:

Arzt: »Haben Sie Krankheiten?«
Patient: »Nein!«
Arzt: »Nehmen Sie Medikamente?«
Patient: »Ja!«
Arzt: »Warum? Ich denke, Sie haben keine Krankheiten?«
Patient: »Habe ich ja auch nicht. Ich nehme ein Kortisonspray
gegen Asthma, und jetzt habe ich kein Asthma mehr.«
Arzt: »Das heißt aber doch nicht, dass Sie kein Asthma mehr
haben. Weil es mit Kortison behandelt wird, merken Sie es nur
nicht.«

Es war genau diese jahrelange Einnahme von Kortison, die bei diesem Patienten zu einer heftigen Osteoporose geführt hat. Kortison hemmt ebenso wie Alkohol die Funktion jener Zellen, die für den Knochenaufbau zuständig sind. Zigaretten haben einen ähnlich negativen Effekt, denn sie regen die knochenabbauenden Zellen an. Bewegungsmangel führt ebenfalls zu Knochenabbau, da der menschliche Körper extrem wirtschaftlich arbeitet. Wird etwas nicht beansprucht – in unserem Fall der Knochen durch Bewegung und Sport –, so steckt der Körper auch keine Energie in diesen Bereich. Kaffee senkt übrigens ebenfalls die Knochendichte, jedoch nur sehr gering, weshalb Sie sich den Wachmacher am Morgen nicht verkneifen müssen. Was die Zigarette und das eine oder andere Glas Alkohol angeht, sollten Sie sich dagegen zurückhalten. Nicht nur Ihre Knochen werden es Ihnen danken.

 Selbsttest Osteoporoserisiko:

- Alter: Das Risiko steigt bei Frauen über fünfzig, bei Männern über sechzig.
- Kommt Osteoporose in Ihrer Familie vor?
- Hatten Sie schon Knochenbrüche bei Belastung oder leichten Unfällen?
- Hat Ihre Körpergröße abgenommen?
- Wie sieht es mit Rauchen und Alkoholkonsum aus?
- Nehmen Sie regelmäßig Medikamente ein, vor allem Kortison?
- Wie ist Ihr Body-Mass-Index? Untergewicht begünstigt Osteoporose!
- Und wie sieht es mit Ihrem Bewegungsprofil aus?

In diesem Selbsttest stecken bereits einige Hinweise darauf, was Sie selbst tun können. Das Zauberwort heißt Vorsorge: Während Babys im ersten Lebensjahr noch eine Vitamin-D-Prophylaxe gegen Rachitis – also weiche Knochen – bekommen, schwindet das Bewusstsein für die Knochengesundheit bei Erwachsenen. Ab einem Alter von dreißig Jahren sollte jeder regelmäßig sein Blut untersuchen und später auch den Östrogenbeziehungsweise Testosteronspiegel prüfen lassen. Gibt es einen Verdacht auf Osteoporose oder bestehen Risikofaktoren, kann auch der Knochenstoffwechsel im Blut bestimmt werden. Hier werden besondere Werte ermittelt, darunter die Spiegel von Kalzium und Phosphat, oder auch Hormone wie das sogenannte Parathormon, das bei einem niedrigen Kalziumspiegel im Blut das Signal aussendet, Kalzium ersatzweise aus den Knochen zu lösen und ins Blut abzugeben. Auf diese Weise wird weiter Knochensubstanz abgebaut.

Um die Knochendichte zu bestimmen, wird eine spezielle Röntgenuntersuchung der Lendenwirbelsäule sowie des Oberschenkels durchgeführt. Dabei wird der Mineralsalzgehalt der Knochen gemessen. Er zeigt an, ob die Knochendichte gut ist oder bereits eine Osteoporose vorliegt. Als Standard werden die Werte eines jungen Erwachsenen herangezogen: Bis zu einer Abweichung von −1 ist alles in Ordnung. Das Zwischenstadium mit einer geminderten Knochendichte, aber noch ohne Osteoporose (Abweichung zwischen −1 und −2,5) wird Osteopenie genannt. Gehen die Abweichungen darüber hinaus, liegt eine Osteoporose vor.

Unser Bewegungssystem wäre aber nicht so eine geniale Konstruktion, wenn wir nicht selbst etwas zu seinem Funktionieren beitragen könnten. Eine gute Knochendichte erhält man sich am besten durch Bewegung (etwa Joggen und Cardio) und Muskeltraining. Bei Letzterem geht es allerdings nicht darum, wie

Arnold Schwarzenegger zu seinen besten Zeiten auszusehen, sondern um Kraftausdauer: um trainierte, funktionelle Muskeln, nicht um Bodybuilding. »Strong is the new skinny« (»Stark ist das neue Dünn«) oder »Strong is the new sexy« (»Stark ist das neue Sexy«) sind die Leitsätze! Aus meiner Sicht wirkt gezieltes Muskeltraining wirklich Wunder. Durch nichts anderes ist der lebende Knochen so gut zu stimulieren wie durch vernünftiges Krafttraining. Der Satz »Bewegung ist Leben« hat hier gleich einen doppelten Sinn – denn auch unsere Knochen werden dadurch am Leben gehalten. Genau wie ein Auto, das lange steht, mit der Zeit poröse Reifen bekommt, fördern wir poröse Knochen, wenn wir nicht in die Gänge kommen. Nehmen Sie sich 30 Minuten pro Tag Zeit dafür, Ihren Körper durch Sport und Bewegung zu trainieren. Diese vermeintlich verlorene Zeit holen Sie locker wieder rein, wenn Sie mit neuer Spannkraft und freiem Kopf wieder an die Arbeit gehen.

Zudem, auch das klang bereits an, brauchen wir eine ausreichende Zufuhr an Kalzium und Vitamin D. Kalzium müssen wir über die Nahrung zu uns nehmen, da es der Körper nicht selbst produzieren kann. Die Deutsche Gesellschaft für Ernährung empfiehlt 1000 mg pro Tag. Neben Milchprodukten sind Gemüse wie Grünkohl, Spinat, Brokkoli oder Rucola, Samen, Nüsse, Feigen und Mineralwasser gute Kalziumquellen. Ergänzungen in Form von Tabletten sind bei einer ausgewogenen Ernährung nicht notwendig – anders wäre das, wenn Sie sich den ganzen Tag nur von Dosenravioli ernähren würden. Vitamin D kann der Körper normalerweise in ausreichender Menge selbst herstellen. Entscheidend ist dafür eine ausreichende Sonnenlichtbestrahlung der Haut, 30 Minuten täglich werden empfohlen. Das Problem ist jedoch, dass wir im Alltag zu viel Zeit drinnen verbringen; wenn wir dann doch mal in die Sonne gehen, greifen wir vorher zu einer Creme mit Lichtschutzfaktor 50. Einerseits dankt uns unsere Haut diese Vorsichtsmaßnahme, Stichwort Hautkrebsprävention. Andererseits begünstigen wir so selbst im Sommer die Entstehung eines Mangels, denn die Creme blockt die UV-B-Wellen der Sonne ab und lässt der Haut so keine Chance zur Vitamin-D-Bildung. Noch größer wird das Problem im Winter, wo alle nur dick eingemummelt vor die Tür gehen, die Hautfläche, die die Sonne überhaupt erreichen kann, also sehr begrenzt ist. In Berlin, wo die Winterzeit lang und dunkel ist, weist fast jeder meiner Patienten, bei dem ich den Vitamin-D-Spiegel untersuche, einen deutlichen Mangel auf. Ich selbst nehme daher über die Wintermonate ergänzend Vitamin-D-Präparate. Ein Rentner, der diese Zeit des Jahres in Florida verbringt, braucht dies natürlich nicht zu tun. Doch in unseren Breitengraden – über 50 Prozent der Deutschen haben einen Vitamin-D-Mangel – kann eine temporäre Substitution nicht schaden. Empfohlen werden 800 bis 1000 IE (Internationale Einheiten) Vitamin D täglich. Da Vitamin D fettlöslich ist, sollte es nicht nur mit Wasser oder Saft eingenommen werden; mit einem fetten Schmalzbrot würden Sie aber auch über das Ziel hinausschießen, ein Stück Brot, kurz in Olivenöl getunkt, ein Stück Avocado oder eine Handvoll Nüsse hinterher sind besser geeignet.

Mit diesen kombinierten Maßnahmen aus Ernährung, Bewegung und ausreichender Kalzium- und Vitamin-D-Zufuhr haben Sie gute Chancen, keine Osteoporose zu bekommen. Risikofaktoren wie Rauchen und übermäßiger Alkoholkonsum sollten natürlich reduziert werden. Lassen Sie auch Ihren Hormonspiegel ab einem gewissen Alter regelmäßig bestimmen und besprechen Sie entsprechende gegensteuernde Maßnahmen mit den dafür zuständigen Ärzten: mit Gynäkologen, Urologen und Endokrinologen.

Liegt bereits eine Osteoporose vor, bedarf es natürlich einer richtigen ärztlichen Behandlung mit verschreibungspflichtigen Medikamenten und regelmäßigen Kontrollen. Eine Art Impfung kann die Osteoporose für etwa sechs Monate stoppen. Ein Antikörper sorgt dann dafür, dass der Schlüssel des Knochenabbaus nicht mehr in das Schloss passt. Mit Medikamenten kann eine Osteoporose heutzutage aber nicht nur zeitweise gestoppt, sondern der Knochen kann auch wieder aufgebaut werden. Die Behandlungsdauer liegt hier meist bei drei bis fünf Jahren. Doch bevor Sie sich nun zurücklehnen und sich sagen, hah, dann kann ich auch gleich auf dem Sofa sitzen bleiben, das dauert mir viel zu lang: Die Schmerzen, das Risiko von spontanen Knochenbrüchen, Gangunsicherheit und dergleichen mehr sind kein Spaß. Sie sollten also die oben beschriebenen Ansätze zur Vorbeugung beachten, und auch für Osteoporosepatienten gilt: Mit diesen Maßnahmen kann eine medikamentöse Behandlung unterstützt und eher zu einem Erfolg geführt werden.

⇒ Fazit:

- Auf eine kalziumreiche Ernährung achten.
- Sich ausreichend im Freien aufhalten, Sonnenlicht fördert die Vitamin-D-Bildung, und im Winter bei drohendem Mangel ergänzend Vitamintabletten einnehmen.
- Bewegung, Bewegung und nochmals Bewegung – und dabei das Muskeltraining nicht vergessen.

Ist das Rheuma?

Patient: »*Mir tun in letzter Zeit fast alle Gelenke weh. Ich habe bestimmt Rheuma.*«

Arzt: »*Wie lange haben Sie diese Beschwerden schon?*«

Patient: »*So ungefähr einen Monat.*«

Arzt: »*Und welche Gelenke schmerzen?*«

Patient: »*Insbesondere die Hände.*«

Arzt: »*Haben Sie morgens auch steife Hände?*«

Patient: »*Ja, so ungefähr eine halbe Stunde lang, dann wird es besser.*«

So läuft häufig eine Unterhaltung in der Praxis ab, wenn sich jemand mit dem Verdacht auf Rheuma vorstellt. Rheuma ist für die meisten Menschen ein Schreckgespenst. Die gute Nachricht ist, dass die wenigsten wirklich Rheuma haben. Aber eine Prüfung lohnt sich allemal. Rheuma ist ein Oberbegriff, der viele entzündliche und degenerative Erkrankungen am Bewegungssystem zusammenfasst. Gemeint ist hier in der Regel die entzündliche Gelenkerkrankung *rheumatoide Arthritis* (RA), bei der durch eine aktivierte Gelenkinnenhaut die Gelenke zerstört werden. Bei der RA können übrigens auch Organe wie Herz, Lunge oder Augen mit betroffen sein.

Die RA ist eine aggressive Autoimmunerkrankung. Der Körper erkennt die körpereigenen Zellen nicht mehr als »eigen« und versucht sie als »fremd« zu bekämpfen und zu zerstören. Der Körper schickt also seine Polizei mit Räumfahrzeugen und Wasserwerfern los, um die unerwünschten Zellen wegzuräumen. Liegt eine rheumatoide Arthritis vor, muss konsequent und ohne Zeitverlust behandelt werden, bevor die Gelenke durch die Entzündung zerstört werden. Es gilt, keine Zeit zu verlieren.

Andere Autoimmunerkrankungen sind Diabetes Typ 1, Schuppenflechte, Hashimoto-Schilddrüsenentzündung und die Crohn-Darmerkrankung. Man geht davon aus, dass ungefähr fünf Prozent der Bevölkerung an einer Autoimmunerkrankung leiden und ein Prozent an einer RA. Frauen sind häufiger betroffen, und der Erkrankungsgipfel liegt um die vierzig. Aber auch Kinder können von der RA betroffen sein! Wie wird eine rheumatoide Arthritis erkannt?

Eine Blutuntersuchung gibt Hinweise auf Antikörper, es wird geröntgt, ergänzend kann eine Szintigrafie gemacht werden. Bei diesem bildgebenden Verfahren aus der Nuklearmedizin werden radioaktiv markierte Stoffe gespritzt, durch die man bestimmte Gewebearten sichtbar machen kann. Klassischerweise sind bei einer rheumatoiden Arthritis sowohl Hand- als auch Fußgelenke betroffen. Befürchten Sie, an einer RA zu leiden, weil die Fingergelenke geschwollen und die Hände morgens steif sind, so schauen Sie sich bitte gezielt die Fingerendgelenke an. Sind diese betroffen, so haben Sie mit hoher Wahrscheinlichkeit keine RA, weil diese die Endgelenke ausspart.

Sollte sich bei den oben genannten Untersuchungen dann tatsächlich eine RA herausstellen, gibt es mittlerweile so gute Medikamente, dass die Betroffen mehrheitlich sehr gut zurechtkommen. Voraussetzung dafür ist aber: keine Zeit verlieren!

Etwas ganz anderes ist übrigens der akut einsetzende heftige Muskelschmerz am Schultergürtel oder Beckengürtel, mit dem man morgens plötzlich aufwacht. Dies ist ein rheumatischer Muskelschmerz, der Menschen in der zweiten Lebenshälfte und dabei eher Frauen ereilt. Diese Erkrankung wird *Polymyalgia rheumatica* genannt. Die Patienten sind richtig krank, geschwächt und fühlen sich nicht wohl. Nach Beginn der in der Bevölkerung so unbeliebten Kortisonbehandlung geht es den Patienten nach wenigen Tagen bereits wieder so gut, dass es eine Freude ist, sie beim Kontrollbesuch wieder in der Praxis zu sehen. Auch diese Erkrankung wird einer autoimmunen Abwehrreaktion zugeordnet. Feststellen lässt sie sich durch eine Blutuntersuchung.

Zum Abschluss noch ein kleiner Exkurs zum Fibromyalgiesyndrom (FMS), das oft nicht ganz passend als Weichteilrheuma bezeichnet wird. Wurde diese Krankheit früher von manchen Ärzten noch als »Yeti« abgetan, nach dem Motto, »Jeder hat schon mal von ihm gehört, aber noch niemand hat ihn je gesehen«, so ist das Fibromyalgiesyndrom seit 2014 von der WHO als eigenständige Erkrankung anerkannt.

Übersetzt bedeutet Fibromyalgie so viel wie Bindegewebe-Muskel-Schmerz. Sie ist eine von Ärzten und Patienten gleichermaßen gefürchtete Erkrankung. Seitens der Ärzte, weil schwierig zu behandeln, und seitens der Patienten, weil diese einen hohen Leidensdruck haben und häufig keinen Therapieerfolg erzielen, egal was sie ausprobieren. Daher wird dieses Leiden auch oft als »im Griff der Schmerzen« umschrieben. Die AWMF (Arbeitsgemeinschaft der Wissenschaftlichen Medizinischen Fachgesellschaften) hat dazu eine Leitlinie veröffentlicht, an der sich Diagnostik und Therapie orientieren können.

Die Symptome – chronischer Schmerz in verschiedenen Körperregionen, Schlafstörungen und Müdigkeit, Erschöpfungszustände und Depressionen – zeigen schon, dass es mit der FMS-Diagnostik nicht so einfach ist, da zum Beispiel auch Patienten mit einem Burn-out diese Merkmale aufweisen. Bei der FMS handelt es sich nicht um eine organische Erkrankung, bei der etwas »kaputt« ist, sondern um eine funktionelle Störung. Das heißt, etwas funktioniert nicht – und zwar in diesem Fall ohne erkennbare Ursache. Daher ist ein Hauptkriterium bei der Diagnostik, dass alle anderen erwägbaren körperlichen Erkrankungen wie eine rheumatoide Arthritis ausgeschlossen werden konnten.

Die Diagnose ist schon nicht einfach, doch noch schwieriger ist die Therapie. Die Erkrankung ist extrem schwer zu behandeln. Es gibt verschiedene Empfehlungen wie Ausdauertraining, Verhaltenstherapie, Gymnastik, multimodale Schmerztherapie und Antidepressiva. Die körperlichen Übungen haben hierbei den stärksten Empfehlungsgrad.

⇒ **Fazit:**

- Bei RA-Verdacht unbedingt Check-up und dann »hit hard and early«.
- Die Endgelenke sind betroffen, dann eher Polyarthrose.
- Bei Schmerzen im Schulter- und Beckengürtel an *Polymyalgia rheumatica* denken.
- Kein Yeti: die Fibromyalgie.

Ist Sitzen das neue Rauchen?

Der Slogan »Sitzen ist das neue Rauchen« hat sich mittlerweile fest etabliert. Sitzen hat kein gutes Image. Wer schlecht in der Schule ist, bleibt sitzen, und die Couchpotato schafft es erst gar nicht mehr vom Sofa herunter. Sitzen fördert Krankheiten wie Bluthochdruck, Diabetes und Rückenschmerzen und soll sogar die Lebenserwartung verkürzen. Fakt ist: Die Deutschen verbringen einen Großteil ihrer Arbeits- und Freizeit im Sitzen.

Studien zufolge wird über die Hälfte des Tages am Schreibtisch, vor dem Computer oder dem Fernseher verbracht. Im Schnitt kommt der Deutsche dabei auf stolze sieben bis neun Stunden am Tag! Dies führt zu einer schlechten Haltung mit Rundrücken, Muskelverspannung, Nackenschmerzen, Kopfschmerzen und Herz-Kreislauf-Problemen. Nur: Warum schädigt Sitzen überhaupt den Rücken?

Der Rücken − und wenn wir davon sprechen, meinen wir eigentlich die Lendenwirbelsäule − ist durch die Evolution und die Entwicklung des aufrechten Ganges extrem stark belastet. Am massivsten trifft es dabei die unteren beiden Bandscheiben der Lendenwirbelsäule. Jeder hat hier spätestens ab einem Alter von dreißig Jahren Verschleißerscheinungen. Wenn ein bildgebendes Verfahren wie eine Magnetresonanztomografie (MRT) einen Verschleiß in dieser Region zeigt, ist dies zunächst also nicht besorgniserregend, sondern altersentsprechend. Ich selbst habe zwei Bandscheibenvorfälle in den letzten beiden Bandscheibenfächern, sodass meine Versicherung eine Berufsunfähigkeit bedingt durch Wirbelsäulenschäden netterweise auch gleich aus ihrer Haftung für mich ausgeschlossen hat. Könnte ich wegen eines solchen Schadens meinen Beruf nicht länger ausüben, bekäme ich also keinen Cent.

Dieser Bandscheibenverschleiß hat maßgeblich mit unserem modernen Alltag zu tun. Viel sitzende Tätigkeit im Büro, Bewegungsarmut und Übergewicht sind die Stichpunkte. Interessanterweise ist Sitzen für die Wirbelsäule belastender als Stehen. Der Bandscheibendruck ist im Liegen am geringsten. Aus Sicht unserer Bandscheiben folgt in der Hitliste: aufrechtes Stehen, normales Sitzen, vornübergeneigtes Sitzen und vornübergeneigtes Heben. Schlechtes Sitzen ist also nach falschem Heben das Zweitschlechteste, was Sie für Ihre Bandscheiben und Ihren Rücken tun können.

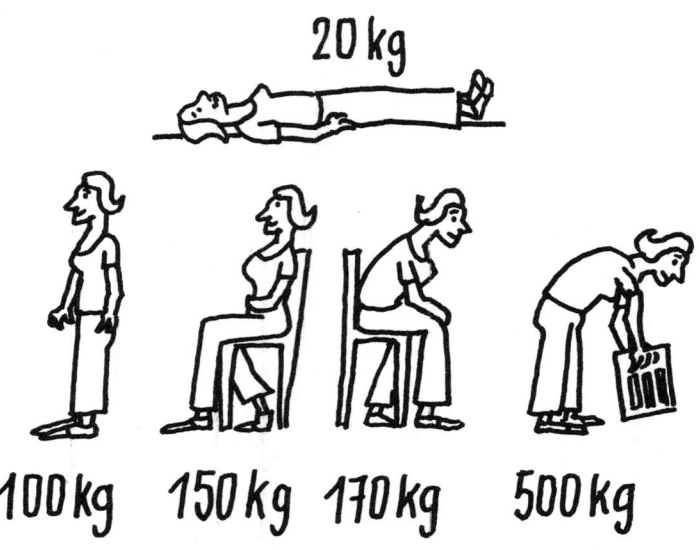

Je nach Körperposition ist der Druck auf unsere Bandscheiben unterschiedlich hoch. Wenn es nach ihnen ginge, würden wir den Tag am liebsten liegend verbringen und niemals einen Getränkekasten vornübergeneigt hochheben.

»Schlechtes Sitzen« belastet die Bandscheiben fast doppelt so viel wie aufrechtes Stehen. Deshalb hat sich auch der Slogan »Sitzen ist das neue Rauchen« durchgesetzt. Rückenschmerzen sind die Volkskrankheit Nummer eins. Schuld sind wir selbst. Fast jeder zweite Deutsche ist übergewichtig, jeder vierte sogar fettleibig. Biomechanisch gesehen ist ein dicker Bauch eine Katastrophe: Wie ein vorne umgeschnallter Rucksack belastet er zusätzlich die Lendenwirbelsäule. Hinzu kommt, dass wir zu wenig stehen und gehen. Seit es die sogenannten Fitnesstracker gibt, zeigt sich erst, wie wenig sich die meisten von uns bewegen. Wer schafft schon 10000 Schritte am Tag oder alle drei Ringe auf der Apple Watch? Was wir hingegen mühelos schaffen, aber mit üblen Folgen, ist stundenlanges Sitzen.

Nun mögen Sie ausrufen: »Aber was kann ich als Schreibtischtäter im Büro schon dagegen tun? Soll ich etwa zu meinem Vorgesetzten gehen und ihm oder ihr mitteilen: ›Büroarbeit schadet meiner Gesundheit?‹« Das wäre zwar in der Aussage nicht falsch, würde aber wohl kaum mehr als einen bissigen Kommentar nach sich ziehen. Hilfreicher für Ihren Rücken wäre es, wenn Sie versuchen, bestimmte Dinge in Ihren Alltag zu integrieren: Wie wäre es, wenn Sie mal mit dem Fahrrad zur Arbeit fahren und nicht mit dem Auto? Oder wenn Sie die Treppe nehmen, nicht den Aufzug? Im Büro selbst hilft ein höhenverstellbarer Schreibtisch oder ein Stehpult bei der Entlastung der Wirbelsäule, auch der Wechsel zwischen Stuhl und einem Sitzball schafft Erleichterung, denn der Ball kräftigt durch seine instabile Form automatisch die Muskulatur im Lendenwirbelbereich. Wenn Sie es irgendwie einrichten können, schaufeln Sie sich 30 Minuten täglich für gezieltes Bewegungstraining frei. Was mir dabei besonders wichtig ist: Achten Sie bitte darauf, dass Sie Ihre Bauch- und Rückenmuskulatur trainieren. Das Stichwort lautet neudeutsch »core stability«, Rumpfstabilität. Ob das nun mit TRX, Crossfit, Planking, High-Intensity-Training, Yoga oder Pilates erreicht wird, ist nicht entscheidend – entscheidend ist, dass Sie diesen Bereich überhaupt trainieren. Es geht nicht um Sixpack, Muskelberge oder Bodybuilding, sondern um eine ausdauernde, kraftvolle und funktionelle Muskulatur. In größeren Firmen werden bereits entsprechende Gesundheitskurse angeboten, es gibt inzwischen auch bei hiesigen Unternehmen Fitness- und Yogaräume, wie sie bei amerikanischen Vorreiterfirmen wie Apple, Google und Microsoft längst Standard sind. Studien belegen, dass regelmäßige Bewegungspausen die Leistungsfähigkeit der Mitarbeiter erhöhen und Fehltage reduzieren. Ein Schelm, wer Böses dabei denkt ... Aus Sicht des Arbeitgebers ist das natürlich großartig, aber vergessen Sie nicht, dass auch Sie davon profitieren. Ihr Körper wird es Ihnen danken, Ihr Geldbeutel auch, wenn Sie sozusagen bezahlt während der Arbeitszeit trainieren können.

Um es noch einmal zu betonen: Es geht nicht um stundenlange Quälerei, für Ihren Rücken ist ein erster Schritt schon gemacht, wenn Sie am Schreibtisch immer wieder die Position wechseln, zwischendurch aufstehen, ein paar Schritte gehen oder sich stretchen. Sitzen senkt den Kalorienverbrauch, lässt die Blutfettwerte steigen, führt zu Gewichtszunahme und zum Abbau der Muskulatur. Auch die klassische Verspannung im Nackenbereich, wie sie jeder Schreibtischtäter kennt, ist eine Folge der sitzenden Position mit vornübergeneigtem Kopf. Die Belastung auf die Halswirbelsäule und die Nackenmuskulatur ist in dieser Haltung um ein Vielfaches höher als in der Normalposition. Ergebnis dieser Überbelastung sind Nacken- und Spannungskopfschmerzen.

Ich hatte früher selber heftige Probleme, wenn ich lange stehend und nach vorne geneigt operiert habe. Nach den Operationen konnte ich mir manchmal kaum die Schuhe anziehen, und wenn ich danach in mein Auto gestiegen bin, kam ich aus dieser tiefen Sitzposition nur mit Mühe wieder hoch. Ich hatte Tage, da haben mich meine Kollegen vor meiner eigenen Sprechstunde »fitgespritzt«, damit ich den Tag irgendwie überstand. Vor einigen Jahren habe ich dann endlich den

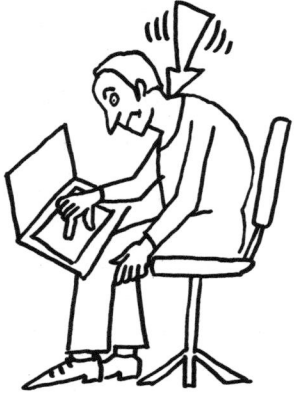

Klassische Haltung des Schreibtischtäters mit deutlich sichtbarem »Computer-« oder »Handynacken«. Die Folgen sind Verspannungen und Kopfschmerzen.

Rat beherzigt, den ich sonst meinen Patienten gebe, und mich intensiv um meine Rumpfstabilität bemüht. Erst mit Schwimmen, dann mit TRX und inzwischen auch mit Pilates. Die Muskeln, die für eine gute »core stability« angesprochen werden müssen, sind die tiefen und oberflächlichen Bauchmuskeln, die Rückenmuskulatur, der Beckenboden und das Gesäß. Und was soll ich sagen? Überraschenderweise hilft dieses gezielte Training nicht nur bei Patienten, sondern auch bei Ärzten. Ich habe seitdem fast nie wieder Rückenbeschwerden gehabt, obwohl die MRT-Bilder meiner Lendenwirbelsäule grauenhaft aussehen. Wenn Kollegen einen Blick darauf werfen, wollen sie mich immer gleich operieren.

Also geben Sie sich einen Ruck und bringen Sie etwas Abwechslung in Ihren Sitzalltag. Es gibt Tausende Apps wie die »Seven Minute Workouts«, die Ihnen dabei helfen. Auch im Internet finden sich unzählige Seiten mit einfachen Übungen, die Sie leicht in einer Büropause unterbringen können. Absolvieren Sie jeden Tag eine Einheit, und Sie werden sehen, wie die Rückenschmerzen sich davonstehlen. Denn fast alle Rückenprobleme lassen sich konservativ lösen, nur bei einer verschwindend geringen Anzahl von Fällen muss wirklich operiert werden. Wechseln Sie die Sitzposition und nehmen Sie, wann immer möglich, die Treppe. Ich bin immer wieder überrascht, wie viele Leute selbst im Sportstudio den Fahrstuhl nehmen, um sich anschließend auf den Stepper zu stellen. Das ist doch verrückt! Übrigens: Telefonkonferenzen lassen sich hervorragend beim Gehen erledigen, häufig kommen einem da sogar bessere Ideen.

⇒ Fazit:

- »Rücken« geht oft von der Lenden- oder der Halswirbelsäule aus.

- Viel sitzen, vor allem nach vorne geneigt, wie am Schreibtisch, sorgt für eine übermäßige Belastung; die Folgen sind Nacken- und Spannungskopfschmerzen, die nach unten ausstrahlen.
- Sorgen Sie für einen Wechsel von Sitzen, Gehen und Stehen, bauen Sie kleine Übungen in Ihren Arbeitsalltag ein.
- Optimieren Sie Ihren Arbeitsplatz; ein guter Stuhl, ein höhenverstellbarer Tisch, ein Stehpult und dergleichen können schon helfen.
- Sind die Schmerzen erst einmal da, helfen Physiotherapie und Wärme zur Muskelentspannung.
- Stress- und Gewichtsreduktion sind ebenfalls wichtig – und natürlich gezieltes Training, vor allem der Rumpfmuskulatur.
- Auch eine gute Matratze zu Hause kann Wunder bewirken.
- Auch mal die Augen prüfen: Brauchen Sie eine Brille?

Ist »Rücken« der neue Burn-out?

Meine Frau kennt das schon: Kurz vor Weihnachten, wenn alle Männer aus unserem Bekanntenkreis bereits frei haben, kommen immer die Rückenschmerzen. Sie fragt dann jedes Mal besorgt, ob ich auch genug Spritzen parat hätte. Wie ein Dealer komme ich mir dann vor. Aber genauso ist es. Nicht nur Hape Kerkelings Horst Schlämmer »hat Rücken«, sondern auch Männer, die noch kurz zuvor auf dem Golf- oder Tennisplatz geputtet und geschmettert haben, was das Zeug hält, bekommen, wenn sie mal drei Tage zu Hause sind und mehr als fünf Kugeln an den Weihnachtsbaum hängen müssen, Rückenschmerzen. Es scheint, als würden dieser »unglaubliche familiäre Stress« und die »häusliche Enge« dann zu so etwas wie einem Mini-Burn-out führen. Ich nenne es den »Weihnachts-

Burn-out«, weil er jedes Jahr pünktlich kurz vor Heiligabend einsetzt. Die Betroffenen geben sich vor den Feiertagen in der Praxis die Klinke in die Hand und werden fortan von belastenden Tätigkeiten – die Kleinen noch mal zur Probe für das Krippenspiel bringen und die Weihnachtsgans abholen – entbunden.

Was auf den ersten Blick wie »Drückebergerei« erscheint, hat einen ernsten Hintergrund und wird in der Wissenschaft »Urlaubskrankheit« genannt. Mit dem Beginn der Ferienzeit oder eben der Feiertage kommt es zu einem abrupten Abfall der Stresshormone. Unser Körper schlägt zurück, wenn nach einer Hochleistungsphase oder dem allgemeinen Wahnsinn des Alltags mit einem Mal Ruhe einkehrt. Die Folgen spüren wir in unserem Immunsystem, beim klassischen Urlaubsschnupfen und anderen Infekten; laut einer niederländischen Studie erwischt es 60 Prozent in den ersten Ferientagen. Auf den Körper einwirkende Faktoren wie ein Infekt oder ungewohnter punktueller Stress wie an Weihnachten lassen zudem die Schwachstellen an unserem Bewegungssystem in den Vordergrund treten. Die untere Lendenwirbelsäule, die durch den aufrechten Gang ohnehin stark beansprucht ist und einem hohen natürlichen Verschleiß unterliegt, zwickt dann besonders gerne. Das liegt daran, dass sich durch den Abfall der Stresshormone auf einmal die Schwelle der Schmerzwahrnehmung und -kompensation senkt.

→ **So können Sie dem »Weihnachts-Burn-out« vorbeugen:**

- Versuchen Sie, in den Tagen vor dem Urlaub schrittweise den Stress zu reduzieren, bauen Sie mehr Pausen in Ihren Alltag ein, um Ihren Hormonhaushalt an die freie Zeit zu gewöhnen.

- Sorgen Sie in den ersten Tagen für ausreichend Schlaf und Bewegung in der Natur, oder entspannen Sie sich in der Badewanne oder der Sauna.
- Dem plötzlich zwickenden Rücken können Sie am besten vorbeugen, wenn Sie schon im Alltag für eine ausreichende Rumpfstabilität gesorgt haben und den Muskeltonus auch in den freien Tagen durch Bewegung in Gang halten.

Den großen Bruder dieses Mini-Burn-outs sehe ich häufig bei älteren Männern. Der Patient ist fünfzig plus, und beruflich läuft es nicht rund. Jahrelang hat er sich mit der Vorstellung getröstet, dass er im Betrieb noch aufsteigen wird, und muss nun erleben, dass ein Jüngerer die Position bekommt oder er sogar degradiert wird. Das bis dahin gepflegte Gedankenmodell bricht in sich zusammen. Häufig geht diese Erfahrung einher mit dem Beginn der Andropause, der männlichen Wechseljahre. Der Bauch wird etwas prominenter, die Brust schmaler, und der Sohn hat auf einmal mehr Sex als der Vater. Dieser »Midlife-Burn-out« geht häufig mit Rückenschmerzen einher, auch, weil der Körper insgesamt nicht mehr so stark ist. Die bekannten Redewendungen wie »Rückgrat zeigen« oder »Jemand hat einen

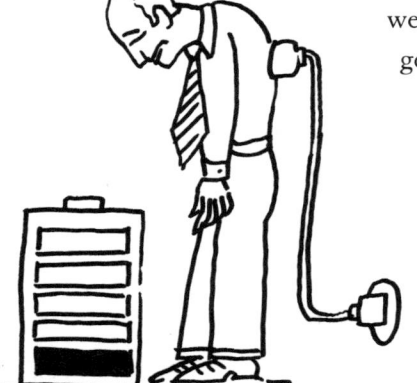

Wie leer unser Akku ist, merken wir erst, wenn Ruhe einkehrt. Durch den abrupten Abfall der Stresshormone sind wir anfälliger für Infekte und Probleme mit dem Bewegungssystem.

breiten Rücken« treffen in dieser Schwächephase nicht mehr zu. In der griechischen Mythologie trägt der Titan Atlas das Himmelsgewölbe auf seinem Rücken – eine beschwerliche Strafe, die Zeus ihm auferlegt hatte und die Atlas nur bewältigen konnte, weil sein Körper und sein Geist stark waren. Bei unserem Patienten sind beide Bereiche angeknackst.

Bei einem solchen »Midlife-Burn-out« spielen sowohl das biografische als auch das biologische Alter eine Rolle. Wir Ärzte sprechen vom biologischen Alter, wenn wir den Körperzustand eines Patienten meinen. Da kann ein Sechzigjähriger, der sich gut ernährt, Sport getrieben und nicht geraucht hat, jünger sein als ein Fünfzigjähriger, der schon in jungen Jahren hart körperlich gearbeitet und viel geraucht hat. Das biografische Alter steht im Pass. Es gibt uns den Rahmen vor, in dem wir uns bewegen und unser biologisches Alter tunen und vielleicht das Leben ein wenig verlängern können. Redewendungen wie »Fünfzig ist das neue Vierzig« zielen in diese Richtung. Dass sich die »Best-Ager« oft deutlich jünger fühlen, als es in ihrem Pass steht, liegt nicht nur daran, dass sie sich tatsächlich um größere Fitness bemühen als noch die Generation davor. Sondern auch daran, dass der gesellschaftliche Druck, einen »jugendlich-dynamischen« Lebensstil pflegen zu müssen, gestiegen ist. Wenn dann Selbst- und Fremdwahrnehmung mit einem Mal auseinanderklaffen, man dem »alten Eisen« zugeordnet wird und das Spiegelbild sich dem Alter im Pass annähert, ist das für viele ein schwerer Einschnitt, der an der Psyche kratzt.

Ist es bei den Frauen ganz normal, dass ab der Menopause über Hormonersatz gesprochen wird, ist dies in der Andropause des Mannes noch nicht üblich. Testosteronspiegel werden zwar gemessen, aber wann und ob ein Hormonersatz, sei es durch Testosteron oder Wachstumshormon, gegeben wird, ist nach wie vor umstritten. In den USA wird der Umgang mit

Hormonersatz bei Männern sehr viel entspannter gesehen als in Deutschland. Wie immer beim Hormonersatz müssen natürlich auch mögliche Risiken wie erhöhtes Prostatakarzinomrisiko oder Ähnliches berücksichtigt werden. Aber ich bin mir sicher, dass hier in den nächsten Jahren noch ganz viel passieren wird. Denn auch hinsichtlich der Knochendichte beziehungsweise Osteoporoseprävention ist ein Hormonersatz für Männer eine Diskussion wert.

Was mich zurück zum Rücken bringt. Warum zeigt sich ein Burn-out eigentlich so häufig durch Rückenschmerzen? Rückenschmerzen sind ein SOS-Signal des Körpers. Gerade für Männer, die ohnehin nicht oft, geschweige denn gerne zum Arzt gehen, ist es einfacher, mit Rückenschmerzen einen Orthopäden aufzusuchen als wegen psychischer Probleme einen »Seelenklempner«. Ein Besuch beim »Knochendoktor« ist aus ihrer Sicht gesellschaftlich akzeptierter und lässt sich im Freundes- oder Kollegenkreis leichter kommunizieren. Und auch wenn das Bewusstsein dafür, dass Psyche und Körper zusammenwirken, inzwischen gewachsen ist, scheint es naheliegender, sich mit Rückenschmerzen auseinanderzusetzen als mit der Psyche und der aktuellen Lebenssituation. Ein bisschen Physio hier, ein bisschen Training da, fertig ist die Laube. Doch es lohnt sich, etwas genauer hinzusehen. Mit der folgenden Tabelle können Sie einen kleinen Selbsttest machen, um festzustellen, wie es um Ihr Burn-out-Risiko bestellt ist:

➡ Risikocheck Burn-out:

Leiden Sie unter
• Motivationsschwäche
• Überforderung
• Konzentrationsschwierigkeiten

- Erschöpfung und Schlaflosigkeit
- Depressivität
- Gereiztheit
- Freudlosigkeit und genereller Teilnahmslosigkeit (auch Vernachlässigung von Freunden, Familie und Hobbys)
- Abnahme des Selbstvertrauens
- Abnahme der sexuellen Aktivität
- Rückenschmerzen
- Kopfschmerzen
- Verdauungsproblemen?

Wenn Sie mehrere dieser Fragen mit »Ja« beantwortet haben, sollten Sie Ihre Beschwerden nicht nur mit einem Orthopäden besprechen. Natürlich müssen die Ursachen für den Rückenschmerz abgeklärt werden. Wichtig ist es dabei aber, nicht nur körperliche Ursachen zu prüfen, sondern auch andere Faktoren miteinzubeziehen. Es gibt verschiedene Statistiken, die nahelegen, dass jeder fünfte Arbeitnehmer in Deutschland schon Burn-out-ähnliche Phasen erlebt hat, Tendenz steigend. Arbeitsunfähigkeit, Frühverrentung und sozialer Abstieg können die Folge sein. Es gibt auch viele prominente Beispiele wie die Schauspielerin Renée Zellweger, den Skispringer Sven Hannawald, den Rapper Eminem oder den Starkoch Tim Mälzer, die alle bereits einen Burn-out hatten. Also Augen auf beim Rückenschmerz, das gilt für Arzt und Patient gleichermaßen! Wenn keine klaren körperlichen Ursachen auszumachen sind, sollte man unbedingt Spezialisten anderer Fachdisziplinen wie Psychologen miteinbeziehen.

⇒ Fazit:

- Rückenschmerzen sind ein Alarmsignal des Körpers.
- Hinter »Rücken« können sich Symptome eines Burn-outs verbergen.
- Es gibt Mini-Burn-outs wie die vor Weihnachten oder zu Ferienzeiten.
- Und Midlife-Burn-outs in den Wechseljahren.
- Der klassische Burn-out kennt kein Alter und keine Phase; wenn sich keine körperlichen Gründe für die Rückenschmerzen finden lassen und andere Symptome (siehe Checkliste) dazukommen, sollten Sie Ihre Lebenssituation genauer unter die Lupe nehmen.

Ist das eine Borreliose?

Diese Frage höre ich immer häufiger in der Praxis. Borrelien sind jene fiesen kleinen, spiralförmigen Bakterien, die uns während der warmen Jahreszeit ungefragt von Zecken als Geschenk überreicht werden. In Deutschland sind knapp ein Viertel der Zecken mit Borrelien beladen, Tendenz steigend. Zum Glück sind nicht alle Zecken infiziert, und auch nicht alle von einer infizierten Zecke gebissenen Menschen infizieren sich und erkranken an Borreliose.

Lehrbuchmäßig kommt es nach einer Borrelien-Infektion zu einer kreisrunden Rötung, die sich kontinuierlich ausweitet und in der Mitte langsam verblasst. In der Medizin wird das wunderschön bildlich Wanderröte, *Erythema migrans,* genannt. Die Rötung tritt nicht automatisch dort auf, wo der Biss erfolgt ist (sofern er überhaupt bemerkt wurde). Ebenfalls laut Lehrbuch können in der Folge allerlei Beschwerden auftreten,

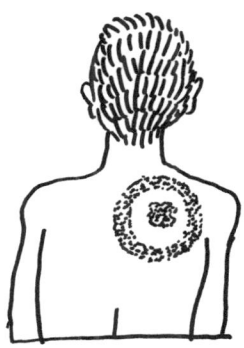

Die Wanderröte oder *Erythema migrans* ist ein Zeichen für eine Infektion mit Borrelien.

mit Gehirn- und Nervenbeteiligungen sowie Gelenkproblemen.

In Wirklichkeit erinnert der Verlauf nach dem Biss einer mit Borrelien infizierten Zecke an einen medizinischen Darkroom – keiner weiß so genau, was als Nächstes passiert. Häufig fehlt die klassische Hautbeteiligung in den ersten Tagen bis Wochen, und es stehen eher allgemeine Symptome wie Krankheitsgefühl, Abgeschlagenheit, Muskelschmerz und Fiebrigkeit im Vordergrund. Die schwierige Diagnostik ist ein Problem, denn es kommt quasi auf jede Minute an. Eine frühe Therapie mit Antibiotika ist erfolgversprechend. Bleibt sie aus, können sich nach Wochen bis wenigen Monaten die Bakterien im Körper ausbreiten und das Gehirn, das Nervensystem, das Herz und die Gelenke befallen, sodass es zu Gehirnhautentzündungen, Lähmungen, Herzrhythmusstörungen und anderen Erscheinungen kommen kann. Langfristig können die Erreger dann über Jahre im Nervensystem, der Haut und den Gelenken verbleiben und chronische Beschwerden verursachen.

Ganz schön furchterregende Perspektive, oder? Was also ist zu tun? Am besten ist es, sich erst gar keinen Zeckenbiss einzufangen. Wenn Sie durch Wald und Flur streifen, sollten Sie helle Kleidung tragen, auf der sich die fiesen Tierchen gut erkennen lassen. Nach jedem Spaziergang sollten Sie Ihren Körper gründlich absuchen. Das gilt übrigens auch für Hund, Katze und Co. Sollten Sie eine Zecke finden, rasch entfernen, denn das Infektionsrisiko steigt mit der Dauer der Zecke am Körper! Mit einer guten Pinzette die Zecke vorsichtig herausziehen, nicht quetschen. Berichte von Links- oder Rechtsdrehen sind Ammenmärchen. Bleibt etwas von der Zecke stecken, gehen Sie zum Arzt, damit der Rest des Tierchens entfernt wird. Danach sollten Sie einige Tage lang kontrollieren, ob sich irgendwo eine Hautreaktion zeigt. Bildet sich die sogenannte Wanderröte, sofort ab zum Arzt und Antibiotikum verschreiben lassen. Empfohlen wird eine Einnahme über einen Zeitraum von 14 Tagen.

Was aber ist, wenn die Hautrötung ausbleibt und es nach Monaten zu Gelenkbeschwerden – gerne im Knie – kommt? Ist das dann eine Borrelien-Arthritis? Schwer zu sagen! Eine Blutuntersuchung kann uns zeigen, ob sich unser Immunsystem schon einmal mit Borrelien auseinandergesetzt hat. Es zeigt uns aber nicht unbedingt, ob dies die Ursache der Beschwerden ist, oder ob es sich um eine alte Geschichte handelt – die berühmte »Narbe im Blut«. Eine Punktion des Gelenkes kann hier Aufschluss geben. Dabei wird mit einer Spezialuntersuchung geprüft, ob sich Bakterien-Erbmaterial im Gelenk befindet. Bestätigt sich ein Gelenkbefall, der nur bei knapp 10 Prozent aller Borrelien-Infektionen auftritt, so muss über Wochen ein Antibiotikum eingenommen werden.

⇒ Fazit:

- Am besten keinen Zeckenstich bekommen: Helle Kleidung tragen, auch manche Insektensprays helfen ganz gut gegen Zecken.
- Wenn Sie eine Zecke haben, schnell entfernen. Kontrollieren Sie Ihren Körper auf eine Hautreaktion.
- Vorsicht, auch Haustiere haben Zecken!

Teil V

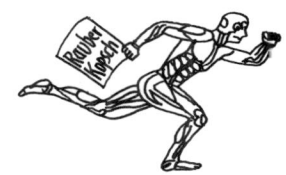

 Die häufigsten Erkrankungen — wie sie diagnostiziert und behandelt werden

---

Warum sollte sich ein Land überhaupt Orthopäden halten?« – diese Frage las ich letztens während einer Zugfahrt in einer großen deutschen Tageszeitung. Ich bin beinahe vom Sitz gefallen. Der Unfallchirurg könne sich ja um die Knochenbrüche kümmern, der Hausarzt das Knie und den Rücken spritzen sowie die Einlagen verschreiben, und der Physiotherapeut oder Osteopath mache dann schon den Rest, so der Tenor dieses Artikels.

Dazu muss ich natürlich Stellung nehmen! Orthopädie ist sehr viel mehr als Einlagen verschreiben und Spritzen irgendwohin hauen. Orthopädie ist eine geniale Mischung aus Innerer Medizin und Chirurgie, aus konservativer und operativer Behandlung, aus Tätigkeit in Akut- und Rehaklinik, aus Krankenhaus und Praxis. Viele Orthopäden sind gleichzeitig Rheumatologen und behandeln Krankheitsbilder wie rheumatoide Arthritis, Gicht, Psoriasis-Arthritis und Bechterew. Orthopäden betreuen kinderorthopädische Erkrankungen wie Klumpfüße, Hüftfehlbildungen und Wirbelsäulenverkrümmungen. Sie betreuen Patienten mit einer Spastik ebenso wie Patienten, die Hilfsmittel wie Prothesen, Korsetts und Orthesen benötigen. Sie behandeln erworbene und angeborene Fehlbildungen, erkennen und behandeln Knochen- und Bindegewebstumore und sorgen dafür, dass Patienten nach Operationen und bei orthopädischen Krankheitsbildern wie einem Bandscheibenvorfall oder einer Querschnittslähmung wieder in den privaten und beruflichen Alltag integriert werden. Als Unfallärzte und Traumatologen behandeln Orthopäden Brüche und Verletzungen am Bewegungssystem, sie kümmern sich um Verschleißerkrankungen und Knochendichte und operieren so komplexe Gebilde wie Hand und Fuß.

Meine Gegenfrage lautet daher: Ist eine sehr gute medizinische Versorgung *ohne* Orthopäden überhaupt vorstellbar?

Die Antwort ist: Nein!

Dass Orthopädie viel mehr ist, als Krankengymnastik und Einlagen verschreiben, möchte ich Ihnen in den folgenden Kapiteln nahebringen. Hier geht es um die wichtigsten Erkrankungen und darum, wie sie erkannt und behandelt werden. Dem Ganzen vorangestellt sind allgemeine Informationen unter anderem zu Themen wie Röntgen, Schmerztherapie und Operationen.

11

Röntgen und andere Röhren

Ist Röntgen Körperverletzung? Davon sind zumindest eine ganze Menge Leute überzeugt, die eine entsprechende Untersuchung ablehnen. Und weil jeder weiß, wie gefährlich Röntgenstrahlen sind, sagte neulich am Flughafen auch eine Mitarbeiterin zu mir: »Keine Sorge, bei diesem Ganzkörper-Scanner kommen nur elektromagnetische Strahlen zum Einsatz.« Ah ja! Mit dem Begriff elektromagnetische Strahlen wird alles von der Höhenstrahlung auf dem Matterhorn über Röntgenstrahlen in der Arztpraxis und Strahlen aus der Mikrowelle in der Küche bis hin zu den Rundfunkwellen aus dem Radio bezeichnet. Gefährlich für den Körper sind jene Strahlen, die durch ihre Energie und Frequenz Schäden am Erbgut der Zellen auslösen können. Darunter fallen Höhen-, Gamma-, Röntgen- und UV-Strahlung. Die Flughafenmitarbeiterin hatte mit ihrer Beruhigung also nur insoweit recht, als die elektromagnetische Strahlung des Ganzkörper-Scanners nicht im gesundheitsschädigenden Bereich liegt. Das Prinzip und die Art der Strahlung sind allerdings die gleichen wie bei einem Röntgengerät.

Die Röntgenuntersuchung ist das wichtigste diagnostische Verfahren in der Orthopädie, um Erkrankungen – etwa einen Verschleiß des Kniegelenks oder einen Bruch – sicher erkennen oder ausschließen zu können. Der deutsche Physiker Wilhelm Conrad Röntgen (1845–1923) entdeckte die nach ihm benannten Strahlen 1895 und erhielt dafür 1901 den Nobelpreis.

Röntgenstrahlen werden in einer Röntgenröhre erzeugt, die in ihrer einfachsten Form aus einer Kathode und einer Anode besteht. Unter Hochspannung werden Elektronen beschleunigt und von der Kathode zur Anode gesandt. Bei ihrem Eintreffen dort werden sie abgebremst, wodurch eine charakteristische Strahlung entsteht. Gleiches geschieht, wenn die Röntgenstrahlung den menschlichen Körper trifft: Je nach Materie wird sie unterschiedlich stark abgeschwächt. Die austretenden Strahlen können dann auf einem Röntgenbild festgehalten werden. Strahlenundurchlässiges Gewebe wie ein Knochen beispielsweise hinterlässt auf dem Röntgenbild eine helle Struktur.

Röntgenstrahlen können in den Zellen Veränderungen auslösen und das Erbgut (die DNA) schädigen. Dies kann im schlimmsten Fall zu Erkrankungen wie Krebs führen, weshalb Strahlenschutz extrem wichtig ist. Daher sollten bei Röntgenuntersuchungen die sehr strahlensensiblen Geschlechtsorgane

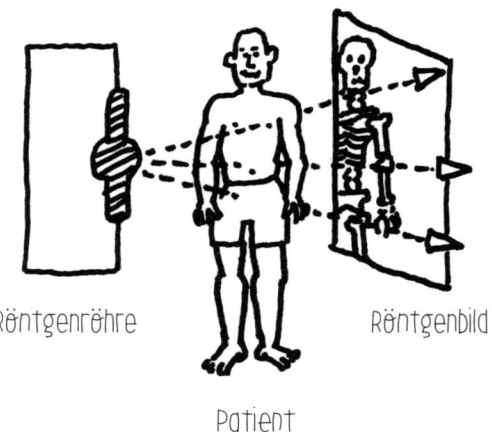

Röntgenröhre   Röntgenbild

Patient

Röntgen ist das wichtigste diagnostische Verfahren in der Orthopädie, vor allem wenn es um die Abklärung von Brüchen oder Verschleißerscheinungen geht. Je strahlenundurchlässiger das Gewebe, desto klarer ist die Bildgebung.

mit Bleischürzen abgedeckt werden. Auch ist während einer Schwangerschaft allerhöchste Zurückhaltung geboten, um den sensiblen Embryo nicht zu schädigen. Aber bevor Sie nun ausrufen: »Ha! Also doch Körperverletzung!«, lassen Sie mich Folgendes klarstellen: Der Nutzen des Röntgens überwiegt das Risiko einer potenziellen Gesundheitsschädigung bei Weitem. In Deutschland finden jährlich über 100 Millionen Röntgenuntersuchungen statt, auf jeden Bundesbürger kommt im Schnitt also mehr als eine Röntgenuntersuchung pro Jahr. Die neuen digitalen Röntgengeräte, die heutzutage zur Anwendung kommen, haben eine viel geringere Strahlenbelastung als die analogen Geräte von früher, zudem können die Bilder digital noch nachbearbeitet werden. Die Röntgenanlangen in Deutschland werden in engen Abständen geprüft, und jede Röntgenaufnahme wird penibel dokumentiert. Die fachkundigen Ärzte müssen regelmäßig ihre Röntgenqualifikation erneuern. Der Strahlenschutz bei medizinischen Anwendungen ist in Deutschland hervorragend, das Röntgen stellt nur ein minimales Gesundheitsrisiko dar, das zu vernachlässigen ist und keinen Anlass für übermäßige Angst liefern sollte.

Ein paar einfache Vergleiche können dies belegen und Ihnen ein Stück weit die Sorge nehmen: Der menschliche Körper ist nicht nur in der Medizin einer Strahlenbelastung (gemessen in der Einheit Sievert, Sv) ausgesetzt, sondern jeden Tag. Man unterscheidet hier zwischen natürlicher und zivilisatorischer Strahlung. Die natürliche Strahlung besteht aus dem Radon in der Atemluft, der Erdstrahlung und der Höhenstrahlung durch die Sonne, die Milchstraße und ferne Galaxien. Sie macht ungefähr 2,4 mSv/Jahr aus. Die zivilisatorische Strahlung ist von Menschen gemacht, zu ihr gehören die Strahlung von Kernkraftwerken und Fernsehgeräten ebenso wie die aus Forschung und Medizin. Diese Strahlung beträgt ca. 1,5 mSv/Jahr und ist damit deutlich geringer als die natürliche Strahlung, der wir ausgesetzt sind. Zusammen ergeben natürliche und zivilisatorische Strahlung 3,9 mSv/Jahr.

Um das Ganze etwas griffiger zu machen, hier ein paar Beispiele aus dem wirklichen Leben:

- 100 Stunden Fernsehen: 0,01 mSv
- Transatlantikflug: 0,1 mSv
- zusätzliche Strahlung ab einer Höhe von 2000 Metern: 0,6 mSv
- Röntgenaufnahme Becken: 0,1 mSv
- Röntgenaufnahme Lendenwirbelsäule: 0,4 mSv
- Mammografie: 1,0 mSv
- Herzkatheter: 10 mSv

Diese kleine Übersicht zeigt doch ganz gut die Relation. Bevor man also Angst vor der nächsten Röntgenaufnahme bekommt, kann man ja mal einen Blick auf seine »Miles & More«-Karte werfen und die Kilometer in die angefallene Strahlenbelastung umrechnen. Die bevorstehende Aufnahme des Beckens dürfte da kaum noch ins Gewicht fallen. Das Risiko, infolge einer Röntgenuntersuchung des Kniegelenks an Krebs zu versterben, beträgt 1 : 1 000 000 und entspricht damit dem Risiko, innerhalb eines Jahres von einem Blitz erschlagen zu werden.

Im Gegensatz zum normalen Röntgen ist die Computertomografie (CT) viel kritischer zu sehen. Hier wird eine Art Schichtröntgen durchgeführt, weshalb ein CT der Lunge eine Strahlenbelastung von 10 mSv verursacht, während beim Röntgen der Lunge nur eine Belastung von 0,2 mSv festzustellen ist. Daher wird die Computertomografie zunehmend von der Magnetresonanztomografie (MRT) verdrängt, die mit magnetischen Wechselfeldern ohne Röntgenstrahlung arbeitet.

⇒ Fazit:

- Röntgen ist die bildgebende Diagnostik schlechthin, ihr Nutzen überwiegt das Risiko bei Weitem: Auf mancher Flugreise in den Urlaub oder einem Gipfelsturm in den Alpen sind Sie höheren Belastungen ausgesetzt.

- Der Strahlenschutz in Deutschland ist hoch, nur Fachärzte dürfen röntgen, und verantwortungsvolle Ärzte werden dieses Mittel auch nicht leichtfertig einsetzen.

- Muss jemand häufiger oder regelmäßig geröntgt werden, so ist ein Röntgenpass empfehlenswert, in den alle Untersuchungen eingetragen werden. Damit haben Ärzte und Patienten einen guten Überblick über die Strahlenbelastung, auch Doppeluntersuchungen können so vermieden werden.

- Kurz: Übermäßige Angst ist nicht geboten.

12

Schmerztherapie

Jeder, der bereits leidvolle Erfahrungen mit einer Erkrankung des Bewegungssystems gemacht hat, wird auch die dazugehörenden Schmerzen kennen. Das ist in der Regel der Moment, in dem man einen Orthopäden aufsucht. Meistens haben die Patienten im Vorfeld bereits selbst mit Medikamenten herumlaboriert, die sie rezeptfrei aus der Apotheke bekommen haben. Manchmal greifen sie auch zur bereits angebrochenen Packung eines verschreibungspflichtigen Präparates, die noch irgendwo zu Hause herumliegt. Ein Drittel der Präparate, die über den Apothekentisch gehen, sind rezeptfrei, und Schmerzmittel sind dabei die Nummer eins.

Diese Selbstmedikation wird im Arztgespräch leider oft unterschlagen, oder aber man erhält auf die Frage: »Nehmen Sie Medikamente?« die wenig erhellende Antwort: »So kleine blaue Tabletten.« Auch die Pille wird übrigens gerne vergessen, obwohl diese das Risiko für Blutgerinnsel, also Thrombosen erhöht, was für die weitere Behandlung eine wichtige Information ist. Das gleiche Phänomen erlebt man als Arzt, wenn es um Muskelaufbaupräparate, Diätmittel oder die pflanzlichen Präparate vom Heilpraktiker geht. Es gibt nach meiner Erfahrung nur drei Fragen, die noch unehrlicher beantwortet werden als die nach Medikamenten: Fragen nach Rauchen, Alkohol und ungeschütztem Geschlechtsverkehr …

Schmerzmittel sind eine kurzfristige Lösung, die jedoch nur

die Symptome bekämpfen. Sie sollten daher begleitend, nicht aber ausschließlich eingesetzt werden. Um mal ganz systematisch anzufangen: Was für Schmerzmittel gibt es überhaupt? Grob unterteilen lassen sich die Präparate in nichtopioide und opioide Schmerzmedis. Opioide Schmerzmittel sind die stärksten und werden zum Beispiel in der Tumortherapie oder bei massiven chronischen Schmerzen eingesetzt. Klassiker sind Morphin, Oxycodon und Fentanyl. Zu den nichtopioiden Präparaten gehören im Grunde alle anderen. Diese lassen sich weiter vereinfacht einteilen in nichtsteroidale Entzündungshemmer (NSAR) wie die »All-time-Klassiker« Ibuprofen und Diclofenac (Voltaren). Diese Medis sind nicht nur schmerz-, sondern auch entzündungshemmend. Dann gibt es noch die Schmerzmittel Paracetamol und Metamizol (Novalgin), die schmerzhemmend und fiebersenkend wirken.

Wann welche Medikamente eingesetzt werden sollten, dazu hat die WHO ein Stufenschema der Schmerztherapie veröffentlicht:

Bei den »kleineren« Beschwerden bewegen wir uns auf Stufe 1. Darunter fallen der Hexenschuss, der Schmerz nach dem Sport, der Tennisarm, der steife Hals und das schmerzhafte Knie. Wenn ein Schmerzmittel eingesetzt wird, sollte vorher abgeklärt werden, ob eine Entzündung vorliegt oder nicht. In letzterem Fall kann gut mit Paracetamol begonnen werden. Doch Vorsicht, eine zu hohe Dosierung oder eine zu lange Ein-

Ähnlich einer Treppe beginnt man in der Schmerztherapie auf der untersten Stufe mit leichten Medikamenten; ist dies nicht ausreichend, geht man die Treppe quasi weiter hinauf und fügt stärkere Substanzen hinzu.

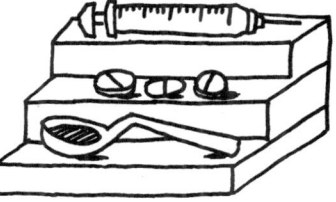

nahme kann zu Leberschäden führen, weshalb es rezeptfrei die 500-mg-Tabletten nur in kleinen Packungsgrößen gibt. Stärker noch wirkt Metamizol (Novalgin). In Deutschland ist es weit verbreitet und war noch bis 1987 rezeptfrei erhältlich; in vielen Ländern wie den USA und Großbritannien hat man es aufgrund von sehr seltenen, aber schweren Nebenwirkungen vom Markt genommen.

Ist eine Entzündung die Ursache für die Beschwerden – die Anzeichen sind Schwellung, Rötung und Überwärmung –, wirken Präparate wie Ibuprofen und Diclofenac besser, da sie auch die Entzündung bekämpfen. Ibuprofen wird zu zwei Dritteln über die Niere und zu einem Drittel über die Leber ausgeschieden. Bei hohen Dosen über eine längere Zeit kann daher die Nierenfunktion beeinträchtigt sein. Auch die Magenschleimproduktion wird gehemmt, sodass Magen-Darm-Beschwerden von der Magenschleimhautentzündung bis zum Magengeschwür ebenfalls bei längerer Einnahme beobachtet werden. Es gibt also einen guten Grund dafür, dass man Ibu nur als 400-mg-Tablette und Diclofenac nur in der 25-mg-Dosierung in der Apotheke rezeptfrei kaufen kann. Ab 600 mg beziehungsweise 50 mg aufwärts braucht man ein Rezept vom Arzt.

Bei stärkeren und stärksten Schmerzen, die sich orthopädisch oft im Rückenbereich finden, kommen dann Medis der Stufe 2 und 3 zum Einsatz, also mittelstarke und starke Opioide. Sie hemmen die Schmerzleitung im Gehirn und Rückenmark, sind also sehr wirksam, können aber wie jedes Medikament mit einer starken Wirkung auch starke Nebenwirkungen haben wie Übelkeit, Erbrechen und Verstopfung.

Orthopäden stehen ja bekanntermaßen in dem Ruf, gerne zu spritzen. Aber womit wird gespritzt, und wie wirkt das? Gespritzt wird oft ein Lokalanästhetikum, welches die Schmerzrezeptoren und die Schmerzwahrnehmung in Nerven und

Rückenmark hemmt. So können kleine Operationen an Finger, Hand und Fuß mit so einer Nervenblockade schmerzlos durchgeführt werden. Bei einem eingeklemmten und entzündeten Nerv im Rücken kann so eine Spritze an die Nervenwurzel Wunder wirken: gut gespritzt, ist der Schmerz schnell weg. Um die Entzündung des Nervs zu behandeln, wird auch gerne Kortison gespritzt. Kortison ist ein Hormon der Nebennierenrinde und wirkt stark entzündungshemmend. Bei Erkrankungen wie der *Polymyalgia rheumatica,* der »Frozen shoulder« oder bei einer aktivierten Arthrose kann eine Spritze mit Kortison oder eine Behandlung mit Tabletten extrem schnell helfen. Die Angst in der Bevölkerung vor Kortison ist weit verbreitet, aber bei kurzer Therapiedauer nicht begründet. Nebenwirkungen wie Osteoporose und Fettsucht treten erst nach langer Behandlungsdauer auf.

Chronische Schmerzen sind ein Sonderfall. Hier hat sich der Schmerz oft verselbstständigt und von seiner ursprünglichen sinnvollen Funktion als Warnsignal entkoppelt. Wir kennen das in abgewandelter Form vom Phantomschmerz, bei dem der Schmerz weitergeht, obwohl das schmerzende Organ gar nicht mehr vorhanden ist. Hier wird immer eine multimodale Therapie gewählt, das bedeutet, es wird auf unterschiedlichen Ebenen behandelt. Neben (starken) Schmerzmitteln gehören verhaltenstherapeutische Maßnahmen, psychologische Schulungen und die Vermittlung von Stressbewältigungsstrategien dazu. In manchen Fällen kann der Einsatz von Psychopharmaka (Antidepressiva) nützlich sein, da damit die Schmerzwahrnehmung im Gehirn beeinflusst werden kann. Die multimodale Therapie ist auch deshalb so wichtig, weil chronische Schmerzpatienten oft eine Art Doppelleben führen: Sie »funktionieren« in Beruf und Familie, sind aber von Schmerzen gepeinigt, die sie manchmal gar nicht zeigen können oder dürfen, aus Angst vor Jobverlust, Abwendung des Partners oder Ablehnung in der Gesellschaft. Hier ist die psychologische Begleitung enorm wichtig.

Klar ist, die eine Wunderpille gibt es nicht! Das beste Medikament in meinen Augen ist Bewegung und Sport, dies beeinflusst Blutdruck, Zucker- und Fettstoffwechsel sowie Knochendichte positiv. Außerdem geben uns Hormonausschüttungen wie Serotonin Glücksgefühle. Einschränkend muss leider gesagt werden, dass Sport für starke chronische Schmerzpatienten oft nicht mehr möglich erscheint. Aber oft geht doch ein wenig Radfahren, Rudern oder Nordic Walking.

⇒ **Fazit:**

- Die Wunderpille schlechthin gibt es nicht! Wenn auf Dauer eine Verbesserung der Situation erreicht werden soll, muss nach den Ursachen geforscht werden.
- Medis nach Möglichkeit nur kurz einnehmen, denn es gibt kein Medikament ohne Nebenwirkungen. Oder, anders formuliert: Wenn ein Medikament keine Nebenwirkungen hat, hat es auch keine Wirkung.
- Bei chronischen Schmerzen muss auf verschiedenen Ebenen therapiert werden.

13

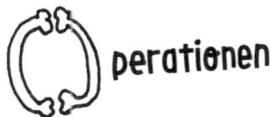 perationen

Operationen sind in der Orthopädie in den wenigsten Fällen das Mittel der ersten Wahl. Wenn der Patient nicht gerade einen schweren Unfall hatte oder durch die Verletzung schwere Folgeschäden zu erwarten sind, wird man erst versuchen, konservativ – also ohne Messer – zu behandeln.

Die Aussicht auf eine OP, selbst auf eine kleine ohne Vollnarkose, verunsichert die meisten Patienten. Ich erlebe dann in der Praxis immer wieder Dialoge wie diesen:

Patient: »*Sagen Sie mal, ist die XYZ-Operation eigentlich eine schwierige Operation?*«
Arzt: »*Schwierig oder leicht, das kann man so nicht sagen.*«
Patient: »*Habe ich denn eine hunderprozentige Erfolgsgarantie, dass nach dem Eingriff alles gut ist?*«
Arzt: »*In der Medizin gibt es nie eine hundertprozentige Erfolgsgarantie. Wichtig ist, dass der Operateur diese OP häufig und routiniert durchführt. Dann haben Sie die größte Erfolgswahrscheinlichkeit.*«

Die Frage, ob die eine oder andere Operation schwierig ist, stellt sich aus der Perspektive des Operateurs ganz anders. Als ich in meiner Funktion als Oberarzt junge Kollegen beim Operieren angeleitet und angelernt habe, stellte ich fest, dass sie am Anfang immer sagten, dass die Operation schwierig gewesen sei. Mit zunehmender Erfahrung nahm interessanterweise die Anzahl der schwierigen Operationen ab. Hinzu kommt, dass eine Operation immer einzigartig ist, jeder Mensch ist individuell verschieden, und damit ist es auch jedes Knie, jede Hüfte und jeder chirurgische Eingriff.

Ich selbst bin ein großer Fan der Subspezialisierung. Es macht keinen Sinn, wenn jemand morgens drei Wirbelsäulen und nachmittags noch mal drei Hände operiert. Die Komplexität der einzelnen Gebiete ist so groß, dass es kaum jemand schafft, auf verschiedenen Gebieten »up to date« zu sein. Jeden Monat werden unzählige neue Studienergebnisse und Artikel veröffentlicht, und es gibt Kongresse der verschiedenen Fachgesellschaften – wenn man möchte, jede Woche irgendwo anders auf der Welt zwischen Köln und den Bahamas.

Bei Rechtsstreitigkeiten suchen Sie schließlich auch den jeweiligen Experten auf, den Scheidungsanwalt, den Verkehrsspezialisten oder den Wirtschaftsanwalt, und gehen nicht zu einem, der Ihnen alles anbietet. Deshalb ist die Frage an einen Arzt, wie viele Operationen welcher Art er pro Jahr macht, gut und gerechtfertigt. Die Subspezialisierung ist übrigens auch das Geheimnis des zügigen Operierens. Jeder Griff sitzt, alles läuft routiniert ab, kein Schritt muss wiederholt werden, es ist wie eine Choreografie, tausendmal geübt und eingespielt.

Ein gutes Qualitätskriterium ist auch, ob ein Arzt Mitglied in einer der verschiedenen Fachgesellschaften ist – also ein Kniechirurg

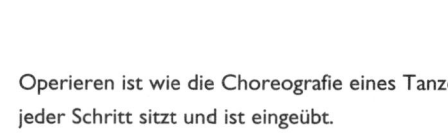

Operieren ist wie die Choreografie eines Tanzes, jeder Schritt sitzt und ist eingeübt.

auch in den entsprechenden Kniegesellschaften. Diese Gesellschaften vergeben auch zunehmend Qualifikationszertifikate, die eine Spezialisierung erkennen lassen. Und was ist mit Internetbewertungen? Internetbewertungen können hilfreich sein, wenn die Portale gut aufgebaut sind. Momentan kann man dies von den wenigsten behaupten. Patienten können theoretisch eine Bewertung über einen Arzt schreiben, ohne je in dessen Praxis gewesen zu sein. Hinzu kommt, dass die Motivation, aus einer schlechten Erfahrung eine Bewertung zu schreiben, häufig höher ist als nach einem positiven Erlebnis. Dieses Phänomen kennt man auch von Hotelportalen. Und schließlich stellt sich die Frage, was bewertet wird. Viele Patienten bewerten einen Krankenhaus- oder Reha-Aufenthalt mit gut oder schlecht, weil ihnen das Essen gut oder gar nicht geschmeckt hat. Oder weil das Zimmer einen Balkon hatte oder hinten auf den Hof hinausging. Die medizinische Behandlung tritt dabei leider oft genug in den Hintergrund.

⇒ Fazit:

- Leichte oder schwierige Operationen gibt es nicht, jeder Patient und damit jeder Eingriff ist einzigartig.
- Ein guter Operateur zeichnet sich durch Spezialisierung und »one-step surgery« aus. Die Mitgliedschaft in einer Fachgesellschaft und eine Portion Demut können auch nicht schaden.
- Fragen Sie dem Operateur ruhig im Vorfeld Löcher in den Bauch. Je besser Sie verstehen, was genau gemacht wird, umso weniger Angst werden Sie haben.
- Lassen Sie sich nach dem Eingriff den OP-Bericht geben, lesen Sie ihn, und fragen Sie auch hier nach, wenn Sie etwas nicht verstehen.

Krankenhauskeime

Kurze Operations- und Klinikzeiten sind auch vorteilhaft, wenn es um das Risiko von Infektionen geht. Man weiß inzwischen, dass Implantationen von künstlichen Gelenken, die länger als zwei Stunden dauern, mit einem erhöhten Infektionsrisiko einhergehen. Die alte Chirurgenanweisung »*schnelles* Messer«, wenn das OP-Personal das benötigte Handwerkszeug nicht schnell genug anreichte, erscheint da auf einmal in einem neuen Licht.

Infektionen sind *das* aktuelle Thema in der Medizin und so auch in der Orthopädie. Auf jedem Kongress, der sich mit künstlichen Gelenken und Prothesen befasst, gibt es mindestens einen kompletten Sitzungsblock zu diesem Thema. Und auch in den Medien sind die sogenannten Krankenhauskeime ständig präsent.

Um ihr Wirken zu skizzieren, möchte ich eine kleine Geschichte aus meiner Zeit in der Kinderorthopädie an der Uniklinik Essen erzählen. Sehr viele der kleinen Patienten dort hatten Fehlbildungen und unterschiedlich lange Beine. Die Verkürzung wurde mit dem sogenannten Ilisarov-Fixateur behandelt. Das ist ein Apparat mit Ringen und Schrauben, der mit Drähten, die durch den Knochen gezogen werden, befestigt wird. An diesem Apparat wird dann täglich so lange geschraubt, bis die Beine wieder gleich lang oder gerade sind. Das Gestänge aus Ringen und Schrauben ragt aus der Haut heraus und sieht wirklich aus wie ein Folterinstrument aus einer Horror-Show.

Ich habe damals zwei Sachen gelernt: Erstens, die Bettwäsche der Kids war entweder »Schalke« (blau-weiß) oder »Dortmund« (gelb-schwarz). Und zweitens, Kinder bekommen fast nie Infektionen, obwohl sie keine weiße Bettwäsche haben. Zu diesen Erkenntnissen gelangte ich, weil ich als junger Assistent immer diese Fixateure reinigen musste. Keinen richtigen Ruhr-pottjungen hindert so ein Apparat daran, Fußball zu spielen oder wenigstens im Tor zu stehen, wenn der ältere Bruder das befiehlt. Sie können sich nicht vorstellen, wie dreckig diese Gestelle zum Teil waren, da hingen Sand und alle möglichen undefinierbaren Klumpen dran. Und die kleinen Kerlchen bekamen trotzdem keine Osteomyelitis, keine infektiöse Entzündung des Knochens!

Es muss also auch etwas mit der Abwehrlage zu tun haben, dass diese Kids trotz bester Voraussetzungen keine Infektionen bekamen, während bei supersteril durchgeführten Gelenkeingriffen im Erwachsenenalter Infekte auftreten. Doch worum geht es hier genau? Das Zauberwort heißt Mikroorganismen. Jeder Mensch ist von Mikroorganismen besiedelt, die im Ganzen Mikrobiom genannt werden. Diese kleinen Mitbewohner begleiten uns auf Schritt und Tritt und sind auch unproblematisch, solange ihr Wirt, also wir, gesund ist. Leben viele Menschen auf engem Raum zusammen, kommt es zu einer Übertragung dieser Mitbewohner, zu denen auch Bakterien zählen. Die Bakterien, die sich auf der Haut eines gesunden Mittdreißigers befinden, können für eine frisch operierte Dame im Alter von 81 Jahren lebensgefährlich sein. Weil die meisten Bakterien – vom Darm einmal abgesehen – auf der Haut leben, geht diese Übertragung von einem Menschen zum anderen recht einfach. Über die Türklinke, die Fernbedienung des Fernsehers, den Stuhl im Aufenthaltsraum, den Haltegriff in der U-Bahn, die Klatschzeitung beim Friseur … In Kliniken tragen Ärzte, Pflegepersonal, Putzdienste, Besucher und Patienten diese Bakterien durch Zimmer und Flure.

Das Tückische ist, dass Bakterien clevere Kerlchen sind. Sie sind in der Lage, Resistenzgene zum Beispiel gegen Antibiotika zu bilden, und dann sind sie schwer zu bekämpfen. Bei der frisch operierten Ü-80-Patientin, deren Immunsystem ohnehin gerade schwer gefordert ist, kann das zu einem komplizierten, im schlimmsten Fall tödlichen Verlauf führen.

Die bekanntesten Krankenhauskeime sind Bakterien mit dem komplizierten Namen *Staphylococcus aureus* und *Staphylococcus epidermidis*. Beim Krankenhauskeim MRSA handelt es sich zum Beispiel um eine sehr resistente Form des *Staphylococcus aureus,* der gegen die gängigen Antibiotika unempfindlich ist. Will man diese Keime bekämpfen, müssen häufig verschiedene Antibiotika kombiniert und über eine lange Zeit eingenommen werden, eines alleine schafft es nicht mehr. Diese Kombinationen werden »Panzerknackerantibiosen« genannt.

Durch Krankenhauskeime kann es zu Lungenentzündungen, Blutvergiftungen, Harnwegsinfekten und Wundinfektionen kommen. Betroffen sind häufig ältere Patienten und Schwerstkranke. Jährlich kommt es in Deutschland zu 500 000 Infektionen mit Krankenhauskeimen, 15 000 Todesfälle gehen auf ihr Konto. Zwar werden viele Operationen heute minimal-

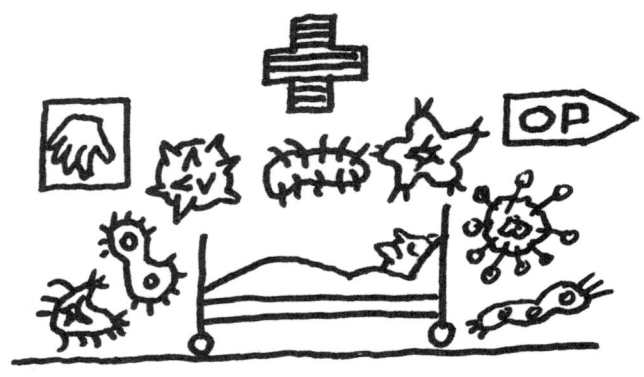

Bei einem geschwächten Immunsystem haben Keime und Bakterien leichtes Spiel. Die Mikroorganismen, die sich unter anderem auf unserer Haut tummeln, vermischen sich mit denen anderer, ohne dass wir es merken.

invasiv durchgeführt, das Infektionsrisiko ist im Vergleich zu den Zeiten der offenen Chirurgie mit ihren großen Schnitten kleiner geworden. Damals galt noch der Leitsatz »Großer Schnitt, großer Chirurg«, heute gilt »Je kleiner, desto besser«. Allerdings sind die Patienten heute oftmals viel älter und damit auch kränker und anfälliger als früher. Der weitverbreitete Einsatz von Breitbandantibiotika in der ambulanten Medizin hat außerdem zu einer zunehmenden Resistenzentwicklung in der Bevölkerung geführt. Das beliebte Antibiotikum bei der Erkältung, die durch Viren und nicht durch Bakterien verursacht wird, ist hier ein klassisches Beispiel.

Was also ist zu tun? Das Wichtigste und Einfachste ist – nicht nur in Kliniken, aber da vor allem – eine vernünftige Handdesinfektion. Mit dieser simplen Maßnahme kann das Risiko von Infektionen extrem reduziert werden. Vor einem endoprothetischen Eingriff (künstliches Knie, Hüfte usw.) können sich Patienten mit einem speziellen Waschmittel Körper und Haare reinigen, um die Bakterienzahl auf der Haut zu reduzieren. Auch die Aufenthaltsdauer in einer Klinik spielt eine Rolle: So zeigen Studien, dass ein Patient, der erst am Tag der Operation ins Krankenhaus kommt, statistisch gesehen weniger Infektionen bekommt. Ambulantes Operieren, sofern möglich, ist also weniger infektionsbelastet. Oder, wie ein Kollege von mir treffend zu Patienten sagt, die bei kleineren Eingriffen noch von den Vorzügen einer ambulanten OP überzeugt werden müssen: »Sie wollen doch nicht da übernachten, wo die Keime wohnen?« Der Trend sollte also – wenn möglich – in Richtung »OP to go« gehen.

Eines ist dennoch klar: Hundertprozentigen Schutz gibt es nicht. Sie können noch so steril arbeiten, die Luft im OP oder in der Klinik wird niemals steril sein. Genauso wenig wie die in der U-Bahn oder beim Friseur. Und auch wenn die Oberfläche der Haut vor einem Eingriff gründlich gereinigt wurde, können in tieferen Hautschichten trotzdem noch Keime sitzen, die durch den Schnitt nach oben getragen werden. Eine Infektion lässt sich also seriös nicht komplett ausschließen und wird daher auch im Aufklärungsgespräch erwähnt. Insgesamt sind Infektionen trotzdem seltener, als die Debatte in den Medien vermuten ließe, auch wenn die Fallzahlen in Deutschland tatsächlich höher sind als etwa in den Niederlanden oder Kanada. Hier wird in Kliniken schon seit Längerem entsprechend geschult, Standards wurden früher gesetzt, und Hygienemaßnahmen sind Klinikpersonal, Patienten und Besuchern längst in Fleisch und Blut übergegangen. An jeder Ecke hängen Spender mit Desinfektionslösungen, die auch genutzt werden, die Abteilungen werden durch bestimmt Schleusen getrennt und so weiter.

Meiner persönlichen Erfahrung nach weisen Patienten, die sich eine Infektion mit Keimen in Kliniken eingefangen haben, häufig einen oder mehrere Risikofaktoren auf, wie Rauchen, vermehrten Alkoholkonsum, Übergewicht, Diabetes, schlechte Zähne oder Durchblutungsstörungen. Bei ihnen ist das Immunsystem auch ohne Operation schon so sehr mit diesen »Baustellen« beschäftigt, dass es die kleinen fiesen Eindringlinge schlecht abwehren kann. Je besser also Ihr Allgemeinzustand, umso eher wird Ihr Immunsystem in der Lage sein, Keimen und Bakterien einen Riegel vorzuschieben.

⇒ **Fazit:**

• Überlegen Sie sich bei kleinen Eingriffen, ob es nicht auch ambulant geht.
• Reduzieren Sie, wenn möglich, die Zeit im Krankenhaus vor der OP.

- Achten Sie – nicht nur in Kliniken – auf ausreichende Hygiene, desinfizieren Sie Ihre Hände.
- Versuchen Sie, Risikofaktoren zu reduzieren; schlechte Zähne beispielsweise erhöhen die Infektionsgefahr, denn sie sind eine ständige Belastung für das Immunsystem.
- Fragen Sie Ihren Arzt bei kleineren Malaisen nach Alternativen, es müssen nicht immer gleich Antibiotika sein.

14

Künstliche Gelenke

Wie Sie gleich noch sehen werden, ist bei manchen Erkrankungen die Zerstörung in Gelenk und Knochen bereits so fortgeschritten, dass nur noch ein künstliches Gelenk die Lebensqualität wieder zurückbringt. Die Klassiker sind hier neue Hüften, aber auch künstlicher Knie- und Schulterersatz.

Wenn sich Patienten zu diesem Schritt entschieden haben, ist eine der ersten Fragen die nach der »Haltbarkeit« der neuen Prothese. Wir Orthopäden sprechen hier von der »Überlebensrate« und meinen damit nicht den Patienten, sondern die Prothese. Normalerweise hält eine Prothese gut und gerne zwanzig Jahre, doch kann es vorkommen, dass sie vorzeitig ausgetauscht werden muss. Der häufigste Grund, ein künstliches Hüftgelenk zu wechseln, ist eine Lockerung des Implantates durch Abrieb. Abrieb? Unter Abrieb versteht man in der Orthopädie nicht den mit der Parmesanreibe abgeriebenen Käse, sondern die kleinen Partikel, die sich durch das Bewegen der Kunstgelenke aus den Materialien lösen. Erstbeschreiber dieses Abrieb-Phänomens war Professor Hans-Georg Willert von meiner Heimatuniversität Göttingen. Wenn sich also der künstliche Hüftkopf in der Pfanne viele Tausende Male bewegt, so werden kleinste Teilchen vom Hüftkopf und aus der Hüftpfanne abgelöst. Diese Partikel fallen dann in den Zwischenraum zwischen Prothese und Knochen und sorgen dort für eine Entzündungsreaktion. Diese Entzündungsreaktion hat nichts mit Bakterien oder einer Infektion zu tun, sie ist einfach eine Reaktion auf diese kleinen Teilchen. Infolge dieser Partikelentzündung kann sich die Prothese langfristig lockern. Laut einer Statistik des Jahres 2015 werden 40 bis 45 Prozent aller Wechseloperationen an Knie- oder Hüftgelenken diesem Lockerungsproblem zugerechnet.

Verglichen mit früher sind die Materialien für Kunstgelenke deutlich besser und die Kunststoffe, die als Gleitlager benutzt werden, immer vernetzter geworden, sodass der Abrieb stark reduziert werden konnte. Die 10-Jahres-Überlebensrate einer zementfreien Hüftprothese liegt bei 98 Prozent, die der zementierten Knieprothesen bei 95 Prozent. Bei zwanzig Jahren liegen die Zahlen nur wenig darunter: 96 Prozent bei der Hüfte und 90 Prozent beim Knie. Das sind schon unglaublich gute Werte. Welche Achse, welcher Reifen, welches Verschleißteil beim Auto kann solche Zahlen vorweisen?

Bei den Implantaten gibt es verschiedene Gleitpaarungen. Um bei der Hüfte zu bleiben: Der Hüftkopf kann entweder aus Keramik oder Metall sein. Das Gleitlager in der künstlichen Pfanne kann aus dem Kunststoff Polyethylen, aus Keramik oder aus Metall sein. Die Metall-Metall-Gleitpaarung wird heute kaum mehr eingesetzt, sie hat durch den Metallabrieb zu hohen Konzentrationen von Metallionen geführt und ist daher unter dem unrühmlichen Begriff »giftige Hüftprothese« bekannt geworden. Die Gleitpaarung Keramik-Kunststoff ist die bewährteste; die Kombi Keramik-Keramik wiederum hat den geringsten Abrieb und bietet sich daher insbe-

So sieht es aus, wenn sich der Schaft der Hüftprothese aus seinem Knochenbett lockert.

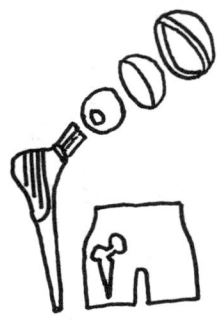

Künstliches Hüftgelenk, von links nach rechts: Schaft, Kopf, Inlay und Pfanne

sondere bei Patienten an, die bereits in jungen Jahren eine künstliche Hüfte bekommen. Keramik-Keramik-Paarungen haben als Nachteil allerdings ein höheres Risiko, zu brechen, außerdem gibt es noch keine Langzeitdaten, die über zwanzig Jahre und mehr hinausreichen würden.

Grundsätzlich gilt: Ein Kunstgelenk sollte nicht zu früh eingesetzt werden, da dies das Risiko eines Prothesenwechsels erhöht. Wenn alle anderen Möglichkeiten ausgeschöpft wurden und die Lebensqualität massiv beeinträchtig ist, dann ist aber der Zeitpunkt gekommen, an dem man ein künstliches Gelenk einsetzen sollte.

⇒ **Fazit:**

- Ein künstliches Gelenk steht immer am Ende der Therapie.
- Es hält gut und gerne zwanzig Jahre.
- Bei einem vorzeitigen Austausch hat sich das Implantat oft durch Abrieb gelockert.
- Goldstandard ist die Keramik-Kunststoff-Gleitpaarung, die Keramik-Keramik-Gleitpaarung hat am wenigsten Abrieb.

Allergien

Die Frage nach Allergien wird häufig gestellt, wenn es um künstliche Gelenke geht. Am meisten Aufmerksamkeit in der Öffentlichkeit hat sicher die Nickelallergie erfahren. Nickel ist ein Metall und in Modeschmuck, Knöpfen, Reißverschlüssen, Brillen und eben auch in Prothesen enthalten. Kontaktallergien sind Reaktionen des Immunsystems auf bestimmte Stoffe, die Folgen können Juckreiz, Hautrötungen und Ekzeme sein. Beim Hautarzt, der idealerweise auch Allergologe ist, kann mit einem Epikutantest eine Kontaktallergie nachgewiesen werden. Von einer Nickelallergie sind etwa 10 Prozent der Deutschen betroffen, damit ist sie die häufigste Kontaktallergie.

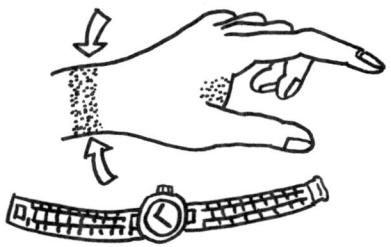

Bei einer Kontaktallergie können Sie an der Hautreaktion genau sehen, wo das Metall Kontakt mit der Haut hatte.

Wird ein künstliches Gelenk implantiert, werden verschiedene Stoffe wie Nickel, Kobalt, Chrom, Knochenzement und Antibiotika verwendet, die alle allergische Reaktionen auslösen können. Bei einer Nickelallergie sind in erster Linie die künstlichen Kniegelenke betroffen: Hier wird eine Legierung aus Kobalt, Chrom, Nickel und Molybdän verwendet, bei künstlichen Hüftgelenken sind es Titanlegierungen. Titan ist ein idealer Werkstoff, es gibt keine bekannten Reaktionen auf Titan. Leider ist es aber für die Knieendoprothetik nicht geeignet.

Eine mit einem Epikutantest belegte Nickelallergie bedeutet jedoch nicht, dass ein nickelhaltiges Implantat nicht vertragen wird. Bis heute konnte nicht nachgewiesen werden, dass eine Nickelallergie zu einer Lockerung des Implantates und damit zu einem vorzeitigen Implantatversagen führt. Zeichen wie Wundheilungsstörungen, Gelenkschmerz, Gelenkerguss und

Lockerung sind unspezifisch und treten unter anderem bei mechanischen Problemen und Infektionen auf.

Was also ist zu tun bei einer bekannten Nickelallergie? Es gibt besondere Implantate in der Knieendoprothetik, die entweder mit Titan oder Keramik beschichtet sind. Das Problem jeder Beschichtung ist jedoch, dass sie sich auch ablösen kann. Es gibt inzwischen sogar vollkeramische Prothesen, doch die haben wieder ihre ganz spezifischen eigenen Probleme, wie geringere Bruchfestigkeit. Und wenn man bedenkt, wie schnell man mal eben aufs Knie prallt ... Beschichtete Implantate sind teurer, was nicht bedeutet, dass sie auch besser sind. Es gibt weniger Langzeitdaten und Erfahrungen, sodass die Haltbarkeit nicht so sicher beurteilt werden kann wie bei den traditionellen Prothesen.

Man muss bei einer Nickelallergie also die Nachteile gegen die Vorteile abwägen. Liegt eine klare und im Epikutantest nachgewiesene Nickelallergie vor, sollte ein nickelfreies Implantat mit dem Operateur diskutiert werden. Die Patienten, die in der Praxis interessanterweise am häufigsten nach einem nickelfreien Implantat fragen, sind oftmals massiv mit Modeschmuck behängt. Sie haben ganz offensichtlich keine Nickelallergie, denken aber, dass sie sich mit einem nickelfreien Implantat eine bessere Versorgung sichern könnten. Das ist aber klar zu verneinen.

⇒ **Fazit:**

- Eine generelle Implantatallergie ist nicht bewiesen, Auslöser sind einzelne Stoffe, wobei »problematische Prothesen« meistens andere Ursachen haben als eine Allergie.
- Bei einer Nickelallergie kann die Wahl eines beschichteten Implantates diskutiert werden.

Sex

Kürzlich bekam ich einen Anruf aus einer orthopädischen Rehaklinik:

Klinik: »*Sie haben doch Herrn Früh an der Hüfte operiert, oder?*«
Ich: »*Ja, ich habe ihm ein künstliches Hüftgelenk eingesetzt. Warum fragen Sie?*«
Klinik: »*Der Patient hat sich leider die Hüfte ausgerenkt.*«
Ich: »*Wie konnte das denn passieren? Die Hüfte war doch stabil.*«
Klinik: »*Ähm ..., Herr Früh hatte Besuch von seiner Freundin ...*«
Ich: »*Und? Hat die ihn aus dem Bett geworfen?*«
Klinik: »*Nein, aber die beiden hatten Sex, und dabei ist die Hüfte wohl herausgesprungen.*«

Mit dem Inhalt dieses Telefonats – Sex und künstliche Gelenke – hätte ich genauso gut auf einer Party konfrontiert werden können. Mit einem Glas Wein in der Hand fällt ein Gespräch darüber vielen leichter als in der nüchternen Atmosphäre der Praxis. Dort sind für die Patienten folgende Punkte bei Hüftgelenkersatz am wichtigsten:

1. Die Beine müssen hinterher gleich lang sein.
2. Die Narbe soll gut aussehen.
3. Das Essen in der Klinik und später in der Reha muss gut schmecken.

Um jene andere Frage aber wird in der Regel ein großer Bogen gemacht: die Frage, ob man mit einem künstlichen Hüftgelenk

Sex haben kann. Dabei ist diese Frage nicht nur berechtigt, auch ihre Beantwortung dürfte manche(n) überraschen. Denn die Rückkehr zu einem gesunden Sexualleben ist ein wenig bekannte, aber umso wichtigerer Vorteil einer künstlichen Hüfte. Oder, wie einer meiner Oberärzte aus dem Ruhrpott zu sagen pflegte: »Ficken könn'Se jetzt auch wieder!«

Ein kaputtes Hüftgelenk ist schmerzhaft und in seiner Beweglichkeit eingeschränkt. Wird es ersetzt, ist eine schmerzfreie und gute Belastbarkeit garantiert, die sich auf alle Lebensbereiche und damit auch positiv auf das Sexualleben auswirken kann. Trotzdem gilt es natürlich, einige Aspekte beim Sex mit

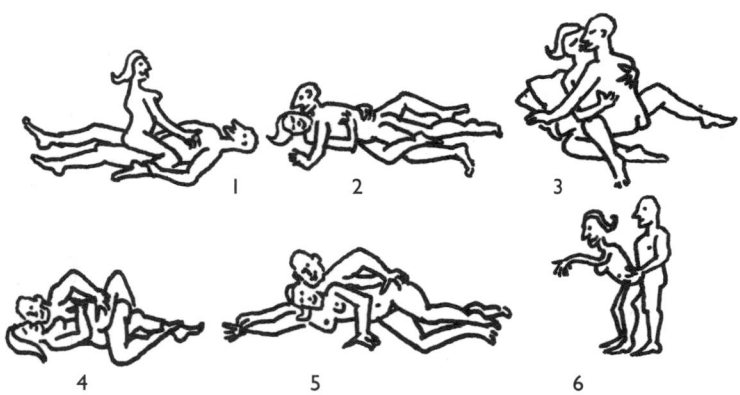

Zwar haben Sie nach einer Hüft-OP sexuell keine Narrenfreiheit, doch nach einer Phase der Abstinenz, um die Ausheilung nicht zu gefährden, dürfen Sie wieder. Diese sechs Positionen sind zum Beispiel »safe« für Patienten mit künstlichem Hüftgelenk.

1 sicher für Mann und Frau

2 sicher für Mann und Frau

3 untere Position sicher für Frauen

4 untere Position sicher für Frauen, obere Position sicher für Männer

5 vordere Position sicher für Frauen

6 sicher für Mann und Frau

einem künstlichen Hüftgelenk zu beachten, damit dieses nicht, wie bei Herrn Früh, aus der Pfanne springt, sich also ausrenkt. Nicht alle Stellungen sind gleichermaßen gut geeignet ... Es ist auch empfehlenswert, sich eine »Freigabe« von dem Operateur einzuholen, da dieser die Stabilität des neuen Gelenks am besten einschätzen kann. Abgesehen davon gibt es ein paar einfache Regeln: Erstens sollten Sie sich ungefähr zwölf Wochen in Abstinenz üben; so lange dauert es, bis sich nach einer Operation wieder eine stabile Hüftgelenkkapsel ausgebildet hat. Diese Kapsel ist der beste Schutz gegen ein Ausrenken des Gelenks. Zweitens kommt es darauf an, welcher Zugang zum Hüftgelenk bei der Operation gewählt wurde. Beim hinteren Zugang müssen extreme Beugung und Innenrotation vermieden werden, während beim vorderen Zugang übermäßige Außenrotation und Überstreckung kritisch sind.

Sex ist auch bei Menschen mit einer Knieprothese immer wieder Thema. Sexuelle Aktivität ist eine der 16 wichtigsten Aktivitäten, die sich Patienten nach einer Knieprothesenimplantation wieder wünschen. Ähnlich wie eine künstliche Hüfte kann sich auch eine Knieprothese sehr positiv auf das Sexualleben auswirken. Knapp 50 Prozent der Operierten berichten von einer gesteigerten sexuellen Frequenz allein aufgrund der Schmerzabnahme und der erhöhten beziehungsweise wiedergewonnenen Bewegungsfreiheit. Im Schnitt dauert es zweieinhalb Monate, bis Patienten nach einer Knieprothesenimplantation ihre sexuelle Aktivität wieder aufnehmen können. Und davon einmal abgesehen: Wer weniger an Schmerzen leidet und generell wieder belastbarer ist, wird in allen Lebenslagen mehr Freude haben.

⇒ Fazit:

- Schmerzen und Einschränkungen in der Bewegung sind Killer in allen Lebenslagen. Nicht nur der Sex kann daher mit Hüft- oder Kniegelenkersatz wieder besser werden.
- Viele Positionen sind ohne Einschränkungen möglich, auch wenn das nicht heißt, dass Sie nun Narrenfreiheit genießen. Vor allem muss die OP gut ausgeheilt sein. Etwa drei Monate sollten Sie sich in Abstinenz üben.

15

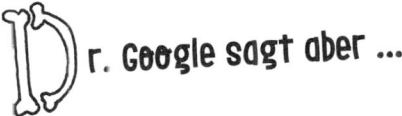
r. Google sagt aber ...

Beim Thema Hüfte fällt mir eine Geschichte ein, die sich kürzlich bei mir in der Praxis ereignet hat. Einer meiner Patienten, ein Ingenieur, hatte nach Internetrecherchen und anhand des Röntgenbildes schon die Größe seiner zukünftigen Hüftprothese bestimmt. Er hatte die Pfanne, den Schaft und die Halslänge komplett mit Schablonen aus dem WorldWideWeb ausgemessen und präsentierte mir stolz das Ergebnis. Dass ich ihn dann fragte, ob er die Operation nicht gleich auch selbst durchführen wolle, fand er allerdings nicht besonders witzig.

Oder der Motivationscoach, der für einen Triathlon trainierte und eines Tages in meine Praxis kam wie in einen Supermarkt. Die Diagnose war ja klar, die Behandlung demnach auch: Er wollte genau diese Einlagen, genau diese Bandage und genau diese Massagen haben. Augenrollend ließ er meine aus seiner Sicht völlig unnötige Befragung über sich ergehen. Anschließend sagte ich ihm, dass er wahrscheinlich einen Ermüdungsbruch des fünften Mittelfußknochens habe, ein Bruch, der bei Sportlern häufig vorkommt und zu dem die Beschwerden genau passten. Röntgen lassen wollte er sich nicht (Körperverletzung!, siehe vorheriges Kapitel) und auch kein MRT, weil die Röhre so eng ist. Es dauerte, bis ich ihn überreden konnte, sich einer vernünftigen Diagnostik zu unterziehen. Am Ende behielt ich leider recht, er hatte einen Ermüdungsbruch, der Triathlon musste warten.

Ganz so einfach, wie das Internet uns glauben machen will, ist die Selbstdiagnose dann eben doch nicht. Dr. Google ist heute in fast jeder Sprechstunde gegenwärtig und schaut einem über die Schulter. Die meisten Menschen googeln inzwischen ihre Beschwerden und haben häufig auch schon eine Diagnose parat, bevor sie eine Arztpraxis betreten. Das ist ein zweischneidiges Schwert. Einerseits begrüße ich es, wenn Patienten schon Vorinformationen haben, weil man dann ganz anders in ein Gespräch starten kann. Das Problem ist andererseits aber, dass diese Informationen häufig unzutreffend sind oder in einen falschen Zusammenhang gestellt werden. Das Internet bietet eine Vielzahl an Informationen in Foren, Chatrooms und ähnlichen Plattformen. Diese Informationen sind ungefiltert und leider oft irreführend. Die Patienten stehen dann wie »Alice im Wunderland« vor einer enormen Fülle an Möglichkeiten, was häufig dazu führt, dass sie in diesem Infodschungel die Orientierung verlieren. Vor allem, wenn die Beschwerden, nach denen recherchiert wird, zu einer Vielzahl von Erkrankungen passen, kann es passieren, dass man sich unnötig verrückt macht.

Hinzu kommt, dass es tatsächlich nur wenige Webseiten gibt, die auch für den Laien verständlich und gleichzeitig medizinisch seriös sind. Aus meiner Sicht trifft das – mit Einschränkungen – am ehesten noch auf Wikipedia zu, wobei der Qualitätsunterschied bei den Erläuterungen zu verschiedenen Erkrankungen immens ist. Werden einige sehr ausführlich und fundiert beschrieben, so steht bei anderen oft kaum mehr als die Begriffserklärung. So kann es dann vorkommen, dass ältere Patienten mit massiver Arthrose nach einer Internetrecherche eine Knorpelzelltransplantation haben wollen, ein Verfahren, das eher für jüngere Leute mit begrenzten Knorpelschäden geeignet ist. Der sich daraus entspinnende Dialog in der Praxis ist immer der gleiche, der Knorpelschaden ließe sich beliebig durch etwas anderes ersetzen:

Patient: »Ich habe auf Ihrer Homepage gelesen, dass Sie Knorpelzelltransplantationen durchführen, das möchte ich auch.«

Arzt: »Ihre Arthrose ist leider zu weit fortgeschritten, das Verfahren ist bei Ihnen nicht mehr sinnvoll.«

Patient: »Aber im Internet habe ich gelesen, dass Knorpelzelltransplantation die beste Therapie bei Knorpelschaden ist.«

Arzt: »Das einzig sinnvolle Verfahren bei Ihnen ist ein Gelenkersatz.«

Patient: »Ich kann nicht verstehen, dass Sie mir diese Möglichkeit verweigern! Im Internet …«

Patienten, die sich so sehr auf eine Behandlungsform oder auch ein bestimmtes Krankheitsbild eingeschossen haben, sind kaum von dieser Idee abzubringen, auch wenn sie noch so unsinnig ist. Andere sind, wie der Motivationscoach, beim Praxisbesuch eher Sender als Empfänger: Sie wollen, dass ihre vorgefertigte Diagnose bestätigt wird, und möchten gar nichts anderes hören, so überzeugt sind sie davon, dass sie garantiert an der Krankheit XY leiden. Zieht man all das in Betracht, sind Vorrecherchen letztlich wenig hilfreich. Der Besuch von Internetforen kann jedoch helfen, wenn eine Diagnose wirklich ärztlich bestätigt ist. Die Patienten erhalten hier weiterführende Informationen, hilfreiche Therapieadressen, können sich mit anderen Betroffenen austauschen und dergleichen mehr. Wer sich allerdings aufgrund einer Internetrecherche wegen bestimmter Beschwerden auf eine Krankheit versteift, tut sich mit dem Besuch solcher Foren nichts Gutes, sondern wird nur verunsichert. Denn dort kommen natürlich auch Patienten zu Wort, die einen besonders schlimmen Verlauf dieser Krankheit durchleiden, der möglicherweise mit Ihrer eigenen Erkrankung überhaupt nichts zu tun hat. Sondern nur mit der von Ihnen vermuteten.

Letztens bekam ich von einem Kollegen ein Cartoon zugeschickt mit dem Spruch: Ich liebe es, wenn sich Patienten mithilfe von Google selbst diagnostizieren. Meist nicke ich zustimmend und ergänze:»… oder halt Krebs!« Das ist natürlich etwas zynisch, trifft den Kern des Problems aber sehr gut.

Das Internet kann auf einen Arztbesuch vorbereiten, Fragestellungen konkretisieren – aber eben keine Diagnose liefern. Knieschmerzen zum Beispiel können eine Vielzahl von Ursachen haben. Von einer harmlosen Prellung über einen Meniskusschaden bis hin zu einem Infekt oder einem Tumor ist tatsächlich alles möglich. Und alles sollte in die Überlegungen miteinbezogen werden, aber von ärztlicher Seite und unter systematischem Vorgehen. Machen Sie sich nicht unnötig verrückt, es muss nicht gleich der Tumor sein, ein Rempler gegen den Türstock kann der lapidare Grund für die Beschwerden sein, auch wenn Sie sich partout nicht an einen solchen Crash erinnern können.

Sie sehen,»Dr. Google« ist nicht immer ein guter Ratgeber. Er kommt vermeintlich allwissend daher, was definitiv nicht gut gehen kann, denn die Medizin ist inzwischen so komplex und differenziert, dass es in der Orthopädie Knie- und Wirbelsäulenchirurgen gibt, die niemals einen Fuß anfassen würden. In der Augenchirurgie gibt es Spezialisten für den vorderen und Spezialisten für den hinteren Augenabschnitt. Jede Woche werden neue Forschungsergebnisse publiziert, es gibt innovative Operationstechniken und so viele Fachkongresse, dass es schon anspruchsvoll genug ist, als Arzt beim eigenen Spezialgebiet auf dem aktuellen Stand zu sein. Der lässt sich zwar auch im Netz abrufen, doch die wirklich guten Beiträge richten sich an ein Fachpublikum und sind für den Laien nicht verständlich. Die populären und stark frequentierten Seiten können diese Qualität nicht liefern und, um es noch einmal in aller Deutlichkeit zu sagen, schon gar nicht eine sichere Diagnose. Die kann nur der Arzt stellen. Und wenn Sie unsicher sein sollten, ob an dieser Diagnose wirklich etwas dran ist, sollten Sie sich eine ärztliche Zweitmeinung einholen. Aber bitte nicht bei »Dr. Google«!

⇒ Fazit:

- »Dr. Google« macht keine Hausbesuche und ersetzt keinesfalls den Arztbesuch.

- Vorsicht vor Selbstdiagnosen, das Informationsdickicht im Internet ist kaum zu durchdringen, und die fixe Idee, an XYZ erkrankt zu sein, weil die Symptome so gut passen, kann auch zu unbegründeten schlaflosen Nächten führen.

16

Wenn wir nicht mehr alles schultern können

Kein Gelenk ist so beweglich und vielseitig wie unsere Schulter. Schwimmen, Handstand, Glühbirne eindrehen, Tasse aus dem Schrank nehmen, Hose anziehen, bei fast allen Bewegungen des Armes ist die Schulter involviert. Mit der Kraft der Schulter konnte der Deutsche Thomas Röhler bei den Olympischen Spielen 2016 in Rio de Janeiro mit 90,3 Metern im Speerwurf die Goldmedaille gewinnen. Florian Hambüchen hingegen demonstrierte uns ebenfalls in Rio eindrucksvoll mit seinem Olympiasieg am Reck, zu welchen Bewegungen unsere Schultergelenke fähig sind. Diese Höchstleistungen unserer Schulter führen jedoch auch dazu, dass sich dieses geniale Gelenk hin und wieder mit kleineren oder größeren Problemen meldet. Die Schulter ist die Exzentrikerin unter unseren Gelenken, großartig und ein bisschen zickig.

Wenn die Schulter klemmt: das Impingementsyndrom

Ein männlicher Patient kommt mit Schulterbeschwerden in die Praxis. Er ist zwischen zwanzig und dreißig Jahre alt, und man sieht auf den ersten Blick, dass er ausgiebig Kraftsport betreibt. Das Erstgespräch mit einem solchen »Muckimann« läuft immer so ab:

Arzt: »Treiben Sie Kraftsport?«
Muckimann: »Nein!«
Arzt: »Sie sehen aber sehr trainiert aus.«
Muckimann: »Früher habe ich viel trainiert, jetzt nur noch ganz selten.«
Arzt: »Wie viel Gewicht stemmen Sie denn so beim Bankdrücken?«
Muckimann: »So an die 100 Kilo, also nicht viel.«

Bei den meisten Fluglinien wird schon gemeckert, wenn der Koffer über 25 Kilo wiegt. Und jetzt stellen Sie sich vor, Sie müssten vier solcher Koffer auf einmal stemmen. Es ist im Grunde keine große Überraschung, dass bei einem solchen Trainingspensum die Schulter schmerzt! Aber wie kommt es genau zu diesen Beschwerden? Durch exzessives Training der Brustmuskulatur, wie es unser Muckimann jahrelang praktiziert hat, hat sich die Position des Oberarmkopfes verändert. Er steht zu weit vorne und oben, sodass beim ganz normalen Abspreizen des Armes die Sehnen schmerzhaft eingeklemmt werden. Dieses Krankheitsbild wird Engpasssyndrom oder neudeutsch »Impingementsyndrom« genannt. In Deutschland sind etwa 10 Prozent der Bevölkerung davon betroffen, häufig Sportler, die mit den Armen viel Überkopfbewegungen ausführen (Speerwerfer, Handballer oder

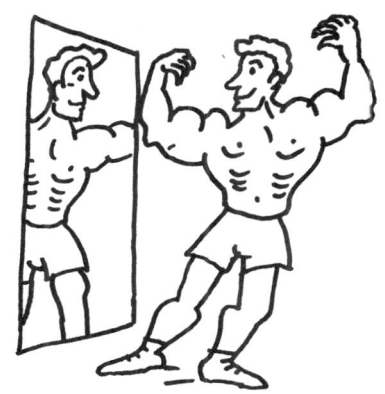

Der Spiegel ist des Bodybuilders bester Freund und Feind zugleich.

Schwimmer zum Beispiel), Bodybuilder und Menschen, die ein Handwerk ausüben, das ebenfalls viel Überkopfarbeit erfordert. Bei einem ausgeprägten Impingementsyndrom treten schon bei der kleinsten Belastung starke Schmerzen auf.

In Fitnessstudios kann man die potenziellen Kandidaten für ein solches Engpasssyndrom schnell erkennen. Achten Sie mal darauf, wer sich so vor diesen großen Spiegeln tummelt. Vornehmlich junge Männer, die ihren Brustmuskel trainieren, den Pectoralis, und zwar bis zum Anschlag. Hätten diese Jungs auch hinter sich einen Spiegel, würden sie sehen, dass dadurch eine Dysbalance entsteht zwischen vorderer Muskelkette und einer im Vergleich dazu deutlich schwächeren hinteren Muskelkette. Eigentlich ein Problem, das sich einfach lösen ließe. Training umstellen, Pectoralis-Pimpen reduzieren, stattdessen den Latissimus-Muskel und die Muskulatur zwischen den Schulterblättern trainieren, fertig. Dumm nur, dass der Pectoralis der ganze Stolz des Muckimannes ist, und wenn dieser Muskel nicht oder weniger trainiert wird, »isser schnell wech«. Um Grunde ist es wie so oft eine reine Kopfsache. Die Einsicht ist immer so lange da, wie die Probleme anhalten. Lassen sie nach, fällt man schnell in das gewohnte Muster zurück.

Manche Muckimänner möchten sich eher operieren lassen, als das Training langfristig umzustellen. Ich bin in diesen Fällen maximal zurückhaltend. Operiert man doch einmal einen Muskelmann, so blitzt einen beim Operieren eine puterrote Bizepssehne an, die aussieht, als sei sie fuchsteufelswütend über das, was ihr Besitzer so mit ihr anstellt. Ein klassisches Zeichen der Überlastung beim Kraftsport. Durch eine Operation kann natürlich der Raum unter dem Schulterdach erweitert und die Situation verbessert werden. Wird danach jedoch weiter falsch trainiert, so kommen die Beschwerden so sicher wieder wie das Amen in der Kirche.

Die zweite große Gruppe mit dieser Art der Schulterbeschwerden ist über fünfzig. Die Patienten kommen in die Sprechstunde und klagen, dass sie nachts nicht mehr auf der Schulter liegen könnten, unglaubliche Probleme hätten, den Arm zu heben, und sich kaum noch kämmen könnten. Das Engpasssyndrom ist das häufigste Schulterproblem von Patienten in der zweiten Lebenshälfte. Der Schmerz tritt auf, wenn der Arm im Schultergelenk in einem Winkel zwischen 60 und 120 Grad abgespreizt wird, was auf Orthopädisch »schmerzhafter Bogen« heißt. Weil meistens zugleich das Gleitgewebe, der Schleimbeutel, entzündet ist, treten auch während der Ruhephase nachts starke Schmerzen auf.

Durch Verschleiß des Schultereckgelenks und durch das Nachlassen der Kraft jener Muskeln, die den Oberarmkopf nach unten ziehen, wird der Raum zwischen Schulterkopf und Schulterdach eng. Beim Abspreizen des Armes kommt es dann zu Schmerzen, wenn der Oberarmkopf durch die

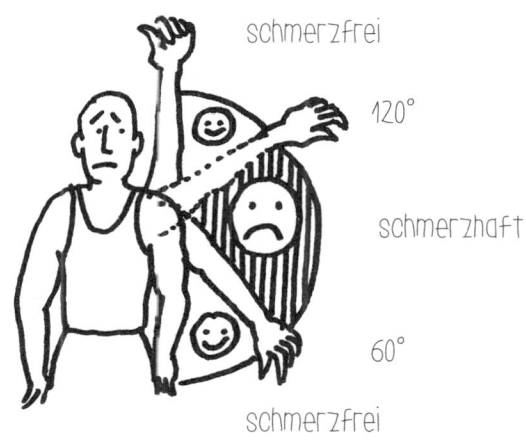

schmerzfrei
120°
schmerzhaft
60°
schmerzfrei

Der schmerzhafte Bogen: zwischen 60 und 120 Grad Abspreizung treten extreme Schmerzen auf.

Enge unter dem Schulterdach tritt. Was ist in diesem Fall zu tun?

Es muss intensiv Physiotherapie betrieben werden, um den Schulterkopf wieder nach unten und hinten zu zentrieren. Manchmal schafft auch ein entzündungshemmendes Medikament wie Ibuprofen für kurze Zeit Linderung. In den meisten Fällen ist mit guter Physiotherapie das Problem schon gelöst. In seltenen Fällen muss operiert werden. Das ist ein kleiner Eingriff, der ambulant und minimalinvasiv ausgeführt wird. Dabei wird das Schulterdach etwas abgeschliffen, um die Engstelle zu beseitigen. Im Anschluss muss für eine Woche eine Schulterschlinge getragen werden, um die Partie ruhigzustellen.

⇒ Fazit:

- Das Engpasssyndrom ist ein Klassiker unter den Schultererkrankungen. Es entsteht durch Verschleiß in der zweiten Lebenshälfte oder durch exzessiven Kraftsport.
- Bei der Untersuchung wird ein schmerzhafter Bogen festgestellt, das Sono zeigt einen Erguss, das Röntgenbild belegt die Enge unter dem Schulterdach, und im MRT zeigt sich die entzündete Rotatorenmanschette deutlich.
- Physiotherapie hilft, den aus der Position geratenen Oberarmkopf wieder zu zentrieren.
- In seltenen Fällen muss operiert werden.

Wenn die Kapuze der Schulter reißt: der Rotatorenmanschettenriss

Wie eine Kapuze umschließen die Sehnen der Rotatorenmanschette den Oberarmkopf und sorgen für die Bewegung des Armes im Schultergelenk. Hier gibt es zwei Arten von Schädigungen: verschleißbedingte Rissbildungen, die ab Mitte fünfzig auftreten können, und verletzungsbedingte Risse, hervorgerufen etwa durch sportliche Aktivitäten. Der deutsche Tennisprofi Tommy Haas ist das Paradebeispiel für letztere Variante. Mit nur 24 Jahren trat bei ihm die erste Rotatorenmanschettenverletzung auf, und zwar in Form eines Risses der Supraspinatussehne. Sie liegt zwischen Oberarmkopf und Schulterdach und ist durch diese eingeengte Lage besonders anfällig für Verletzungen. Nur ein Jahr später wurde Haas dann zweimal an der Schulter operiert. Nach einer Zwangspause von 15 Monaten startete er wieder bei Turnieren, doch mit 29 Jahren folgte eine erneute Schulteroperation. Während seiner ganzen Profikarriere waren Schulterprobleme seine treuen Begleiter.

Verletzungen der Rotatorenmanschette sind eine langwierige Sache. Auch nach erfolgreicher Operation der Sehne bleibt diese anfällig für Verletzungen, da hier ja keine gesunde Sehne mehr vorliegt, sondern eine bereits reparierte. Spiegelt man eine ramponierte Sportlerschulter wie die von Tommy Haas, sieht nichts mehr so aus, wie es eigentlich sein sollte. Der Eindruck ist eher der eines Beetes mit Kraut und Rüben. Profisportler setzen ihren Körper extremen Belastungen aus, und dass jemand die aktive Zeit zwischen sechzehn und dreißig Jahren unbeschadet übersteht, ist eigentlich unmöglich. Da kann unser Körper noch so gut konzipiert sein, auf Dauer hält er das nicht aus. Tennis mit seinen Überkopfschlägen und abrupten Tempowechseln führt klassischerweise nicht nur zu Schulterproblemen, sondern ist auch enorm belastend für Hüft- und Kniegelenke. Boris Becker, der 25 Jahre auf dem Platz stand, hat heute zwei neue Hüftgelenke, ein neues Sprunggelenk und diverse andere orthopädische Probleme.

Man muss aber kein Profisportler sein, um Schwierigkeiten mit dem Bewegungssystem zu bekommen. Es reicht, wenn man zur »Generation Silver« oder den »Best-Agern« zählt, wie die »jung gebliebenen Alten« in der Werbung gerne genannt werden. Bei Patienten über sechzig sind Verletzungen der Rotatorenmanschette in der Regel verschleißbedingt. Ursachen sind die im Alter häufig auftretende Enge zwischen Schulterdach und Oberarmkopf sowie die Degeneration der Sehne. Bis zu 50 Prozent der über Fünfzigjährigen hat zumindest einen kleinen Riss in der Rotatorenmanschette. So wie bei Ihrem Lieblingspullover irgendwann die Wolle dünner wird, bis sie am Ellenbogen aufscheuert, wird auch die Sehne im Laufe der Zeit dünner.

Die Behandlung solcher Schäden hängt davon ab, in welchem Zustand sich die Sehne befindet. Zum Einsatz kommen Sono und MRT. Nicht jeder Riss muss operiert werden, viele Patienten kommen mit Physiotherapie und phasenweise entzündungshemmenden Medikamenten sehr gut zurecht. Ein Teil der Betroffenen ist aber durch den »gerissenen Seilzug« in der Schulter so geschwächt, dass der Arm nur noch schlecht gehoben werden kann. Wenn die Aktivitäten des täglichen Lebens so massiv eingeschränkt sind, erscheint eine Operation der defekten Sehnen sinnvoll. Manchmal sind es die »Best-Ager« selbst, die eine Operation wollen. Der Leistungsanspruch der »Generation Silver« ist immens. Man ist im Fitnessstudio aktiv, spielt Tennis oder Golf und hat keine Zeit, auf die Enkel aufzupassen, weil man ständig auf Reisen ist. Sagen Sie mal einem 72-Jährigen mit Handicap 16, dass er das Golfen wegen eines

Sehnenrisses der Rotatorenmanschette aufgeben soll. Undenkbar! Aber im Ernst, ich habe so viele sehr aktive und sportliche Patienten in fortgeschrittenem Alter, dass man hier nicht nur auf das kalendarische Alter blicken sollte. Wichtig sind der Allgemeinzustand und im konkreten Fall der Zustand der Sehne. Denn, um noch einmal auf den Pullover zurückzukommen: Wenn die Wollfäden in der Umgebung des Risses zu dünn sind, würde eine Naht nicht halten. Genauso ist es mit der Sehne. Damit eine Naht erfolgversprechend ist, muss noch genügend gute Sehnensubstanz vorliegen. Ansonsten ist ein erneuter Riss vorprogrammiert.

⇒ **Fazit:**

- Weil auch die Sehnen verschleißen, sind Risse in der Rotatorenmanschette im Alter nicht ungewöhnlich.
- Nicht jeder Riss muss operiert werden, häufig hilft Physiotherapie.
- Voraussetzung einer erfolgreichen OP ist das Vorhandensein eines guten Restgewebes; ansonsten hält die Naht nicht.
- Operationen bedürfen einer langen Nachbehandlung, sechs Wochen Schulterschlinge und gezielte Physiotherapie sind Pflicht. Nach etwa sechs Monaten dürfen Sie wieder sporteln.

Wenn die Schulter zu locker ist: die Luxation

Die Schulter ist das beweglichste Gelenk unseres Bewegungssystems – und leider auch das instabilste. Anders als bei den meisten anderen Gelenken in unserem Körper wird die Stabilität hier vor allem durch Bänder und Muskeln gewährleistet und nicht primär durch den Knochen. Und hierin liegt bereits die Erklärung für viele Probleme. Ein Schultergelenk ist zu locker oder medizinisch ausgedrückt »instabil«, wenn der Oberarmkopf auskugelt, also aus dem Schultergelenk springt. Wir Orthopäden sprechen dann von einer Schulterluxation.

Es gibt zwei Gruppen von Patienten, die hiervon betroffen sind: Menschen, die infolge eines Unfalls oder einer Verletzung ein instabiles Schultergelenk bekommen haben. Und Patienten, die sehr lockeres Bindegewebe haben und bei denen die Schulter anlagebedingt instabil ist. Sie kennen das vielleicht aus TV-Shows wie »Deutschland sucht das Supertalent«, wo Leute scheinbar problemlos ihre Beine hinter dem Kopf verknoten oder ihre Schultern nach hinten klappen können.

Eine traumatische Schulterluxation ist ein häufiges Ereignis im Kampfsport, bei Radrennen, beim Snowboarden oder Windsurfen. Das Topmodel Marcus Schenkenberg etwa kugelte sich beim Promiboxen die Schulter aus und musste vorzeitig aufgeben. Man muss aber nicht gleich in den Ring steigen, ein einfacher Sturz reicht manchmal aus, um sich die Schulter zu luxieren: Mariah Carey passierte ein solches Missgeschick beim Dreh eines Musikvideos. Ist die Schulter ausgekugelt, kann das Gelenk nicht mehr richtig bewegt werden, es muss unter Narkose wieder eingerenkt werden. Wichtig ist für den ambitionierten Ersthelfer, nicht gleich beherzt zuzupacken und herumzurenken, sondern nach Möglichkeit erst eine Röntgendiagnostik zu veranlassen. Denn manchmal kann

Eine ausgerenkte Schulter wird durch Einrenken wieder in die richtige Stellung im Gelenk gebracht und muss für einige Tage in einer Schulterschlinge ruhiggestellt werden.

gleichzeitig ein Bruch des Knochens vorliegen, und da wäre eine blinde »Reposition«, wie das Einrenken genannt wird, fatal. In den meisten Fällen kommt es bei einer Luxation auch zu einem Abreißen der Gelenklippe von der Gelenkpfanne. In diesen Fällen und auch, wenn Nerven oder Gefäße geschädigt sind, ist eine Operation angezeigt. Auch deshalb ist es wichtig, durch ein bildgebendes Verfahren das Ausmaß des Schadens abzuklären. Zumal gerade jüngere, aktive Menschen ein hohes Risiko einer erneuten Luxation haben, wenn die Verletzungen im Gelenk nicht operiert wurden.

Je öfter man sich übrigens die Schulter (oder auch ein anderes Gelenk) ausrenkt, desto mehr wird das Gelenk geschädigt. Luxiert ein Gelenk mehrfach, ist irgendwann ein »point of no return« erreicht: Dann ist bereits so viel kaputt, dass eine komplette Wiederherstellung nicht mehr gelingt.

Unter den Patienten, die ohne ein traumatisches Ereignis eine Schulterluxation erleiden, sind häufig junge Frauen, die überbeweglich oder hyperlax sind. Und zwar in einem solchen Maße, dass sie sich sogar willkürlich den Oberarmkopf ein- und ausrenken können. In den meisten Fällen gilt diese Überbeweglichkeit auch für die anderen Gelenke: Die Patientinnen knicken oft um, auch die Kniescheibe springt hin und wieder heraus.

Gegen diese Überbeweglichkeit lässt sich operativ wenig machen. Mittel der Wahl ist hier intensive Physiotherapie, die die Muskulatur so weit kräftigen soll, dass die betroffenen

Hinweise für eine Überbeweglichkeit sind der abklappbare Daumen und das überstreckbare Fingergrundgelenk.

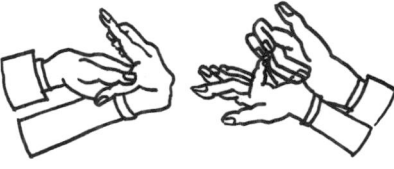

Gelenke stabiler geführt werden. Und gegen zu häufiges Umknicken kann schon anderes Schuhwerk helfen.

⇒ Fazit:

- Kein Einrenken ohne Röntgenbild; nur so können größere Schäden im Gelenk festgestellt werden.
- Verletzungsbedingte Schulterluxationen sollten meistens operiert werden. Das geschieht mit der Schlüssellochtechnik: eine abgerissene Gelenklippe wird wieder an die Pfanne angenäht, die erweiterte Gelenkkapsel gerafft. Danach heißt es sechs Wochen Schulterschlinge und sechs Monate Sportpause.
- Bei einer anlagebedingten Schulterinstabilität kann man konservativ durch Physiotherapie und gezieltes Muskeltraining gegensteuern.

Wenn die Schulter Klavier spielt: die AC–Gelenksprengung

Mein letzter Patient mit einer Verletzung des Schultereckgelenks war ein Triathlet, der bei einem Sturz vom Rad ungebremst mit der Schulter auf den Asphalt aufprallte. Der Mann stand im Unterhemd vor mir, und nach einem kurzen Blick auf seine Schulterpartie war eigentlich alles klar: Das Schlüsselbein stach wie eine Klaviertaste hervor, der Triathlet musste sich einer Operation unterziehen. Danach hätte er eigentlich dringend pausieren müssen, um die Schulter ruhigzustellen. Doch was machte mein Triathlet? Er ließ sich den Lenker seines Rennrades so umbauen, dass er trotz eines Armes in der Schlinge weiter trainieren und mit einem Arm gut sein

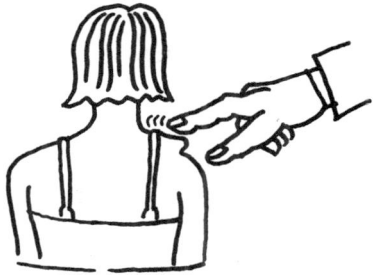

Das Schlüsselbein steht so hervor, dass es ähnlich einer Klaviertaste nach unten gedrückt werden kann: das »Klaviertastenphänomen«.

Rad steuern konnte. Gelaufen ist er natürlich auch, nur Schwimmen ging beim besten Willen nicht. Und was passierte? Genau! Er stürzte erneut, diesmal auf die andere Schulter, und zog sich dort die gleiche Verletzung zu. Manchmal wäre Medizin so einfach, gäbe es diese renitenten Patienten nicht ...

Man muss kein Profisportler sein, um sich eine solche Verletzung zuzuziehen, das kann jedem passieren, der ungebremst auf die Schulter knallt. Besonders hoch ist das Risiko natürlich für Radler, Skateborder, Snowboarder und Skiläufer. Man kann aber auch ungeschickt von einem Barhocker fallen. Wenn dabei die Bänder und die Kapsel des Schultereckgelenks reißen, so tritt das Schlüsselbein nach oben und bildet eine Stufe zum Schulterdach. Das Schlüsselbein kann dann wie eine Klaviertaste federnd nach unten gedrückt werden. Sie sehen, in der Orthopädie steckt durchaus Musik.

Die Schulter ist so schmerzhaft, das eine Bewegung nur unter starken Schmerzen möglich ist. Ist nur eine kleine Stufe tastbar, kann konservativ behandelt werden. Früher wurde hier der sogenannte Rucksackverband verordnet, eine Orthese, die wie ein Rucksack mit straff gezogenen Schultergurten wirkte. Weil damit die Ruhigstellung des Schultereckgelenks allerdings nicht wirklich gewährleistet war, kommt heute eher eine normale Schulterschlinge zum Einsatz. Die Medizin ist durchaus lernfähig: Wurden früher Gelenke nach Operationen oder Unfällen gerne auch mal sechs Wochen eingegipst, so ist das heute total out, frühfunktionelle Behandlungen stehen im Vordergrund. Die Schlinge sollte ungefähr zwei Wochen getragen werden, darüber hinaus sollte das Gelenk sechs Wochen deutlich geschont werden, damit die Kapsel- und Bandverletzungen ausheilen.

Ist das Klaviertastenphänomen allerdings sehr ausgeprägt, sollte operiert werden. Mithilfe von Drähten und seilzugartigen Konstruktionen kann das Schlüsselbein wieder in Position gebracht werden. Nach einem solchen Eingriff muss die Schulterschlinge etwa sechs Wochen getragen werden, die Sportfähigkeit ist nach gut einem halben Jahr wieder erreicht.

⇛ Fazit:

- Schultereckgelenkverletzungen sollten frühzeitig behandelt werden. Bei der Blickdiagnose erkennt man deutlich die »Klaviertaste« in der Schultersilhouette. Ein Röntgenbild zeigt, wie hoch das Schlüsselbein gerutscht ist, ein MRT gibt Auskunft über den Grad möglicher Kapsel- und Bandverletzungen.

- In den meisten Fällen kann konservativ therapiert werden, sofern Sie die Phase der Ruhigstellung einhalten. Also bitte nicht das Rad umbauen und weitermachen wie gewohnt.

Wenn Eiszeit in der Schulter herrscht: die gefrorene Schulter

Vor einiger Zeit kam eine Patientin zu mir in die Praxis, eine Frau Mitte fünfzig, die schon seit Längerem eine Einschränkung ihrer Schulterbeweglichkeit festgestellt hatte. Die Eigentherapie, die sie sich verordnet hatte, waren spezielle Yogaübungen, um die Beweglichkeit wiederherzustellen. Bei der Untersuchung zeigte sich, dass die Außenrotation des Armes gar nicht mehr, die Abspreizbarkeit im Schultergelenk nur noch minimal möglich war. Sie hatte ein Röntgenbild dabei, ebenso eine MRT-Diagnostik, die beide weitgehend unauffällig waren. Eine Ultraschalluntersuchung in der Praxis erbrachte ebenfalls keine Besonderheiten. Meine Frage, ob sie irgendwelche anderen Erkrankungen habe, verneinte sie. In diesen Fällen schließe ich die immer gleiche Frage an: »Nehmen Sie irgendwelche Medikamente?« Interessanterweise kommt dann nämlich doch was, obwohl eigentlich keine Erkrankungen vorliegen, also auch keine Medikamente notwendig wären. In diesem Fall erzählte die Patientin, sie nehme seit einigen Monaten Metformin, ein blutzuckersenkendes Medikament. Der Diabetes mellitus sei erst kürzlich entdeckt worden.

Für mich war das der entscheidende Hinweis: Zwar weiß niemand so genau, warum eine Schultersteife entsteht, es ist aber bekannt, dass sie häufiger bei Patienten mit einer Zuckererkrankung auftritt. Die Schultersteife, englisch griffiger »frozen shoulder« genannt, ist eine interessante Erkrankung. Sie wird oft nicht gleich erkannt und zunächst als Engpasssyndrom behandelt. Charakteristisch ist, dass die Beweglichkeit des Schultergelenks zunehmend verloren geht. Da eine solche Einschränkung lange verhältnismäßig gut über den Schultergürtel kompensiert werden kann, kommen die Betroffenen oft

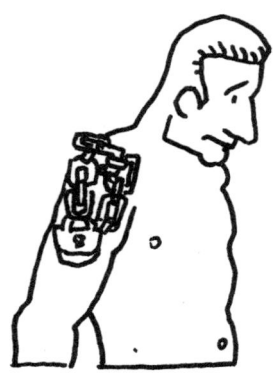

Die »frozen shoulder«
präsentiert sich, als ob eine
dicke Kette um das Gelenk
gelegt wurde, die sämtliche
Bewegungen unmöglich macht.

erst sehr spät in die Praxis, wenn im Schultergelenk kaum noch etwas geht. Manche Fälle heilen ohne spezielle Therapie aus, man spricht dann von Phasen des »Einfrierens« und des »Auftauens« der Schulter. Bei anderen Fällen hält die Frostphase so lange an und die Beschwerden sind so massiv, dass Kortison zum Einsatz kommt. Viele Patienten, so auch diese Mittfünfzigerin, empfinden eine Kortisonbehandlung jedoch als einen Akt der Körperverletzung. Im Gespräch geht es dann vor allem um die Nebenwirkungen, insbesondere um eine drohende Gewichtszunahme. Erklärt man dann, dass sich Nebenwirkungen erst nach einer langen Kortisonbehandlung einstellen und auch unser Körper Kortison produziert, erntet man oft skeptische Blicke. Der klassische Dialog läuft so ab:

Arzt: »*Sie brauchen eine Behandlung mit Kortison.*«
Patientin: »*Etwa als Spritze?*«
Arzt: »*Nein, in Tablettenform. Sie müssten die Pillen etwa drei bis vier Wochen ...*«
Patientin: »*Auf keinen Fall, davon wird man dick!*«
Arzt: »*Bei drei bis vier Wochen Kortison werden Sie nicht dick.*«
Patientin: »*Und was ist mit den ganzen anderen Nebenwirkungen?*«
Arzt: »*Auch die treten erst nach einer sehr viel längeren Behandlung auf.*«

Schweigen. Man sieht, wie es in der Patientin arbeitet.
Patientin: »Und Sie meinen, dass das wirklich hilft?«
Arzt: »Sonst würde ich Ihnen das nicht vorschlagen.«
Patientin: »Also gut, wie muss ich das Zeug einnehmen?«
Arzt: »Am besten gleich morgens beim Aufstehen, dann ist der
körpereigene Kortisonspiegel am höchsten und Sie bleiben
quasi im Biorhythmus.«

Die Patientin willigte schließlich in die Behandlung ein, und nach vier Wochen war die Schulter schon fast wieder frei beweglich. Mit weiterer Physiotherapie war nach acht Wochen kaum noch eine Einschränkung der Schulterbeweglichkeit festzustellen. Kortison hilft hier häufig so gut und schnell, dass es fast einer Wunderheilung gleicht.

Leider gibt es auch eine Gruppe von Patienten, die nicht auf eine solche Kortisonbehandlung ansprechen. Betroffen sind häufig Menschen, die sich seit Langem mit der Eiszeit in der Schulter plagen. Die Schultergelenkkapsel ist dann sehr fest und verhärtet. Man kann sich das so vorstellen, als ob sich ein Betonmantel um das Gelenk gelegt hätte und die Schulter so in der Bewegung hindert. Diese Fälle müssen operiert werden. Hier werden die Verklebungen in der Gelenkkapsel minimalinvasiv gelöst. Danach muss unbedingt mit gezielter Physiotherapie begonnen werden, um das wiedergewonnene Bewegungspotenzial auch zu erhalten.

⇒ **Fazit:**

• Wenn die Schulter einsteift und in ihrer Beweglichkeit eingeschränkt ist, ab zum Arzt. Eine »frozen shoulder« kann chronisch werden, nicht immer taut sie von alleine oder nach konservativer Therapie wieder auf.

- Besonders häufig erwischt es Menschen zwischen vierzig und sechzig, Frauen häufiger als Männer. Diabetes mellitus scheint das Einfrieren der Schulter zu begünstigen.
- Kortison richtig eingesetzt ist keine Körperverletzung.
- Schlägt die Behandlung nicht an, hilft eine OP, um die Beweglichkeit wiederherzustellen.

Wenn es in der Schulter rieselt: die Kalkschulter

Eine 45-jährige Frau steht mit heftigen Schulterschmerzen vor mir in der Praxis. Meine Frage, ob sie einen Unfall oder eine Sportverletzung erlitten hat, verneint sie. Die Schmerzen seinen ganz plötzlich und unvermittelt aufgetreten und mit jeder Bewegung schlimmer geworden. Vorher habe sie solche Beschwerden noch nie gehabt.

Verzweifelt sagt sie: »Doktor, Sie müssen mir helfen, das sind die schlimmsten Schmerzen seit der Geburt meiner drei Kinder! Ich will keine Krankschreibung, ich will nur von diesen elenden Schmerzen erlöst werden!«

Auch ohne weitere Untersuchung ist die Diagnose klar, denn so akute Schmerzen ohne Unfallereignis gibt es eigentlich nur bei einer einzigen Schultererkrankung: der Kalkschulter.

Der klassische Patient ist um die vierzig und weiblich. Warum Frauen dieser Altersgruppe am häufigsten betroffen sind, weiß niemand. Generell ist es aber keine klassische Alterserscheinung. Die Kalkschulter hat einmal mehr mit der Rotatorenmanschette zu tun, jener Sehnenstruktur, die wie die Kapuze eines Hoodies den Oberarmkopf umgibt und maßgeblich für dessen Beweglichkeit im Schultergelenk verantwortlich ist. Durch eine Degeneration der Sehne und häufig auch durch eine Enge unter dem Schulterdach kann es hier zur Einlage-

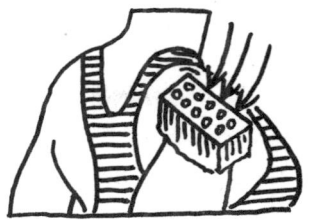

Wie ein Stein liegt der Kalk in der Schulter und beeinträchtigt die Beweglichkeit.

rung von Kalk kommen. Jeder Zehnte hat solche Einlagerungen, etwa die Hälfte entwickelt Beschwerden. Wenn sich nämlich mit einem Mal kleine Kristalle aus dem Kalkdepot lösen, kommt es zu einer Entzündungsreaktion und wahnsinnigen Schmerzen. Bei einer solchen akuten Kalkschulter lässt sich der Schmerz am besten durch Kortison und ein lokales Betäubungsmittel lindern, das in den Raum zwischen Rotatorenmanschette und Schulterdach gespritzt wird.

Patienten, die einmal dieses schmerzhafte Erlebnis einer akuten Kalkschulter durchlitten haben, sind nicht erpicht darauf, diese Erfahrung noch einmal zu machen, sodass sie nach der akuten Schmerzbehandlung artig eine längerfristige Therapie mit Physiotherapie oder Tiefenwärme befolgen. Viele Schulterverkalkungen heilen über verschiedene Phasen alleine wieder aus, sofern der entzündete Bereich geschont wird. Gelingt das nicht, so kann wirkungsvoll und elegant mit Stoßwellen gearbeitet werden, die den Kalk auflösen. Nur in seltenen Fällen muss der Kalk operativ entfernt werden. Nach etwa vier bis sechs Wochen Schonung ist die Schulter wieder einsatzfähig.

⇒ Fazit:

- Akute heftige Schulterschmerzen und plötzliche Bewegungseinschränkungen können auf eine Verkalkung hindeuten.

- Ein Röntgenbild oder eine MRT schaffen Klarheit: Hier sind die Kalkablagerungen deutlich zu sehen.
- Kortison und Schmerzmittel helfen, die Entzündung zum Abklingen zu bringen; kombiniert mit Schonung und später Physiotherapie lassen sich gute Erfolge erzielen.
- Versagt die Stoßwellentherapie, muss in besonders schweren Fällen operiert werden.

Wenn die Schulter ersetzt werden muss: die Omarthrose

Neben dem Hüft- und dem Kniegelenk ist das Schultergelenk das dritte im Bunde, bei dem man mit einem Gelenkersatz gute Ergebnisse erzielt. Im Gegensatz zu den Hüft- und Kniegelenken wird es natürlich nicht durch die Schwerkraft beim Gehen belastet, sodass Schädigungen in diesem Bereich häufig sehr lange toleriert werden. Erst wenn der Leidensdruck wirklich groß ist, folgt der Gang zum Arzt. Bei der Untersuchung (Röntgen, MRT) zeigt sich dann in der Regel schon ein maximal kaputtes Gelenk. Dass die Schulter nicht so schnell einen Mucks tut, gereicht ihr in diesem Fall zum Nachteil. Denn wenn der Patient kommt, ist es häufig schon zu spät.

Das Krankheitsbild der verschlissenen Schulter wird medizinisch *Omarthrose* genannt. Der Knorpel des Oberarmkopfes und der Schulterpfanne ist aufgebraucht, Knochen reibt an Knochen. Das führt zu Bewegungseinschränkungen und Schmerzen sowohl in Ruhe als auch bei Belastung, hervorgerufen durch eine Entzündung im Gelenk.

Meine Lieblingspatientin mit einer Omarthrose war bereits 84, aber noch so fit und körperlich agil, weshalb wir uns zusammen für eine Operation entschieden haben. Die Dame konnte keine Tasse mehr aus dem Schrank nehmen, jede Bewegung war schmerzhaft. Die Sache mit dem Schrank ärgerte sie besonders, weil sie sich morgens gern ein Tässchen Kaffee gönnte.

84 Jahre sind ein stolzes Alter. Zu meiner Anfangszeit als Orthopäde hätte wohl kaum ein Anästhesist einer Narkose zugestimmt; heute hat sich das geändert, denn gerade bei älteren Patienten zeigt sich, wie sehr manchmal biologisches und kalendarisches Alter voneinander abweichen. Liegen keine anderen schweren Erkrankungen vor (etwa im Herz-Kreislauf-System), spricht nichts gegen eine Operation. Zumal eine 84-Jährige heute gut Mitte neunzig werden kann und es nicht zumutbar ist, die Patientin zehn Jahre lang unter Schmerzen und Bewegungseinschränkungen leiden zu lassen.

Die Operation verlief erfolgreich, die Dame konnte nach fünf Tagen wieder aus der Klinik entlassen werden. Nach einer Rehamaßnahme im Anschluss kann sie nun wieder die Kaffeetasse aus dem Schrank nehmen und ist glücklich. Patienten dieser Generation beeindrucken mich immer wieder mit ihrem Biss. Einer Patientin des gleichen Jahrgangs habe ich vor Kurzem ein neues Hüftgelenk eingesetzt. Als sie nach der Reha zu mir in die Praxis kam, sagte sie ganz trocken: »Herr Doktor, jetzt kommen Sie mir bloß nicht auch noch mit Krankengymnastik oder anderem Firlefanz. Ich habe ein Haus und einen Garten und für so etwas keine Zeit!«

Es gibt natürlich auch jüngere Patienten, bei denen die Schulter ersetzt werden muss. Und hier ist er wieder, mein Freund, der Muckimann. Im vergangenen Jahr musste ich bei einem 35-Jährigen die Diagnose Omarthrose stellen. Er hatte sich durch extremen Kraftsport den kompletten Knorpel weggerieben. Der Schulterkopf sah bei der Operation blank poliert wie eine Marmorkugel aus.

Grundsätzlich gilt: Ein künstliches Gelenk steht erst am Ende der Therapie. Es beginnt mit Physiotherapie, entzündungshemmenden Medikamenten und möglicherweise auch Spritzen ins Gelenk. Verabreicht wird hier Hyaluronsäure, die als Gleit- und Schmiermittel die Funktion des Gelenkes verbessern kann, so wie etwas Öl bei einem quietschenden Schrank. Es gibt aber auch eine biologische körpereigene Methode: Aus unserem eigenen Blut können Wachstumsfaktoren isoliert werden, die anschließend mit einer Spritze ins Gelenk injiziert werden. Dort unterstützen sie die körpereigenen Regenerationskräfte, um Heilungs- und Aufbauprozesse im geschädigten Knorpel anzuregen.

⇒ Fazit:

- Bei Schmerzen und Bewegungseinschränkungen in der Schulter bitte rechtzeitig einen Arzt aufsuchen, nicht erst, wenn es gar nicht mehr geht.
- Denn ist das Schultergelenk erst einmal zerstört, der Knorpel völlig verschlissen, hilft nur noch ein künstliches Gelenk.
- Nach der OP muss vier bis sechs Wochen eine Schulterschlinge getragen werden; es kann bis zu einem halben Jahr dauern, bis die Aktivität wieder voll hergestellt ist.

17

Wenn Ellenbogen und Hände streiken

Wenn die Maus Tennis spielt: Sehnenentzündungen im Bereich von Ellenbogen und Unterarm

Jeder kennt die Begriffe »Tennisarm« und »Golferellenbogen«, aber was ist das überhaupt? Und warum bekommen das auch Leute, die in ihrem Leben noch nie einen Tennis- oder Golfschläger in der Hand hatten? Also: Ein Tennisarm, der auf den wunderschönen Namen *Epicondylitis humeri radialis* hört, ist eine Entzündung der am äußeren Ellenbogen sitzenden Sehnen, die das Handgelenk und die Finger strecken. Wird die Hand immer wieder gehoben oder gestreckt, kann es hier zu überlastungsbedingten Entzündungen kommen. Nur, heutzutage bekommt kaum noch jemand diese Entzündung durch das Tennisspielen. Zu den Zeiten von Boris Becker und Steffi Graf war das ganz anders. Jeder, der etwas auf sich hielt, war damals Mitglied im örtlichen Tennisclub und schickte seine Kinder zum Training, in der Hoffnung, dass hier die neue Steffi, der neue Boris heranwachsen. Seit dem Rücktritt der beiden ist es deutlich ruhiger um den Tennissport geworden, die Vereine werben gezielt um Nachwuchs. Weil Tennis nicht mehr ganz so en vogue ist, wurde es auch stiller um das Phänomen des Tennisarms. Nicht, weil die Schläger oder das Training besser geworden wären, sondern schlicht, weil heute einfach weniger

Menschen Tennis spielen. Verschwunden ist das Krankheitsbild dadurch allerdings nicht. Nur heutzutage bekommen die Menschen diese Form der Sehnenentzündung durch die Bedienung der Computermaus!

Wer den ganzen Tag über mit einer handelsüblichen Maus zu Gange ist, hat die Hand immer in einer leichten Streckstellung. Für die Streckmuskulatur der Hand bedeutet das eine andauernde Überbeanspruchung. Die Amerikaner nennen dieses Phänomen nicht profan »Mausarm«, sondern haben den schönen Begriff »repetitive strain injury syndrome« oder »RSIS« dafür erschaffen, was so viel heißt wie »Wiederholungsbelastungs-Verletzungssyndrom«. Ich finde »Mausarm« in Analogie zum guten alten Tennisarm ganz passend, also verwende ich diesen Begriff. Der Mausarm ist eine häufige Erkrankung bei Menschen, die viel Zeit oder ihren beruflichen Alltag am Computer verbringen. Er ist inzwischen so häufig geworden, dass es in Deutschland immer wieder Diskussionen gibt, ob er nicht in die Liste der Berufserkrankungen aufgenommen werden sollte, ähnlich der Kniearthrose bei Berufen mit kniender Tätigkeit wie bei Fliesenlegern.

Beim etwas selteneren Golferellenbogen *(Epicondylitis humeri ulnaris)* liegt eine belastungsbedingte Entzündung im Bereich des Ursprungs der Handgelenk- oder Fingerbeuger am inneren Ellenbogen vor. Er wird eher durch Tätigkeiten wie Gartenarbeit oder Kraftsport ausgelöst.

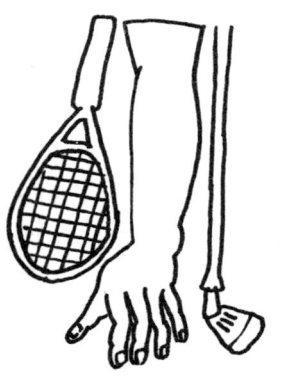

Am äußeren Ellenbogen mit den Handgelenkstreckern findet sich der Tennisarm, am inneren Ellenbogen mit den Handgelenkbeugern zeigt sich der Golferarm.

Bei beiden Phänomenen fällt bei der Untersuchung ein Druckschmerz innen oder außen am Ellenbogengelenk auf. Wird die Hand gegen Widerstand angehoben, so kann man einen Schmerz außen am Ellenbogen auslösen (Tennisarm). Beim Golferarm schmerzt die Innenseite des Ellenbogens, wenn die Hand gegen Widerstand gebeugt wird. Im Sono und MRT zeigen sich die entzündeten Sehnenansätze.

Die gute Nachricht ist: Das Problem ist zu 99 Prozent ohne Messer zu beheben. Vorausgesetzt, man beseitigt die auslösenden Ursachen. Im Falle des Mausarms heißt das, eine ergonomische Maus und ein Pad mit Handstützung zu nutzen, auch ein höhenverstellbarer Bürostuhl und ein entsprechender Schreibtisch sind wichtige Maßnahmen. Solche Anschaffungen werden von vielen Behörden und Betrieben unterstützt, die natürlich kein Interesse an krankheitsbedingten Arbeitsausfällen ihrer Mitarbeiter haben.

Wer tatsächlich Tennis oder Golf spielt und sich die Beschwerden dort zugezogen hat, sollte sein Pensum reduzieren: Entzündungen der Sehnen sind, wie bereits erwähnt, Überlastungserscheinungen. Eine sinnvolle begleitende Maßnahme ist das Tragen von Bandagen, die den Zug auf die Sehne reduzieren. Auch Physiotherapie ist zu empfehlen, um die verkürzten Handstrecker und -beuger zu dehnen. Mit diesen Maßnahmen ist meist schon ein Erfolg zu erzielen.

Ist das Problem hartnäckiger, kann man das betroffene Gebiet auch mit verschiedenen Substanzen spritzen. Am besten wirkt dabei Botox! Ja, genau, Botox. Botulinumtoxin, wie es korrekt heißt, kann sich nicht nur Nicole Kidman zur Faltenreduzierung in das Gesicht spritzen lassen. Es ist auch ein extrem wirkungsvolles Medikament in der Orthopädie. Das Nervengift kann beim Tennis-, Maus- oder Golferarm den Muskel so schwächen, dass der Sehnenzug am Handgelenk beziehungsweise Ellenbogen so nachlässt, dass die Entzündung abklingen kann. Botox wirkt ungefähr drei Monate, egal ob im Gesicht oder woanders eingesetzt – das ist ein guter Zeitraum, um zumindest chronische Entzündungen ausheilen zu lassen.

Früher, als ich noch Assistenzarzt im Krankenhaus war, hat man Patienten mit solchen Sehnenentzündungen noch über Wochen den Arm eingegipst, um durch Ruhigstellung eine Abheilung zu erreichen. Heute weiß man, dass eine so lange Ruhigstellung mehr Probleme nach sich zieht, als sie Nutzen bringt. Einmal ganz abgesehen von den massiven Einschränkungen für die Betroffenen.

Sehr selten und nur, wenn gar nichts mehr hilft, wird operiert. Einer, der schon alle möglichen konservativen Therapien durchlaufen hatte, war mein ehemaliger Tennistrainer. Nichts hatte Erfolg gehabt, was sicherlich auch daran lag, dass er als Trainer das Tennisspielen nicht wirklich lassen konnte, das war ja schließlich sein Beruf. Er wurde also operiert: Bei dem Eingriff wird der Sehnenspiegel der Muskulatur am Ellenbogen eingekerbt, um auf diese Weise den Zug der Sehnen zu vermindern. Zusätzlich wird dann noch der Nerv in dieser Region verödet. Dieser Eingriff ist insofern interessant, als er nicht die Ursache, sondern die Wirkung bekämpft! Das ist in etwa so, als würde ein Elektriker nicht die flackernde Birne austauschen oder reparieren, sondern einfach das Kabel durchschneiden. Nach einer solchen Operation muss der Arm eigentlich vier bis sechs Wochen geschont werden. Und wo habe ich meinen Tennistrainer am Tag nach der OP gesehen? Richtig, auf dem Tennisplatz! Er habe nur mal vorbeischauen wollen, aber wo er nun schon mal da sei, könne er doch auch ganz einfach mal ein paar Bälle, nur ganz sacht natürlich … Dass der Verband auch irgendwie weg war, machte mich zusätzlich stutzig. Und es kam, wie es kommen musste, nämlich zu einer erneuten Operation: Ein Bluterguss und entzündetes Gewebe mussten entfernt werden.

In der Medizin gibt es einen Begriff, der heißt »Therapietreue« oder »Compliance«. Damit wird beschrieben, ob der Patient auch entsprechend den ärztlichen Anweisungen handelt. Ob er also seine Medikamente nimmt, Physiotherapie macht oder Phasen der Ruhigstellung beherzigt. Die Therapietreue meines Tennistrainers war gleich null! Und damit ist er leider keine unrühmliche Ausnahme: In Sachen Compliance gibt es Statistiken, die belegen, dass Patienten nur in 30 bis 50 Prozent der Fälle die verordneten Medikamente einnehmen. Beim Tragen von Schienen oder Bandagen und Belastungspausen sieht es nicht besser aus. Das ist im Grunde ein wenig das Problem, das entsteht, wenn wir sagen können: »Schön, dass der Schmerz nachlässt.« Wenn alles schmerzt und zieht und zerrt, würden die meisten von uns wohl alles unterschreiben, Hauptsache, die Scheißschmerzen und diese miesen Bewegungseinschränkungen sind weg. Kaum wittern wir wieder etwas Morgenluft, sprich: können wir wieder etwas besser krauchen, sind all die Beteuerungen schnell vergessen, wir ziehen den gewohnten Stiefel durch, ohne Rücksicht auf Verluste. Und die können leider ziemlich übel sein, aber das werden wir erst hinterher merken. Also verwerfen Sie bitte nicht alle Ratschläge oder Anweisungen Ihres Arztes, nur weil es Ihnen gerade besser geht. Es hat schon seinen Sinn, dass Ihnen eine Langzeittherapie verordnet wurde. Es ist eine Sache, eine Entzündung wirksam mit Spritzen oder Tabletten zu bekämpfen. Es ist eine ganz andere Sache, neuen Entzündungen vorzubeugen; denn die kommen hundertprozentig wieder, wenn Sie nicht langfristig etwas verändern.

⇒ Fazit:

- Der Mausarm ist der neue Tennisarm: eine Entzündung der Sehne durch kontinuierliche Fehl- und Überbelastung.
- Ein ergonomischer Arbeitsplatz (Schreibtisch, Stuhl, Tastatur, Maus) wirkt ebenso Wunder wie häufige Haltungswechsel.
- Hören Sie auf den Rat Ihres Arztes, bleiben Sie bei der Therapiestange, auch wenn es Ihnen schon schnell wieder besser geht.
- Konservative Methoden – Entlastung und Physio – helfen. Um den Nerv vorübergehend auszuschalten, hilft auch Botox. Aber nur etwa drei Monate lang. Wenn Sie parallel dazu nicht die exzessive und unergonomische Handhabung der Maus einschränken, werden Sie spätestens danach wieder mit den gleichen Problemen zu kämpfen haben.

Wenn die Hände einschlafen: das Karpaltunnelsyndrom

Fünfzigjährige Patientin: »*Wissen Sie, Herr Doktor, mir fallen seit einigen Wochen immer wieder Sachen aus der rechten Hand, und ich habe das Gefühl, dass meine Finger ständig einschlafen.*«
Arzt: »*Welche Finger sind denn betroffen?*«
Patientin: Der Daumen, der Zeige- und der Mittelfinger. Ich wache von den Schmerzen inzwischen nachts sogar auf. Ich habe Angst, dass irgendetwas mit meiner Halswirbelsäule ist, dass da die Nerven abgeklemmt werden. Denn manchmal strahlt das in den ganzen Arm aus.«

Diese Patientin hat ganz klar ein Problem, von dem ungefähr 10 Prozent der erwachsenen weiblichen Bevölkerung in Deutschland betroffen ist. Überlastung, Fehlstellungen, Rheuma, eine Schwangerschaft oder Flüssigkeitseinlagerungen im Gewebe sind oft die Ursache. Kennzeichen sind das Einschlafen der Finger mit anschließendem Kribbeln, Taubheit und Taststörungen. Die Betroffen klagen über Schmerzen und ein elektrisierendes Gefühl in den ersten drei Fingern und dem halben Ringfinger. Erst ist nur eine Hand, später sind oft beide Hände betroffen. Es beginnt mit nächtlichen Schmerzen, später treten die Probleme auch tagsüber auf, und sie gehen auch nicht mehr weg, wenn man die Hände kräftig ausschüttelt. All das sind die klassischen Symptome eines Karpaltunnelsyndroms!

Das Karpaltunnelsyndrom (KTS) ist eine der häufigsten orthopädischen Erkrankungen im Bereich der Hand. Wie der Name schon nahelegt, werden die Beschwerden durch eine Engstelle hervorgerufen: Der Medianusnerv, der sich vom Unterarm über das Handgelenk bis zu den Fingerspitzen zieht, verläuft im Bereich der Handwurzel gemeinsam mit den Beugesehnen durch einen Tunnel aus Knochen und Bändern. Kommt es nun zu einem Anschwellen der Sehnen bei Belastung, so wird es in diesem Tunnel ganz schön eng, und der Nerv wird abgedrückt. Auch Schwangere oder Frauen in den Wechseljahren leiden aufgrund der Hormonveränderung und der Flüssigkeitseinlagerung häufig an einem KTS. Als meine Frau schwanger war, hatte sie auch auf beiden Seiten ein KTS. Zunächst hatte ich die Beschwerden über Wochen – wie bei Familienmitgliedern üblich – erfolgreich ignoriert. Arztangehörige haben es hier deutlich schlechter als normale Patienten; wenn keiner blutet oder auf der Straße einfach liegen bleibt, werden vermeintliche Erkrankungen verneint. Meine Kinder freuen sich immer wahnsinnig, wenn sie mal zu einem richtigen Arzt

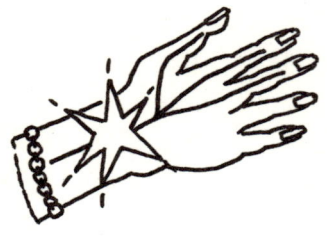

Der Medianusnerv passt nicht mehr durch die Engstelle unter dem Handgelenk.

gehen können, der sie ernst nimmt. Meine Tochter sagte mir letztens, bei uns müsse man schon Vogelgrippe haben, damit man mal zu Hause bleiben darf. Meine Frau bekam dann doch verspätet die richtige Behandlung, und die Beschwerden waren rasch vorbei.

Man kann sich das KTS so vorstellen, als ob jemand auf einem Gartenschlauch steht und deshalb das Wasser nicht mehr fließen kann. In unserem Fall geht es um elektrische Impulse, die nicht mehr weitergeleitet werden, denn unsere Nerven sind grob vereinfacht die Stromkabel unseres Körpers.

Da diese Missempfindungen häufig auch nachts auftreten, gibt es den wunderschönen bildlichen Namen *Brachialgia paraesthetica nocturna,* was so viel wie »dolles nächtliches Arm-Aua« bedeutet. Im Schlaf knicken viele Menschen ihre Handgelenke ab, diese »Pfötchenstellung« verringert die Durchblutung und auch die Übertragungsfähigkeit des »Handstromkabels«. Gleiches kann Ihnen passieren, wenn Sie stundenlang mit angewinkelter Hand telefonieren oder eine Radtour machen, bei der das Gelenk über eine lange Zeit abgeknickt wurde. Machen Sie doch einfach mal einen kleinen Selbsttest: Wenn Sie das Handgelenk stark und über mehrere Minuten beugen, werden Sie merken, dass Ihre Finger langsam wegdämmern; ein kräftiges Ausschütteln hinterher wird eine ganze Horde Ameisen in Gang setzten – ein Zeichen, dass die elektrischen Impulse wieder fließen. Bleiben die Beschwerden oder verstärken sie sich noch, besteht der Verdacht auf ein Karpaltunnelsyndrom.

Liegt ein KTS bereits längere Zeit vor, muss geprüft werden, inwieweit der Nerv bereits geschädigt ist. Das machen Neurologen, indem sie die Nervenleitgeschwindigkeit messen. Auch hier können Sie sich das ähnlich wie bei einem Stromkabel vorstellen, an dem mithilfe von Elektroden gemessen wird, ob noch Strom fließt und wie schnell. Bei einer geringen Beeinträchtigung und im Anfangsstadium wird zunächst konservativ behandelt. Der Unterarm und die Hand werden mit einer Lagerungsschiene ruhiggestellt, damit die Schwellung im Karpaltunnel abklingen kann und der Nerv wieder ausreichend Platz gewinnt. Ist dies erfolglos oder sind die Beschwerden zu massiv, wird eine Operation durchgeführt. Dabei wird das Dach des Tunnels, durch den der Nerv verläuft, gespalten und damit die Enge beseitigt. Dieser kleine, erfolgreiche Eingriff ist sicherlich der Spitzenreiter in der Handchirurgie. Der Schnitt wird kurz unter der Handgelenksfalte angesetzt; der Operateur kann nach der Spaltung des Tunneldaches den freigelegten Nerv sehen. Häufig ist zu sehen, wie entzündet und eingeengt er war und wie er nun richtig »aufatmet«. In der Regel verschwinden die Beschwerden beinahe sofort. Wenn der Nerv aber zu stark gequetscht war, kann nach einer OP schon mal ein halbes Jahr vergehen, bis die Symptome nachlassen. Auch hier gibt es übrigens einen Zeitpunkt, an dem auch eine Operation nicht mehr hilft. Bei einem dauerhaften Nervenschaden im Spätstadium kann es zu einer Lähmung und Rückbildung des Daumenballens kommen. Die wunderbare Fähigkeit unseres Daumens, uns beim Greifen und Festhalten von Gegenständen behilflich zu sein, geht verloren.

Auch hier gilt also: Besser zu früh zum Arzt als zu spät!

⇒ Fazit:

- Taube oder kribbelnde Finger bitte ernst nehmen und die Ursache abklären lassen. Die klassischen Anzeichen für ein KTS sind Missempfindungen und Schwäche in den ersten drei Fingern. Die Beschwerden treten anfangs nur sporadisch auf, mit der Zeit ist die Feinmotorik deutlich eingeschränkt.
- Bei der Untersuchung wird die Nervenleitgeschwindigkeit gemessen. Ist sie nur leicht herabgesetzt, hilft eine konservative Therapie mit Ruhigstellung der Hand durch eine Schiene.
- In schlimmeren Fällen wird eine kleine OP durchgeführt; sie ist sehr erfolgreich, sofern der Nerv noch nicht dauerhaft geschädigt wurde.

Wenn nichts mehr »durch die Lasche geht«: schnappende Finger oder Daumen

Eine kurze Geschichte aus der Rubrik »Blöd gelaufen«: Eine Schlange schlüpft durch ein kleines Loch im Stallzaun und findet dort ein Kaninchen vor. Erfreut verschlingt sie das Kaninchen mit einem Happs und will sich nun auf den Rückweg machen. Leider bleibt sie nun stecken, weil die opulente Speise ihren Körper ausbeult.

Nun mögen Sie sich fragen, was eine Schlange in einem Orthopädie-Buch zu suchen hat. Alternativ hätte ich übrigens auch das Lied von Mike Krüger zitieren können, das man »erst den Nippel durch die Lasche ziehen« muss. Die kleine Geschichte mit der Schlange illustriert ganz gut ein Phänomen, das als »schnappende, schnellende oder springende Finger beziehungsweise Daumen« bezeichnet wird. Im Laufe des Gesprächs wird der Patient sagen: »Schauen Sie mal, wenn ich den

Finger beuge, bleibt der immer stecken, und erst wenn ich ihn mit der anderen Hand gerade mache, kann ich ihn wieder bewegen.« Wenn Sie den Finger auf die Beugesehne des betroffenen Fingers legen, fühlen Sie einen dicken Knoten in der Sehne. Und wenn der Arzt passiv den Finger des Patienten bewegt, wird auch er merken, dass der Finger stecken bleibt.

Bei einem schnappenden Finger oder Daumen entwickeln die Beugesehnen einen Knoten und passen nicht mehr durch die Schlaufen am Knochen (die Ringbänder), durch die die Sehne gleitet. Genau wie unsere Schlange mit dem Kaninchen im Bauch nicht mehr durch den engmaschigen Zaun passt.

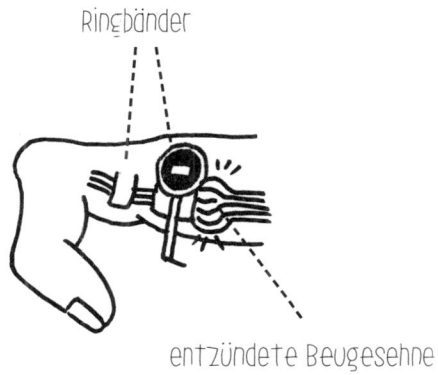

Ringbänder

entzündete Beugesehne

Ein dicker Knoten in der Beugesehne sorgt dafür, dass die Sehne zwar durch die Schlaufe gleiten kann, aber das Zurückgleiten ist nicht möglich, sozusagen eine Einbahnstraße.

Unsere Finger werden am Tag über 20 000-mal gebeugt und gestreckt, sodass es eigentlich nicht verwundern kann, wenn sich die Beugesehnen da schon mal entzünden. Ziehen wir sechs Stunden Schlaf ab, so bewegen wir unsere Finger mehr als 1111-mal pro Stunde. Ein enormes Pensum! Neben dem Karpaltunnelsyndrom ist der schnappende, springende oder schnellende Daumen beziehungsweise Finger denn auch die häufigste handchirurgische Erkrankung. Die Patienten können den Finger oder den Daumen nicht mehr komplett strecken oder beugen, es hakt. Das gelingt erst nach erhöhter Kraftanstrengung. So ein schnappender Finger/Daumen ist extrem nervig und kann auch Schmerzen bereiten. Aber wer bekommt diese Erkrankung überhaupt und warum? Und warum ist der Daumen deutlich häufiger betroffen als die Finger? Das liegt daran, dass der Daumen viel stärker zum Einsatz kommt. Bei jedem Greifen und Festhalten eines Gegenstandes ist er beteiligt, ohne ihn könnten wir mit unseren Händen sehr viel weniger anfangen. Deshalb setzen Chirurgen häufig auch nach einem Verlust des Daumens durch einen Unfall einen der Finger an die Position des fehlenden Daumens, um die Funktionsfähigkeit der Hand wenigstens einigermaßen wiederherzustellen.

Von schnappenden Fingern sind zum einen Menschen betroffen, die sehr viel mit den Händen arbeiten. Hier entstehen die Beschwerden durch einen Überlastungsschaden der Sehne. Liegt die Ursache in einer zu hohen körperlichen Aktivität, sollte die Belastung reduziert werden. Häufig reicht das schon aus, um die Sehne zum Abschwellen zu bringen und das Problem zu lösen. Zum anderen erkranken Menschen mit einer entsprechenden Veranlagung oder als Begleiterscheinung einer rheumatischen Erkrankung. Frauen sind häufiger betroffen als Männer. Die Therapie konzentriert sich zunächst darauf, die Entzündung der Sehne einzudämmen und sie so zum Abschwellen zu bringen. Das geschieht zum Beispiel durch eine Kortison-Injektion um das Ringband und die Sehne herum. Reicht das nicht aus, wird eine sogenannte Ringbandspaltung durchgeführt. Dieser kleine Eingriff dauert nur wenige Minuten; dabei wird die Schlaufe, durch die unsere angeschwollene

Sehnenschlange nicht mehr hindurchpasst, durchtrennt. Nach etwa 14 Tagen sollten Sie wieder problemlos zugreifen können.

⇒ **Fazit:**

- Wenn Sie Ihre Finger nicht mehr wie gewohnt strecken oder beugen können und zudem ein Knötchen an der Sehne spüren, ist die Diagnose klar.
- Erstbehandlung mit Kortison und schwellungsmindernden Medikamenten.
- Wenn das nicht hilft, ist eine kleine ambulante OP notwendig, um die Beschwerden zu beseitigen.

Wenn die Finger plötzlich krumm werden: der Morbus Dupuytren

Ein älterer Herr um die sechzig Jahre möchte Ihnen zur Begrüßung die Hand geben. Beim Händedruck merken Sie, dass Ihr Gegenüber den Ringfinger und den kleinen Finger nicht richtig strecken kann, sie bleiben beim Begrüßen eingeklappt. Was ist hier los?

Fast ein Fünftel aller über Fünfzigjährigen ist von dieser Handerkrankung betroffen, wobei Frauen hiervon – man muss beinahe schon sagen, ausnahmsweise – meist verschont bleiben. Es ist eine klassische »Ältere-Männer-Erkrankung« mit einer klaren genetischen Komponente. Mit Schrecken habe ich letztens festgestellt, dass mein Vater davon betroffen ist, weshalb ich gute Chancen habe, später ebenfalls Probleme beim Händeschütteln zu bekommen.

Erstmals vorgestellt wurde die Erkrankung im Jahr 1832 von einem französischen Chirurgen namens Guillaume Du-

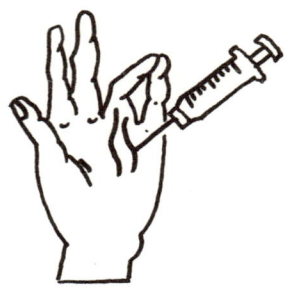

Therapiealternative bei der Dupuytren-Erkrankung ist die Behandlung mit Spritzen, die das Enzym Kollagenase enthalten.

puytren, einem Baron, der auch als Namensgeber für den Morbus Dupuytren fungierte. Seitdem ist viel Zeit vergangen, doch bis heute tappt die Medizin im Dunkeln, was den Auslöser dieser Bindegewebswucherung angeht. Meist tritt sie ohne klaren Grund auf, bei einigen Patienten kann zudem ein Diabetes vorliegen. Bei den Betroffenen bilden sich narbenartige Stränge auf der Handinnenseite im Bereich des vierten und fünften Fingers. Durch die zunehmende Vernarbung dieser Stränge beugen sich die Finger immer stärker, bis sie im schlimmsten Fall ganz an der Handinnenfläche aufliegen. Schmerzen entstehen dabei zunächst kaum, doch man kann sich leicht vorstellen, wie sehr die Beugestellung der Finger Alltagsaktivitäten behindert.

Betroffen sind, wie bereits erwähnt, hauptsächlich Männer ab fünfzig. Die Diagnose ist eine Blickdiagnose, das bedeutet, apparative Untersuchungen sind nicht notwendig. Eine wirksame konservative Therapie gibt es leider nicht: Weder mit Salben und Pillen, noch mit Krankengymnastik besteht eine Aussicht auf Erfolg. Solange die Einschränkungen eher klein sind und nicht stören, kann problemlos abgewartet werden. Erst wenn es zu einer zunehmenden Einschränkung im Gebrauch der Hand kommt und die Streckung der Finger Schmerzen bereitet, sollte gehandelt werden. In der Regel wird dann der Narbenstrang operativ entfernt. Seit einiger Zeit gibt es noch eine Therapiealternative, bei der ein Enzym (eine bakterielle Kollagenase) in den Narbenstrang gespritzt wird, welches das Narbengewebe auflösen soll. Im Anschluss daran wird Physiotherapie empfohlen. Flächendeckend eingesetzt wird diese Methode allerdings noch nicht, es fehlen aussagekräftige Langzeitstudien.

⇒ Fazit:

- Hier gibt es leider keine konservative Behandlungsoption, bei fortgeschrittenem Stadium muss operiert werden.
- Die gute Nachricht: Die Symptome können über Jahre konstant bleiben.
- Die schlechte: Bei anderen Patienten schreitet die Krümmung rasant voran, ohne dass man weiß, warum.
- Als Maßgabe für einen operativen Eingriff gilt: Wenn Sie Ihre Hand nicht mehr flach auf den Tisch legen können, sollten Sie handeln.

Wenn alle Fingergelenke schmerzen: die Polyarthrose

Die typische Patientin ist bei der Erstvorstellung fast auf den Tag genau fünfzig Jahre alt. Sie klagt über schmerzende Fingergelenke, Schwellungen und eingeschränkte Beweglichkeit. Morgens hat sie die größten Probleme, im Laufe des Tages wird es langsam besser. Und auf die Frage des Arztes, ob die Mutter ähnliche Probleme hatte, wird sie mit »Ja« antworten und verblüfft nachfragen, woher man das wisse.

Hier liegt eine – Achtung, hier kommt jetzt das böse Wort – Arthrose der Fingergelenke vor. Oftmals ist die Diagnose die erste Begegnung der Patientinnen mit Arthrose, über die sie aber schon alles Mögliche gehört haben und dann regelrecht geschockt reagieren. »Wieso ich? Und wieso jetzt?« Ein fein-

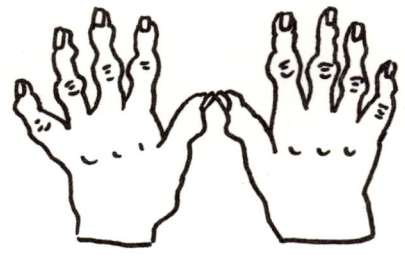

Im Laufe der Zeit können alle Finger- und Daumengelenke betroffen sein, die Hände wirken zunehmend plump und unbeweglich.

fühliger Orthopäde wird ein wenig ausholen, ein weniger feinfühliger trocken sagen: »Arthrosen haben in der Regel etwas mit dem Lebensalter zu tun.«

Frauen haben deutlich häufiger Arthrose an den Händen, und der Erkrankungsbeginn geht oft einher mit dem der Wechseljahre. Betroffen sind oft die Fingermittel-, Fingerend- und Daumensattelgelenke, aber auch die anderen Gelenke des Körpers bleiben nicht verschont. Sind die Fingergelenke betroffen, können im späten Stadium knöcherne Verdickungen um das Gelenk herum entstehen.

Während die Diagnose einfach durch Ultraschall und Röntgen zu bestätigen ist, sieht es mit der Therapie ganz anders aus: Sie ist schwierig und bleibt häufig im Ergebnis für Patient und Arzt unbefriedigend. Meine Mutter hatte eine massive Polyarthrose der Hände und konnte zum Schluss kaum noch greifen oder schreiben. Da sie nicht in Berlin wohnte, wurde sie von mir zwar beraten, aber von vielen Orthopäden, Rheumatologen und Unikliniken betreut, ohne dass sich eine wesentliche Besserung ergab. Wenn die Polyarthrose sehr aktiv ist, können entzündungshemmende Medikamente eingenommen werden. Zudem kann man Kortison in die betroffenen Gelenke spritzen, im weiteren Verlauf auch ein schwach radioaktives Medikament, Radiosynoviorthese oder kurz RSO genannt. Hierfür müssen Sie aber einen Nuklearmediziner aufsuchen. Auch eine

Röntgenreizbestrahlung kann zur Eingrenzung der entzündlichen Aktivität eingesetzt werden. Der Einsatz von modernen Rheumamedikamenten ist immer wieder ein Thema von klinischen Studien, noch gibt es dafür aber keine generelle Empfehlung. Operativ kann das Gelenk versteift oder ersetzt werden, wobei – siehe oben – damit nicht automatisch ein befriedigendes Ergebnis erreicht wird. Schlussendlich muss man wohl sagen, dass die Betroffenen im ungünstigen Fall schlicht damit leben müssen.

⇒ Fazit:

- Polyarthrose der Hände lässt sich einfach diagnostizieren, aber nur schwer behandeln. Im Sono zeigen sich verdickte Gelenkkapseln und Ergüsse, im Röntgenbild sieht man die Arthrose der kleinen Gelenke.

- Gegen die Schmerzen helfen entzündungshemmende Medikamente wie Ibuprofen; ein Ergotherapeut kann Ihnen Kniffe zeigen, wie Sie Ihre Finger entlasten.

- Weitere Maßnahmen sind Röntgenreizbestrahlung, Kortison, radioaktive Spritzen und selten Operationen. Der Ausgang bei all diesen Maßnahmen ist leider häufig unbefriedigend.

18

Die ganze Last des Körpers auf den Beinen

Wenn der Hüftkopf auf der Felge fährt: die Coxarthrose

Die Abnutzung des Hüftgelenks ist eine der häufigsten orthopädischen Erkrankungen. Sie alle kennen diese Männer der »Generation Silver«, die reichlich steif laufen, mit nach außen gedrehten Beinen und nach vorne geschobenem Becken. Dieser besondere Gang ist ein Zeichen für eine Arthrose des Hüftgelenks! Die Betroffenen leiden unter Schmerzen und Bewegungseinschränkungen, dazu kommen eine Schwellung sowie ein Erguss im Gelenk, außerdem Muskelschwund. Bei einer massiven Hüftarthrose bleibt am Ende oft nur ein künstliches Hüftgelenk.

Vor einer Hüft- oder Coxarthrose sind natürlich auch Frauen nicht gefeit, auch deutlich jüngere Menschen kann es treffen. Die Gründe, die zu einer Hüftgelenkarthrose führen können, sind im Wesentlichen Fehlanlagen des Gelenks (Dysplasien), Durchblutungsstörungen des Hüftkopfes (Nekrosen), Lösungen in der Wachstumsfuge (Epiphysiolysen) und Brüche im Bereich der Hüfte.

Während meiner Zeit als Assistenzarzt an der Uniklinik Essen war der jüngste Patient mit einer solchen Erkrankung gerade einmal fünf Jahre alt. Der Junge hatte eine kindliche Hüftkopfnekrose, Fachbegriff *Morbus Perthes*. Dabei verformt sich der Hüftkopf massiv, das Gewebe stirbt zum Teil ab. Warum genau es zu solchen Durchblutungsstörungen kommt, ist nicht ganz klar, möglicherweise liegen die Ursachen im hormonellen Bereich. Fakt ist jedenfalls, dass der Knochen lebendes Gewebe ist. Er wird auf- und abgebaut und kann wie das Herz im Rahmen eines Infarktes absterben.

Hüftkopfnekrosen gibt es auch im Erwachsenenalter, sie werden in Regel durch übermäßigen Alkoholkonsum begünstigt (wie beim Rockmusiker Eddie van Halen) oder durch Diabetes und Fettstoffwechselstörungen ausgelöst. Bei Kindern kann die Hüftkopfnekrose, wenn sie früh erkannt wird, gut behandelt werden. Bei Erwachsenen führt sie häufig zum Ersatz des Gelenks.

Die Fehlanlage des Gelenks (Dysplasie) ist einer der häufigsten Gründe für eine spätere Arthrose der Hüfte. In diesen Fällen ist der Hüftkopf nicht ausreichend von der Pfanne überdacht, weshalb es zu einer vermehrten Abnutzung des Knorpels kommt. Man kann sich das wie bei einem Schuh mit Pfennigabsatz vorstellen: Beim Pfennigabsatz wird viel Kraft über eine kleine Fläche übertragen, während bei einem normalen Absatz die gleiche Kraft auf eine deutlich größere Fläche wirkt. Deshalb läuft sich ein Pfennigabsatz auch viel schneller ab.

Interessanterweise ist den meisten Deutschen die Hüftdysplasie eher als ein Problem bei ihrem Schäferhund bekannt, weniger als eines ihrer Kinder. Ob diese Erkrankung vorliegt,

Der Abdruck eines Pfennig-
absatzes wirkt bleischwer,
während der eines breiten
Absatzes federleicht
daherkommt.

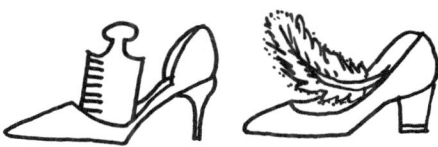

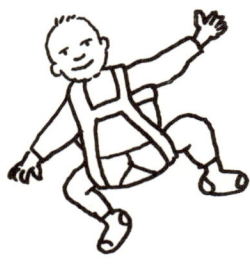

Die meisten Babys fühlen sich auch trotz Spreizhose pudelwohl.

wird bei der Kindervorsorgeuntersuchung U3 in der vierten oder fünften Lebenswoche des Säuglings festgestellt. Mit einem Ultraschall wird die Anlage der beiden Hüftgelenke geprüft. Wird eine Fehlanlage erkannt, wird dem Baby in der Regel eine Spreizhose verordnet, sodass sich das Gelenk weiter ausbilden und nachreifen kann. Hollywoodstar Brooke Shields erzählte einmal, wie grausam sie es empfand, ihrer Tochter ein solches »Folterinstrument« anlegen zu müssen. Ich habe den Eindruck, dass tatsächlich eher die Eltern als die Babys leiden. Die Säuglinge mit einer Spreizhose, die ich in meiner Praxis erlebt habe, waren immer ganz froh und munter. Wer – aus welchen Gründen auch immer – bei einer diagnostizierten Fehlstellung gegen eine Behandlung votiert, tut seinem Kind in jedem Fall nichts Gutes.

Die dritte Ursache für eine Coxarthrose ist die Lösung der Wachstumsfuge des Hüftkopfes bei Kindern zwischen dem neunten und vierzehnten Lebensjahr. Betroffen sind häufig übergewichtige oder sportlich sehr aktive Kinder. Durch das Ablösen des Hüftkopfes entsteht ein »unrundes« Gelenk, das vorzeitig verschleißt. Eine solche Epiphysenlösung kommt, ebenso wie die Hüftkopfnekrose, eher bei Jungen vor, während Dysplasien eher bei Mädchen auftreten.

Sie sehen also, ein Großteil der späteren Hüftarthrosen nimmt seinen Ausgang bereits in der Kinder- und Jugendzeit. Dazu gesellen sich schließlich noch Knochenbrüche, die den Hüftkopf oder die Hüftpfanne betreffen und häufig zu einem frühen Verschleiß des Gelenks führen. Ein Klassiker ist hier der Schenkelhalsbruch. Natürlich kann das Gelenk auch rascher verschleißen, wenn es extrem beansprucht wird. Der Skistar Markus Wasmeier erhielt schon mit 46 sein erstes und mit 49 sein zweites künstliches Hüftgelenk.

Die Ursachen einer Hüftgelenkarthrose sind vielfältig. Das Gute ist aber, dass man gegen einige dieser Ursachen wirksam vorgehen kann. Das Wichtigste ist, die Vorsorgeuntersuchungen im Kindes- und Jugendalter machen zu lassen und eine Fehlstellung rechtzeitig zu behandeln. Hüftdysplasie, Hüftkopfnekrose und Epiphysenlösung müssen nicht sein! Wenn bekannt ist, dass eine der oben beschriebenen Vorerkrankungen am Hüftgelenk vorliegt, sollte die Lebensführung angepasst werden. Interessanterweise sind Leute mit Hüftschäden immer die leidenschaftlichsten Läufer. Doch Joggen ist hier ein absolutes No-Go. Es ist oft schwierig, diese Patienten von anderen Ausdauersportarten wie Radfahren und Schwimmen zu überzeugen, aber es lohnt sich. Mittlerweile bekomme ich jährlich von der Transalp und anderen Radsportevents Postkarten von glücklichen Patienten ohne Hüftbeschwerden. Ebenfalls abzuraten ist von Aktivitäten, bei denen das Hüftgelenk stark gestaucht wird. Beim Skifahren sollten Sie einen Bogen um die Buckelpiste machen, und Volleyball nach Feierabend ist auch nicht zu empfehlen. Und achten Sie auf Ihre Ernährung. Vielleicht mal das eine oder andere Schnitzel weglassen und einen kritischen Blick auf den Body-Mass-Index werfen. Jedes zusätzliche Pfund belastet die Gelenke.

Wenn bereits eine Arthrose vorliegt, ist es wichtig, das Gelenk beweglich zu halten und die Muskeln zu kräftigen. Nicht um Muskelberge geht es hier, sondern um eine gute, ausdauernde Muskulatur. Steift ein Gelenk erst einmal ein, wird es nicht nur unbeweglich, es schmerzt auch. Bei beginnenden Arthrosen kann man Hyaluronsäure als effektives Gleit- und Schmiermittel in das Gelenk spritzen. Immer mehr Studien zeigen auch die Wirksamkeit von Eigenblutbehandlungen bei leichten Arthrosen. Dieses Medikament stellt unser eigener Körper für uns bereit. Aus dem Blut wird ein Mittel hergestellt, das Wachstumsfaktoren enthält und bei beginnender Arthrose hilft.

Ist die Arthrose zu ausgeprägt oder sind die oben genannten Therapien erfolglos, so ist Hopfen und Malz trotzdem noch nicht verloren, denn dann kann man immer noch operieren. Zunächst wird man es mit gelenkerhaltenden Eingriffen versuchen: Bei einer Spiegelung des Gelenks (Arthroskopie) können Knorpel geglättet, blockierende Gelenkkörper entfernt oder leichte »Formfehler« des Gelenks korrigiert werden. Bringt auch das keinen Erfolg, kommt es zu einem gelenkersetzenden Eingriff. Der Ersatz des Hüftgelenks ist eine der erfolgreichsten Operationen des 20. Jahrhunderts. An die 230 000 künstliche Hüftgelenke werden pro Jahr in Deutschland eingesetzt, das entspricht in etwa der Bevölkerung von Freiburg oder Magdeburg. Und 95 Prozent aller implantierten Hüftgelenke sind auch nach zwanzig Jahren noch im Einsatz. Patienten mit einem neuen Hüftgelenk können wieder Tennis spielen, Ski fahren, tanzen und am sozialen Leben teilnehmen. Wer möchte schon mit einem Gehstock gebrandmarkt zum »alten Eisen« gehören?

Bei der Frage: OP ja oder nein sollte man sich einmal mehr nicht nur am kalendarischen Alter des Patienten orientieren. Meine Lieblingspatientin 2016 war eine Dame im stolzen Alter

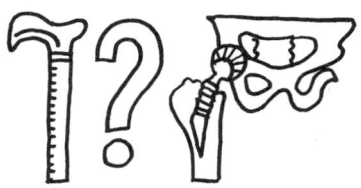

Bei der Frage Gehstock oder Hüftprothese fällt den meisten Patienten die Wahl nicht schwer.

von 92 Jahren. Sie kam drei Monate nach der Operation ganz euphorisch in die Praxis:»Ich treffe mich jetzt gleich mit meinen Enkeln zum Kaffee am Ku'damm, und ein iPhone habe ich jetzt auch. Und Sie werden noch sehen, das nächste Mal komme ich mit einer Vespa!« Wenn man so etwas erlebt, fragt man sich schon, was sich der viel zu früh verstorbene CDU-Politiker Philipp Mißfelder im Jahr 2003 gedacht hat, als er forderte, Patienten über 85 dürften kein neues Hüftgelenk mehr von den Krankenkassen bekommen.

Ich weiß nicht, wie die restlichen Franzosen das handhaben, aber in Paris sind auffallend viele Seniorinnen mit einem Kinderbuggy unterwegs. Die Damen lösen das Problem mit dem drohenden Gehstock sehr elegant und benutzen einfach einen Kinderbuggy als Gehhilfe. Das sieht dann so aus, als hätten sie gerade den Enkel zur Kita gebracht. Außerdem ist so ein Buggy praktisch zum Einkaufen und kann auch noch zusammengefaltet werden. C'est le chic parisien!

⇒ **Fazit:**

- Hüfterkrankungen in der Kindheit sollten ernst genommen werden. Unbehandelt legen sie den Grundstein für eine spätere Arthrose.
- Bei einer vorgeschädigten Hüfte auf den richtigen Sport achten: Joggen oder stauchende Bewegungen sind Gift, ebenso Übergewicht.
- Leichte Hüftarthrosen können gut mit Physiotherapie, Hyaluronspritzen oder Eigenblutplasma behandelt werden.
- Bringt ein gelenkerhaltener Eingriff keine Besserung, muss ein künstliches Hüftgelenk eingesetzt werden.

Wenn der Dichtungsring der Hüfte reißt: die Labrumläsion

Ein Mann Anfang sechzig, sehr gepflegt und in karierten Hosen, kommt in meine Praxis und klagt über Hüftbeschwerden. Welchen Sport betreibt er wohl? Richtig, der Mann spielt Golf! Diese spezifische Erkrankung, um die es im Folgenden geht, ist sozusagen ein Klassiker unter Golfern. Wird ein Golfschlag korrekt ausgeführt, so kommt es zu einer sehr starken Drehbewegung im Hüftgelenk. Dadurch können so starke Scherkräfte auf die Gelenklippe einwirken, dass diese zerreißt. Die Patienten haben dann Probleme, das Hüftgelenk zu beugen und nach innen zu drehen. Früher wurden viele Patienten als Spinner abgetan, die Schmerzen in der Leiste hatten und bei denen das Röntgenbild unauffällig war. Erst durch die MRT konnte dieses Krankheitsbild entdeckt, beschrieben und dank der arthroskopischen Chirurgie auch behandelt werden.

Die Gelenklippe der Hüftpfanne, lateinisch *Labrum* genannt, besteht aus Faserknorpel; Sie können sich das Ganze vereinfacht wie einen Dichtungsring der Hüfte vorstellen. Das Labrum sorgt für eine verbesserte Überdachung und Übereinstimmung in dem Hüftgelenk. Reißt das Labrum ein, so kommt es zu starken Schmerzen und den oben genannten Bewegungseinschränkungen. Kleinere Schäden kann man in Ruhe lassen, sie heilen bei etwas Schonung von selbst aus. Unterstützend ist hier Physiotherapie, auch entzündungshemmende Medikamente helfen bei der Schmerzbehandlung. Größere Risse bei einem ansonsten intakten Gelenk müssen behandelt werden. Hier gibt es – ähnlich wie in der Meniskuschirurgie – die Optionen, den Riss arthroskopisch zu nähen oder ein Stück des Labrums zu entfernen. Ein großer Riss, der nicht behandelt wird, kann langfristig zu einer Arthrose des Hüftgelenks führen.

⇒ Fazit:

- Dank medizinischer Fortschritte werden Patienten mit einer Labrumläsion heute nicht mehr als Simulanten oder Spinner abgetan.
- Kleine Risse können konservativ behandelt werden, sie bereiten oft auch wenig Probleme. Große Risse müssen operiert werden, auch um Langzeitschäden vorzubeugen.
- Aus Sicht der Hüfte ist Golfen nicht immer der perfekte Sport.

Wenn Männer O-Beine bekommen: die Gonarthrose

Vor mir liegt ein Foto aus dem Jahr 1974. Es zeigt unsere Fußballweltmeister. Ein Großteil dieser inzwischen in Würde gealterten Herren hat etwas gemeinsam. Man könnte sagen, sie haben ihren Ausstatter gewechselt: von Adidas zu namhaften Prothesenherstellern. Über die Hälfte des damaligen Teams ist heute mit künstlichen Knie- und Hüftgelenken ausgerüstet.

Es sind insbesondere Männer, die mit zunehmendem Alter durch O-Beine auffallen, wie sie der Fußballspieler Pierre Littbarski schon zu seinen aktiven Zeiten hatte. Der klassische Verschleiß des Kniegelenks, medizinisch Gonarthrose genannt, führt durch die einseitige Abnutzung häufig zu einer O-Stellung des Beines. Wenn Sie also einen älteren Herrn mit entsprechenden Haxen auf der Straße sehen, können Sie schon mit ziemlicher Sicherheit die richtige Diagnose stellen.

Aber warum bekommt man(n) überhaupt eine Gonarthrose? Die häufigsten Ursachen sind frühe Verletzungen des Kniegelenks, in erster Linie Bandverletzungen. Bis zu 80 Prozent aller Patienten, die schon einmal einen Riss des vorderen Kreuzbandes hatten, entwickeln später eine Arthrose des Kniegelenks. Auch Verletzungen des hinteren Kreuzbandes und der Seitenbänder können gravierende Spätfolgen haben. Bei der Weltklasseskiläuferin Lindsay Vonn, die zwischen 2007 und 2017 mehrfach Kreuz- und Seitenbandverletzungen sowie Brüche des Knieplateaus erlitten hat, ist eine Arthrose der Kniegelenke vorprogrammiert.

Gleiches gilt für die große Gruppe der Patienten mit Meniskusverletzungen. Vor allem zu Beginn der Meniskuschirurgie wurde dieser noch großzügig ausgebaut und wie ein kaputter Auspuff entsorgt, weshalb eine spätere Arthrose unausweichlich war. Fehlt dieser Puffer, kommt es zu einer unnatürlich hohen Belastung des Gelenks, und das findet der dazwischenliegende Knorpel gar nicht gut. Heute wird, wenn irgendwie möglich, der Meniskus gepflegt, genäht und erhalten.

Schließlich gibt es noch Patienten, die sich im Laufe ihres Lebens durch einen Knochenbruch das Gelenk zermatscht haben. Auch Infektionen und Entzündungen des Gelenks müssen ausgeschlossen werden. Ein Merksatz einer meiner Oberärzte war, dass jede Knieschwellung eines Mannes im geschlechtsfähigen Alter ohne Unfallereignis bis zum Beweis des Gegenteils als Gonorrhoe, also Tripper anzusehen sei. Ungünstig ist da immer die Konstellation, wenn ein Pärchen zusammen zum Orthopäden kommt und man einem der

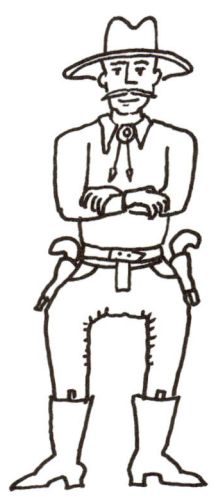

Ein stark o-beiniger Gang wie bei John Wayne deutet auf eine baldige Arthrose der Kniegelenke hin.

Partner, der möglicherweise gerade allein im Urlaub war, erklären muss, dass er Gonokokken im Knie hat. Manche Kniearthrosen kommen, salopp formuliert, wie Kai aus der Kiste und keiner weiß, woher.

Und schließlich sind Fehlstellungen des Kniegelenks ein Grund für eine spätere Arthrose. Ausgeprägte O-Beine, wie sie häufig bei Männern zu sehen sind, und starke X-Beine, wie sie Frauen eher haben, führen zu einer ungleichmäßigen Belastung des Gelenks und damit zu einem einseitigen Abrieb des Knorpels an der Gelenkinnen- beziehungsweise -außenseite. Das kann man sich in etwa so vorstellen, als würde ein Autoreifen schief montiert; er liegt daher nicht plan auf der Straße auf, sondern leicht verkantet, weshalb der Gummi auf der Innen- oder der Außenseite verstärkt abgefahren wird. Gleiches passiert mit dem Knorpel im Knie, weshalb eine deutliche »Achsfehlstellung« auch begradigt werden sollte.

Was also ist zu tun, um der Entwicklung einer Gonarthrose entgegenzuwirken? Und wie sollte ein bereits vorhandener Knieverschleiß behandelt werden? Als Erstes sollten Knieverletzungen grundsätzlich ernst genommen werden. Man muss sicherlich nicht wegen jedem blauen Fleck zum Orthopäden rennen, doch Schmerzen, Schwellungen und Bewegungseinschränkungen des Kniegelenks über mehrere Wochen gehören abgeklärt. Dahinter können Entzündungen stecken, Infektionen des Gelenks, aber eben auch schwere Abnützungserscheinungen. Insbesondere Männer neigen dazu, eher zu spät einen Arzt aufzusuchen als zu früh. Ich erinnere mich in diesem Zusammenhang an einen kuriosen Fall aus meiner Praxis: Ein älterer Herr, der seine Kniegelenke nicht mehr strecken konnte, hatte bereits seinen Autositz umrüsten lassen, da er die Pedale nicht mehr sicher erreichen konnte. Auf die einfache Idee, wegen seiner Knieprobleme einen Arzt aufzusuchen, war er nicht gekommen. Als er es endlich doch getan hatte, waren beide Kniegelenke schon so im Eimer, dass ihm zwei künstliche eingesetzt werden mussten. Nun konnte er auch wieder mit dem nicht umgerüsteten Wagen seiner Frau fahren, wobei ich nicht weiß, ob diese seine Freude darüber teilte ...

Eine Operation ist immer das letzte Mittel der Wahl. Aber auch hier gilt: Je früher Sie zum Arzt gehen, umso besser wird der OP-Verlauf sein. Denn bei lange verschleppten massiven Knieproblemen kann es passieren, dass die Bänder dann bereits so ausgeleiert sind, dass die Operation deutlich erschwert ist. Achten Sie also auf die Signale Ihres Körpers, und zögern Sie die Sache nicht unnötig lange hinaus.

Ein weiteres, ganz einfaches Mittel zur Prävention einer Gonarthrose ist es, die richtige Sportart für sich auszuwählen. Nicht jeder Sport ist für alle gleichermaßen geeignet. Wenn Sie hin und wieder joggen, haben Sie bestimmt auch schon gestutzt, wer da so alles seine Runden dreht. Selbst ohne medizinische Vorkenntnisse weiß man: Der oder die tut sich mit dem Laufen keinen Gefallen. Ich begegne beim Joggen oft Leuten mit ausgeprägten O- oder X-Beinen, bei denen ich fast schon höre, wie der Knorpel bei jedem Schritt verzweifelt ruft: »Aua! Stopp!« Kein Wunder, dass der Knorpel irgendwann seinen Koffer packt und sich entrüstet vom Acker macht. Und wissen Sie was? Ich verstehe den Knorpel. Bei einer Fehlstellung sollten Sie auf Sportarten zurück-

Vor dem Knieschmerz können Sie nicht wegjoggen, laufen Sie doch lieber zum Orthopäden!

greifen, die die Gelenke nicht zusätzlich belasten. Das gilt auch für den Fall, dass Sie sich mit Übergewicht plagen. Ab einem BMI (Body-Mass-Index) von 35 ist Laufen sicherlich keine so gute Idee. Schwimmen wäre da deutlich besser, aber das zieht bei den meisten Patienten nicht so. Laufen, bis der Arzt kommt ...

Deutet sich eine Arthrose des Gelenks an, wird zunächst versucht, das Gelenk mit konservativen Mitteln zu behandeln. Physiotherapie hilft, um beweglich zu bleiben, Bandagen und stützendes Schuhwerk entlasten das Gelenk. Auch Hyaluronsäure, die ins Gelenk gespritzt wird und die Gleitfähigkeit erhöht, kann die Situation verbessern. Ebenfalls bewährt hat sich die Gabe von thrombozytenreichem Plasma, gewonnen aus Eigenblut.

Reicht das nicht mehr aus, kommen verschiedene Operationsverfahren zur Anwendung. Häufig werden Gelenkspiegelungen vorgenommen, um den Knorpel lokal zu behandeln. Ist der Knorpelschaden nicht zu massiv, können einige noch vorhandene Knorpelzellen entnommen werden, über sechs Wochen im Labor vermehrt und danach in einer weiteren Operation in das Knorpelloch eingebracht werden. Ich erkläre das meinen Patienten immer mit folgender Analogie: Fehlen ein oder zwei Stäbchen im Parkett Ihres Wohnzimmers, können Sie diese Lücke problemlos schließen. Das wäre die Variante Knorpelzelltransplantation. Fehlen sehr viel mehr Stäbchen und ist auch das umgebende Parkett ausgetreten wie eine alte Treppenstufe, würden die Knorpelzellen nicht stabil einheilen können.

Ist dies alles ausgeschöpft, bleiben noch die gelenkersetzenden Operationen: Zum Einsatz kommen entweder Teilprothesen, die nur einen Abschnitt des Gelenks ersetzen, oder Vollprothesen. Ziel dieser Operationen ist, wie es neuerdings so schön auf den Kongressen heißt, »das vergessene Knie«. Das heißt, der Patient soll vergessen, dass er ein geschädigtes Gelenk hatte, das durch ein künstliches Gelenk ersetzt wurde. Tatsächlich sind sowohl die OP-Methoden als auch die Implantate in den letzten Jahren kontinuierlich verbessert worden. Nach einem Eingriff gilt die Maxime: Viel bewegen, aber wenig belasten.

⇒ Fazit:

- Kniebeschwerden rechtzeitig abklären lassen.
- »Achsfehlstellungen« korrigieren lassen, bevor der Knorpelschaden maximal ist.
- Nicht immer ist Joggen der richtige Sport.
- Übergewicht belastet die Gelenke, gerade im Knie.

Wenn der Stoßdämpfer im Knie reißt: die Meniskusverletzung

Meniskusverletzungen kennt jeder, aber kaum jemand kann sich so richtig etwas unter einem Meniskus vorstellen. Also: Ein Meniskus ist eine Art Stoßdämpfer im Kniegelenk. Jedes Knie besitzt zwei davon, einen Innen- und einen Außen-Stoßdämpfer. Diese *Menisci,* wie sie im Plural heißen, liegen zwischen den Gelenkflächen von Ober- und Unterschenkel und sorgen für eine gleichmäßige Druckverteilung im Gelenk. Sie bestehen zu fast 90 Prozent aus Kollagenfasern und erinnern in ihrer Form an einen Halbmond. Darauf deutet auch schon der Name hin, der aus dem Griechischen stammt und »kleiner Mond« oder »mondförmiger Körper« bedeutet. Die Bedeutung dieser kleinen Scheiben ist nicht zu unterschätzen: Fehlt ein Meniskus, kommt es zu einer ungewohnten Druckbelastung auf den

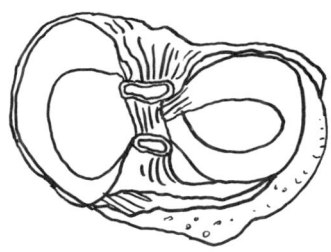

Zwei Menisci schützen unser Kniegelenk.

Knorpel. Der findet das ungehinderte Einwirken von Druck-
und Zugbelastungen meist gar nicht lustig und reagiert mit Abbau.

Grundsätzlich gibt es zwei Arten von Meniskusschäden: verletzungsbedingte und degenerative. Wie auch die Knorpelflä-
chen unserer Gelenke verschleißen die Menisken im Laufe der
Zeit. Gerade das Knie ist hohen Belastungen ausgesetzt; durch
die Kräfte, die einwirken, wird das Meniskusgewebe ausge-
walzt. So wie ein Kuchenteig durch den Druck einer Teigrolle
immer dünner wird, verliert auch der Meniskus mit den Jahren
an Umfang. Er wird immer dünner und brüchiger, bis er reißt.
Der Innenmeniskus ist deutlich häufiger betroffen als der Außenmeniskus, da er weniger beweglich ist und bei extremen Belastungen nicht so gut ausweichen kann wie sein Kollege auf
der Außenseite.

Risse sind aber nicht nur die Folge von Verschleiß, sie sind
überhaupt die häufigste Ursache für Erkrankungen in diesem
Bereich. Doch Meniskusriss ist nicht gleich Meniskusriss, es
gibt verschiedene Formen: vom einfachen geraden Riss bis zum
»Harry-Potter-Z« kommen alle erdenklichen Muster vor. Für
die weitere Behandlung ist es wichtig, die Rissform zu
bestimmen und sich ein Bild vom Umfang des Schadens zu
machen. Eine MRT kann außerdem zeigen, ob Begleitverlet-
zungen wie ein Kreuzbandriss vorliegen. Das kommt bei trau-

matischen Meniskusverletzungen – etwa durch das Verdrehen des Kniegelenks – häufig vor. Wird eine solche Bandverletzung übersehen, wird auch die Meniskusbehandlung kaum von Erfolg gekrönt sein. Denn selbst die beste Meniskusnaht kann bei einem instabilen Gelenk nicht dauerhaft halten.

Das Stichwort »Meniskusnaht« bringt uns zu der Frage, wie ein Meniskusschaden behandelt wird. Kleinere Meniskusverletzungen wie etwa Quetschungen sind oft unproblematisch. Hier genügt eine konservative Behandlung durch Schonung. Größere Risse allerdings, die zu einer Schwellung und Bewegungseinschränkung des Gelenks führen, müssen operiert werden. Dabei gilt die Maxime: Meniskuserhalt vor Meniskusentfernung. Denn ist der Meniskus erst einmal entfernt, kann er den Knorpel nicht mehr schützen, weg ist weg. In den Anfängen der Meniskuschirurgie war das noch ganz anders, da wurde der Meniskus großzügig durch einen beeindruckenden großen Schnitt seitlich des Kniegelenks entfernt. Die Patienten entwickelten fast ausnahmslos im Laufe ihres Lebens eine Arthrose des Gelenks. Kein Wunder, denn durch einen Meniskusverlust steigt der Druck auf den Knorpel immens an, er wird immer weiter geschädigt, bis im Endstadium kein Knorpel mehr da ist und Knochen auf Knochen reibt – fertig ist die sogenannte Knochen-an-Knochen-Arthrose. Weil Studien zudem belegt haben, dass bei den Betroffenen im Vergleich zur Normalbevölkerung eine über das Hundertfache (!) erhöhte Wahrscheinlichkeit für ein künstliches Kniegelenk bestand, hat die Medizin hier umgedacht.

Voraussetzung für eine moderne, mit der Schlüssellochtechnik (minimalinvasiv) durchgeführte Meniskusnaht ist natürlich, dass der Meniskus nicht zu komplex geschädigt ist und noch eine gute Struktur hat. Ist er zu sehr geschädigt, so wird ein Teil des Meniskus entfernt, wobei ein guter Operateur hier nach dem Prinzip »So viel wie nötig, aber so wenig wie möglich« verfahren wird. Interessant ist in diesem Zusammenhang, dass Profisportler häufig eine Meniskusnaht ablehnen. Nach einer Meniskusteilentfernung können sie verlässlich nach zwei bis vier Wochen ihren Sport wieder aufnehmen. Nach einer Meniskusnaht müssen sie wochenlang pausieren, damit der Meniskus heilen kann, doch nicht selten reißt er dennoch wieder, wenn die Belastung hochgefahren wird. Die Folgen sind eine erneute Operation und eine weitere Sportpause. Bei dem immensen Druck, dem Sportler heute auch finanziell ausgesetzt sind, beuten sie ihren Körper häufig bis zum Anschlag aus. Das Denken ist kurzfristig, getaktet nach der Saison mit ihren Höhepunkten, die langfristigen Folgen werden ausgeblendet. Der klassische Dialog in der Praxis verläuft dann so:

Arzt: »Wir können versuchen, Ihren Meniskus zu nähen, die Erfolgsaussichten sind gut. Allerdings müssten Sie nach der Operation sechs Wochen auf Krücken gehen und ... «

Sportler: »Haben Sie gerade sechs Wochen gesagt?«

Arzt: »Ja, warum?«

Sportler: »Auf keinen Fall, das geht nicht! Dann ist die Saison vorbei.«

Arzt: »Eine Naht wäre aber für Ihr Knie besser, und Sie könnten langfristige Schäden vermeiden.«

Sportler: »Wie lange müsste ich pausieren, wenn Sie den kaputten Teil des Meniskus entfernen?«

Arzt: »Ungefähr vierzehn Tage.«

Sportler: »Perfekt! Doc, Sie müssen mir versprechen, dass Sie meinen Meniskus auf keinen Fall nähen!«

Diese Haltung ist aus ärztlicher Sicht bedauerlich, denn für das Knie ist der Meniskuserhalt in jedem Fall die bessere Option.

Aus der Sicht der Sportler, die – je nach Alter – vielleicht noch mit maximal zehn weiteren Jahren als Profi rechnen können und in diesem Zeitraum den Hauptteil ihres Einkommens erwirtschaften müssen, aber auch verständlich. In jedem Fall sollten aber die langfristigen Risiken einer solchen Entscheidung klar aufgezeigt werden.

In Fällen, wo ein Meniskuserhalt nicht möglich ist, gibt es die Möglichkeit, einen künstlichen Meniskus einzusetzen. Dieser besteht entweder aus Rinderkollagen oder aus Kunststoff. Im Gegensatz zu den USA ist es in Deutschland aufgrund der rechtlichen Situation kaum möglich, Leichenmenisci zu transplantieren. Das ist aus meiner Sicht bedauerlich, da ein Leichenmeniskus aus natürlichem Gewebe besteht und die Einheilung daher deutlich besser ist. In den Vereinigten Staaten gibt es spezielle Datenbanken, über die wie beim Schuhkauf genau die passende Größe und Seite angefragt werden kann, sodass eine gute Übereinstimmung erzielt wird.

Bei den degenerativen Meniskusverletzungen muss man sich den Meniskus wie ein sprödes Gummi bei einem Einweckglas vorstellen. Für einen Riss reicht schon ein tiefes In-die-Knie-Gehen beim Zubinden der Schuhe. Diese Meniskusverletzungen werden vorzugsweise ohne Operation behandelt. Bleiben die Beschwerden und wird das Knie immer wieder dick, so wird auch hier operiert. Wie Sie sich vorstellen können, machen Nähte bei einem so dünnen, porösen »Material« keinen Sinn. Daher wird in diesen Fällen der betroffene Teil des Meniskus entfernt.

Ein Sonderfall sind Patienten mit Arthrose *und* Meniskusriss. Hier steht nicht mehr die Meniskusverletzung im Vordergrund, sondern die Arthrose. Eine isolierte Behandlung des Meniskus allein würde hier nicht helfen, da der Meniskusschaden neben Knorpelschaden und Gelenkschleimhautentzündung nur ein Teilaspekt der Arthrose ist.

⇒ **Fazit:**

- Meniskusriss ist nicht gleich Meniskusriss: Der Meniskus kann durch einen Unfall oder eine plötzliche Überbelastung reißen, er kann mit den Jahren aber auch porös werden wie ein altes Gummi.
- Nicht jeder Meniskusriss muss operiert werden, und wenn eine OP doch nötig sein sollte, wird der Chirurg einer Erhaltung den Vorzug vor einer Entfernung geben.

Wenn das Drehkreuz des Knies fehlt: die Kreuzbandverletzung

Manchmal ist die Medizin so einfach: Zwei Bänder überkreuzen sich, und schon heißen sie Kreuzbänder. Pro Knie haben wir je ein vorderes und ein hinteres Kreuzband. Sie sind die zentralen Pfeiler des Kniegelenks und entscheidend für dessen Stabilität. Das Kniegelenk ist im Alltag vielen Belastungen ausgesetzt. Wir springen, gehen, rennen, machen Bewegungen mit schnellen Tempowechseln und solche, bei denen das Gelenk gedreht wird. All das muss das Knie – neben der Last unseres Körpergewichts – aushalten und abfedern. Dass es bei diesen gewaltigen Einwirkungen nicht »in die Knie geht«, dafür sorgen die Muskulatur, die Innen- und die Außenbänder und vor allem die Kreuzbänder.

Blickt man von vorne auf das Innere eines menschlichen Knies, erkennt man zunächst das vordere Kreuzband, lateinisch *Ligamentum cruciatum anterius*. Wie der Name vermuten lässt, liegt das hintere Kreuzband *(Ligamentum cruciatum posterius)* dahinter. Sie verlaufen in entgegengesetzte Richtungen und kreuzen sich in der Mitte. Neben der Stabilität sorgen sie außerdem dafür, dass wir unser Knie nicht unbegrenzt rotieren lassen können, und verhindern eine übermäßige Streckung des Kniegelenks.

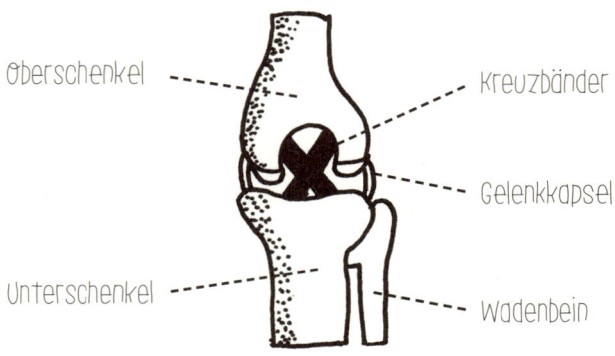

Wie ein Kreuz liegen unsere Kreuzbänder in der Mitte des Kniegelenks und sorgen für eine beeindruckende Stabilität.

Anhand ihrer Aufgaben lässt sich erahnen, was passiert, wenn das Kreuzband Schaden nimmt. Der Klassiker ist der Kreuzbandriss am Wochenende beim Fußballspielen. Der ambitionierte Hobbyfußballer ist gefühlt häufiger betroffen als der Profikicker, weil er in der Regel fehlende Fitness und Technik mit körperlichem Einsatz kompensiert. Die mahnenden Worte der Ehefrau beim Verlassen der Wohnung »Übertreib es nicht!« sind auf dem Platz schnell vergessen. Eine unglückliche Verdrehung des Knies, schon ist es passiert. Im überwiegenden Teil der Fälle reißt dabei das vordere Kreuzband, denn es wird stärker belastet und ist zudem dünner. In den Wintermonaten sind oft Skifahrer unter den Opfern. Am Montag ist die Praxis voll mit humpelnden Menschen mit einem dicken, geschwollenen Bein und schmerzverzerrtem Gesicht.

Bei der Untersuchung muss nun abgeklärt werden, ob das Band nur überdehnt wurde, ob ein Anriss oder ein kompletter Durchriss vorliegt. Außerdem muss untersucht werden, ob es weitere Schäden gibt: So können gleichzeitig das Innenband und der Meniskus verletzt sein. Auch der Knorpel kann in Mitleidenschaft gezogen sein, seltener sind auch knöcherne Ausrisse möglich.

Zum Einsatz kommt bei der Untersuchung der sogenannte Schubladentest: ein maximal schwieriges Unterfangen, weil der Patient dabei ständig »Aua« schreit und damit auch nicht aufhört, wenn der Arzt das Knie schon gar nicht mehr berührt. Der Test wird in Rückenlage durchgeführt, die Beine des Patienten baumeln dabei vom Knie abwärts von der Untersuchungsliege. Der Arzt greift nun mit einer Hand die Ferse und zieht entweder mit der anderen das Schienbein des Patienten nach vorne oder drückt es nach hinten. Bei einem intakten Kreuzband passiert – nichts. Bei einem kaputten *vorderen* Kreuzband lässt sich der Unterschenkel aus dem Gelenk heranziehen wie eine Schublade; und bei einem kaputten *hinteren* dementsprechend nach hinten drücken. Das Kniegelenk ist locker und wackelt wie ein Lämmerschwanz. Als Faustregel gilt: Bei einer Verschiebbarkeit von über 0,5 cm liegt ein Riss vor. Um festzustellen, was sonst noch alles im Gelenk beim Kicken am Wochenende zerschossen wurde, braucht es aber noch eine MRT.

Überdehnungen des vorderen Kreuzbandes und Teilrisse können, wenn das Knie in der klinischen Untersuchung ausreichend stabil ist, ohne Operation durch Schienen, Physiotherapie und gezieltes Muskeltraining behandelt werden. Risse, die mit Instabilität einhergehen, müssen operiert werden. Ein instabiles Gelenk hat ein vielfach erhöhtes Risiko für die Entwicklung einer Arthrose, da der Knorpel dadurch übermäßig beansprucht und auf Dauer abgerieben wird. Und weil keiner schon mit 45 Jahren ein künstliches Knie haben möchte, wird das Kreuzband also ersetzt. Der Goldstandard ist der Ersatz des Kreuzbandes durch Materialien aus unserer eigenen Körperwerkstatt. Genialerweise gibt es hier eine breite Palette an Sehnen, auf die man zurückgreifen kann. Geeignet sind Sehnen aus der Rückseite des Oberschenkels, die Patellasehne oder die Quadrizepssehne. Schon sechs Wochen nach dem Eingriff ist das Bein wieder alltagstauglich. Sportprofis müssen sich allerdings gut ein halbes Jahr gedulden, bis sie ihren Sport wieder aufnehmen können.

Die Kreuzbandoperation ist die heilige Kuh der Orthopädie. Noch bis in die 1980er-Jahre hinein gab es eine Altersgrenze für Patienten: Wer über fünfzig war, hatte keine Chance auf eine Rekonstruktion des Kreuzbandes. Diese Zeiten sind zum Glück vorbei; heute wird weniger auf das kalendarische Alter geachtet, sondern auf das biologische. Erleidet ein fitter 65-Jähriger bei sonst gesundem Kniegelenk einen Kreuzbandriss, sollte operiert werden. Die Operationsmethoden haben sich beständig weiterentwickelt, die Erfolgsaussichten sind sehr gut.

Übrigens: Auch wenn Sie beim Lesen einen anderen Eindruck gewonnen haben sollten (Stichwort »Freizeit- und Profikicker«) – Frauen haben im Vergleich zu Männern ein ungefähr fünffach (!) erhöhtes Risiko für eine Kreuzbandverletzung. Das hat anatomische und hormonelle Gründe. Das Leben kann manchmal ungerecht sein, aber dafür behalten die Damen in der Regel ihre Kopfhaare. Betroffen sind auch hier häufig Fußballspielerinnen, Skiläuferinnen und Snowboarderinnen. Und nicht selten folgt auf den Kreuzbandriss im einen Knie der Riss im anderen. Den kuriosesten Fall erlebte ich vor einiger Zeit mit Zwillingen: Die beiden Mädchen waren leidenschaftliche Fußballerinnen. Nachdem ich die eine nach einem Kreuzbandriss gerade wieder fit auf dem Platz hatte, erlitt die Schwester einen Kreuzbandriss. Und als ich die gerade wieder fit auf dem Platz hatte ... Nach dem erneuten Kreuzbandriss, diesmal im anderen Bein, entschieden die beiden, ihre Kickerkarriere an den Nagel zu hängen.

⇒ **Fazit:**

- Instabile Gelenke müssen operiert werden, auch um das langfristige Risiko einer Arthrose zu minimieren.
- Ist das Gelenk stabil und liegt nur eine Überdehnung oder ein leichter Riss vor, kann zunächst konservativ behandelt werden. Dabei kommt für mehrere Wochen eine Schiene zum Einsatz.
- Nach einer OP muss eine Sportpause von einem halben Jahr eingehalten werden.

Wenn die Kniescheibe herausspringt: die Patellaluxation

Während meiner Zeit als Assistenzarzt musste ich viele Gutachten erstellen. Ein spannender und ungewöhnlicher Auftrag war folgender: Eine Jurastudentin hatte einvernehmlichen Sex mit ihrem Freund, ebenfalls ein Jurastudent. Nun gibt es natürlich viele Arten des körperlichen Verkehrs. Was auch immer im Schlafzimmer vor sich gegangen sein mag, Fakt war, dass der Studentin beim Sex die Kniescheibe herausgesprungen war und diese in der Uniklinik wieder eingerenkt werden musste. Die Studentin verklagte daraufhin ihren Freund wegen Körperverletzung und forderte Schmerzensgeld.

Ich sollte mit meinem Gutachten nun herausfinden, ob es sich bei diesem Unfall um eine »Gelegenheitsursache« handelte, sprich: ob die Kniescheibe auch beim Aufstehen von einem Badehandtuch am Strand, beim Skateboardfahren oder anderen Gelegenheiten hätte rausspringen können. Oder ob dies ein spezifischer Unfall im Sinne der Unfallversicherung war, bei dem »die versicherte Person durch ein plötzlich von außen auf ihren Körper wirkendes Ereignis unfreiwillig eine Gesundheitsschädigung erleidet«. Es folgten Befragungen, der Unfallhergang wurde rekonstruiert, die Achse des Knies vermessen und dessen Stabilität getestet. Am Ende stellte sich heraus, dass die Jurastudentin eine klassische »Patellaluxationskandidatin« war, mit den Risikofaktoren weibliches Geschlecht, Überbeweglichkeit und Fehlanlage des Kniegelenks. Die Klage wurde zugunsten ihres Ex-Freundes abgewiesen. Unbeantwortet blieb allerdings die Frage, welche Art von Sex dazu geführt hatte, dass die Kniescheibe heraussprang …

Die Instabilität der Kniescheibe ist ein Riesenthema. Die klassische Patientin ist eine junge Frau zwischen sechzehn und dreißig Jahren. Sie hat unspezifische Schmerzen im vorderen

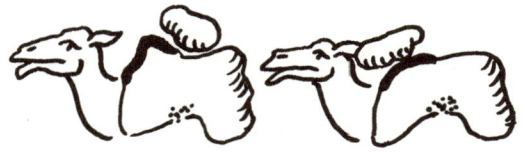

Im gesunden Gelenk wird die Kniescheibe wie auf einem Kamelrücken von zwei Höckern gehalten, bei einer Fehlanlage fehlt ein Höcker und die Kniescheibe springt aus dem Gelenk.

Kniebereich und ist überbeweglich (hyperlax), kann also ihre Gelenke stärker durchdrücken. Dieses Phänomen tritt wesentlich häufiger bei Frauen als bei Männern auf. Die Patientin neigt dazu, leicht umzuknicken, ihr Gang ist etwas x-beinig mit nach außen gedrehten Unterschenkeln. Hinzu kommt eine Fehlanlage des Gleitlagers der Kniescheibe. Normalerweise sitzt die in einer stabilen Position wie zwischen zwei Kamelhöckern. Von diesen Höckern gehalten, kann sie je nach Bewegung sicher nach oben oder unten gleiten. Fehlt erblich bedingt einer dieser Höcker, so wird die Kniescheibe immer wieder aus ihrer Position rutschen.

Durch das Verrutschen nach außen wird mit der Zeit der Knorpel hinter der Kniescheibe oder im Gleitlager geschädigt. Sitzen die Patienten mit herabhängenden Beinen auf der Untersuchungsliege und bewegen das Knie, merkt man den Schaden bereits beim Auflegen der Hand auf das Knie: Es knirscht und reibt, als wäre Sand im Getriebe.

Was also ist zu tun? Bei milder Ausprägung wird mit Bandage und Physiotherapie konservativ behandelt. Bei mehrfachem Herausspringen der Kniescheibe sollte operiert werden. Springt die Kniescheibe zu oft heraus, wird der Knorpel so sehr geschädigt, dass bleibende Schäden entstehen. Wir Orthopäden sprechen hier vom »point of no return« – die Schädigung kann nicht mehr rückgängig gemacht werden. Die Kniescheibe wird dann durch ein neues Band gefesselt, sodass sie nicht mehr herausspringen kann. Auch eine Neuformung des Gleitlagers der Kniescheibe ist manchmal nötig.

⇒ **Fazit:**

• Besonders betroffen sind Frauen, überbewegliche Menschen und solche, die eine Fehlanlage des Gelenks haben.

- Bei mehr als einer Luxation sollte operiert werden, ansonsten helfen Bandagen und Physio.
- Den Freund erst verklagen, wenn sicher ist, dass er auch schuld war.

Wenn das Knie überlastet ist: die schmerzende Patellasehne

Der typische Patient ist männlich, geht etwa in die achte Klasse, spielt im Verein Basketball oder Handball und trägt seine Jeans auf dem »all-time low«, sodass man seine Unterhose annähernd komplett sehen kann. Er ist natürlich sehr cool, wird aber leider gegen seinen Willen noch von seinen Eltern zum Arzt begleitet und versteht auch nicht, warum er für eine Knieuntersuchung seine Jeans ausziehen muss. In Anlehnung an das iPhone wird diese Generation in der Werbung gerne »iGeneration« genannt. Der Junge hat schon länger Beschwerden, sich darüber aber ausgeschwiegen, weil er weder das Training noch die anstehenden Wettkämpfe verpassen wollte. Außerdem ist Jammern uncool.

Die Diagnose ist klinisch einfach zu stellen. Die Jeans muss runter, dann wird der Arzt auf das untere Ende der Patellasehne Druck ausüben und prüfen, ob das Strecken des Kniegelenks gegen einen Widerstand (der Arzt hält dagegen) schmerzfrei möglich ist. Geht das nicht, ist eigentlich schon alles klar.

Die Patellasehne ist etwa 5 bis 6 Millimeter dick und zieht sich sozusagen als Fortsetzung des Oberschenkelmuskels vom unteren Ende der Kniescheibe *(Patella)* zu einem knöchernen Vorsprung am Schienbein. Sie ist letztlich bei jeder Bewegung der Beine gefordert, denn sie ist verantwortlich für die Kraftübertragung vom Oberschenkel auf den Unterschenkel.

Würde sie durch eine schwere Verletzung in ihrer Funktion ausfallen, könnten Sie das Knie nicht mehr selbst strecken.

Der knöcherne Vorsprung, an dem die Patellasehne ansetzt, ist über eine Wachstumsfuge mit dem Unterschenkel verbunden und gerade im Alter unseres jungen, coolen Patienten, wenn der Körper schnell und viel wächst, eine Schwachstelle. Kommt es durch Sport zu einer Überlastung dieser empfindlichen Struktur, so ruft diese Zone zum Warnstreik auf, die Sehne reagiert gereizt und entzündet sich. Das Tolle an einer Entzündung ist, dass sie dem

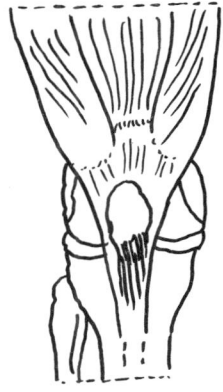

Sorgenkind Patellasehne: Sie entzündet sich bei Klein und Groß gerne bei Überlastung im Sport.

Körper sagt: »Mach mal Pause, Kollege.« Und genau das wäre auch als Therapie angesagt. Ich sage bewusst wäre, denn für viele Patienten ist genau das ein Killer. Pause? Geht gar nicht. Vor allem mit Sportlern, egal ob sechs oder sechzig, ist es aber immer das Gleiche. Sie wollen maximal schnell wieder fit sein und auf keinen Fall pausieren. Einen Sportler zu einer Pause zu nötigen ist in etwa so, als ob man einem Junkie seine Drogen wegnimmt. Aber es geht nun einmal nicht anders: Ruhe und nochmals Ruhe, dazu gezielte Physiotherapie und Kühlung. Vorübergehend können auch entzündungshemmende Medikamente eingenommen werden.

Ich wende in Sachen Pause bei besonders uneinsichtigen Patienten hin und wieder einen Trick an: Ich setze die Sportpause erst einmal bewusst zu kurz an und verlängere sie beim nächsten Besuch einfach noch mal. Kleine Notlüge, aber was will man machen! Eine gängige Ruhepause in der Orthopädie sind sechs Wochen. In sechs Wochen heilen die meisten Knochenbrüche, Muskelverletzungen und vieles mehr. Unter sechs Wochen ist in der Orthopädie wenig zu haben. Heißt im konkreten Fall: Ich verordne dem Patienten drei Wochen Ruhe und packe dann noch einmal drei Wochen drauf. Bei jüngeren Patienten fließen dann häufig Tränen, und so ist es zumindest aus ärztlicher Sicht doch ganz gut, wenn ein Elternteil dabei ist.

Dass die Erkrankungen an der Patellasehne Überlastungsschäden sind, erkennt man auch bei älteren Sportlern, die häufig Probleme an der Kniescheibenspitze haben. Auslöser sind Sportarten mit vielen Sprungelementen wie Basketball, Handball, Volleyball etc. Die Probleme entstehen durch eine Entzündung am Übergang zwischen Kniescheibenspitze und Patellasehne: Kleine und kleinste, manchmal unbemerkte Verletzungen an der Sehne führen in diesem Bereich zu einer dauerhaften Entzündungssituation. Dieses spezielle Krankheitsbild heißt griffig »Jumper-Knee«, also »Springer-Knie«. Und wie lautet hier wohl die richtige Therapie? Ganz genau, Sportpause!

Um die Patellasehne gar nicht erst zu überreizen, helfen erstens das richtige Maß beim Sport und zweitens ordentliches Aufwärmen und Dehnen sowohl vor als auch nach der sportlichen Aktivität!

⇒ Fazit:

- Probleme mit der Patellasehne sind Überlastungsprobleme.
- Finden Sie die richtige Balance zwischen Aktivität und Ruhephasen.
- Verordnet der Arzt eine Sportpause, sollten Sie diese auch einhalten.
- Stretching und Aufwärmen vor und nach dem Sport sind wichtige Präventionsmaßnahmen.

Wenn wir umknicken: die Sprunggelenkverstauchung

Ich liege auf dem Sofa in einem schönen Appartement im noch schöneren Paris. Anstatt diese wunderbare Stadt zu erkunden, lagere ich meinen rechten Knöchel hoch, den ich dick mit Voltaren-Gel eingeschmiert und bandagiert habe. Drumherum noch eine Schiene, um den Knöchel zu stabilisieren. Passiert ist es beim Joggen auf meiner Lieblingsstrecke vom Parc Catherine Labouré über Invalidendom, Seine, Grand Palais, Eiffelturm und zurück. Bei Kilometer zwei rutschte ich auf einer nassen Treppenstufe aus und verdrehte mir zum ersten Mal in meinem Leben das Sprunggelenk. Das tat richtig weh! Erst habe ich versucht, auf dem Rasen liegend den Schmerz wegzuatmen. Als das nicht klappte, humpelte ich in ein Café, wo ich mir Eiswürfel besorgen wollte, um mein Sprunggelenk zu kühlen. Doch der Kellner schickte mich nach einem Blick auf meine blutig aufgeschürften Hände postwendend weiter. Offenbar fürchtete er, ich könne die hellen Polster auf den Sitzen einsauen, wenn ich mich dort niederließe. Was nun? Zurück ins Appartement – aber ohne Geld kein Taxi. Nach einem längeren Telefonat konnte ich meine Tochter überreden, ihre Shoppingtour zu unterbrechen, um mich aus meiner misslichen Lage zu retten. Wir trafen uns bei der Wohnung, wo sie nicht nur meine Schulden beim Taxifahrer beglich, sondern mir gleich noch ein paar Euro abschwatzte, um ihre Einkäufe fortzusetzen. In der Apotheke gegenüber bekam ich dann alles, was das Orthopädenherz begehrt: Ibuprofen, Tape, Aircastschiene und Voltaren-Gel. Bevor ich meinem Fuß damit zu Leibe rückte, steckte ich ihn erst einmal in einen Kochtopf mit Eiswürfeln. Bei Schuhgröße 46 gar nicht so einfach …

Das Konzept, das ich an meinem Sprunggelenk anwendete, heißt RICE (Rest, Ice, Compression, Elevation) oder PECH (Pause, Eis, Compression, Hochlagern). Pause ist klar, niemandem, der so heftig umgeknickt ist, dürfte gleich der Sinn nach weiterem Laufen stehen. Eis kühlt und verhindert eine starke Schwellung. Die Kompression in Verbindung mit Hochlagern des Beines hilft ebenfalls, die entstehende Schwellung zu minimieren. Das Medikament Ibuprofen aus der Gruppe der nichtsteroidalen Antiphlogistika sorgt für eine systemische Entzündungsbegrenzung. Und die Schiene? Tja, die sollte vier bis sechs Wochen getragen werden.

Die Sprunggelenkverstauchung ist eine der häufigsten (Sport-)Verletzungen überhaupt. Beim Wegknicken des Fußes nach innen kommt es zu einer Überdehnung der außenseitigen Bandstrukturen, was *Supinationstrauma* genannt wird.

Dabei ist der Übergang zwischen Überdehnen und Reißen fließend. Man darf sich den Bandapparat hier nicht wie ein Gummiband vorstellen, sondern eher wie eine Art Fächer mit einzelnen Verstärkungszügen, die Wadenbein, Sprungbein und Fersenbein verbinden. Selten reißen bei einem Umknickereignis alle Bänder, wenn überhaupt ist nur ein Teil betroffen. Um beim Fächerbeispiel zu bleiben: Eine Partie würde nun plötzlich nach vorne klappen, der Rest bliebe in Position. Gleiches gilt bei einer Überdehnung: Auch hier ist nur ein Teil des Bandapparates betroffen, der Rest bleibt intakt.

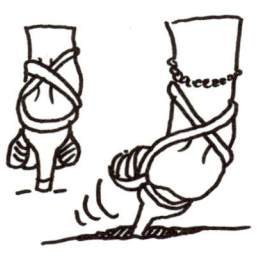

Klassischer Unfallmechanismus: Der Fuß knickt nach innen weg, gerne beim Sport oder auf High Heels.

Bei einer Sprunggelenkverstauchung ist eine konservative Behandlung fast immer ausreichend. Bei mehrfachen Umknickereignissen und bei den schon erwähnten hyperlaxen, also überbeweglichen Patienten bleibt allerdings oft eine chronische Instabilität des oberen Sprunggelenks zurück. Hier werden dann Kapselbandplastiken an der Außenseite des Gelenks durchgeführt, um den äußeren Bandapparat zu verstärken. Die Gefahr einer chronischen Instabilität ist auch der Grund, warum die Schiene ausreichend lange getragen und die Belastung nicht zu früh wieder aufgenommen werden sollte. Ich persönlich bin auch ein großer Fan von sogenanntem Propriozeptionstraining. Hinter diesem sperrigen Begriff verbirgt sich das Training auf einem Kippelbrett, durch das der Bandapparat gestärkt wird (und nebenbei auch Gleichgewicht und Koordination geschult werden). Das ist nicht nur bei anfälligen Sprunggelenken gut, sondern stärkt Bänder und Körpergefühl bei uns allen.

⇒ Fazit:

- RICE- oder PECH-Regel: Nach dem Umknicken Pause machen, Fuß kühlen, durch Bandagen/Schiene stützen und hochlagern.
- Ein Röntgenbild gibt Aufschluss darüber, ob auch der Knochen in Mitleidenschaft gezogen wurde; ein MRT zeigt, wie viele Bänder gerissen sind.
- Die Schiene ausreichend lange tragen, den Fuß nicht zu früh wieder belasten.
- Training auf dem Kippelbrett hilft bei der Prävention: Es kräftigt den Bandapparat und schult unsere Koordinationsfähigkeit und das Gleichgewicht.

Wenn der Held zum Orthopäden muss: der Achillessehnenriss

Achilles ist ein berühmter Held der griechischen Mythologie, der nach einem Bad im Unterweltsfluss Styx unverwundbar war – fast jedenfalls. Seine Ferse war die einzige Schwachstelle, und er starb auf dem Schlachtfeld, nachdem ein Pfeil ihn genau da getroffen hatte. Seine Geschichte ist als geflügeltes Wort in unseren Sprachgebrauch eingegangen. Hat jemand eine Schwachstelle, sagt man: »Das ist seine oder ihre Achillesferse.«

Auch die Anatomie kennt den griechischen Helden: Die Achillessehne ist die stärkste Sehne unseres Körpers, sie ist etwa 20 bis 25 Zentimeter lang und verbindet die Ferse mit dem Unterschenkel. Ihre Aufgabe ist die Kraftübertragung, vor allem aber die Beugung und Senkung des Fußes. Ohne sie wäre kein Laufen, kein Springen und kein Zehenspitzenstand möglich. Die Achillessehne ist in der Lage, enorme Belastungen auszuhalten. Man könnte an ihr theoretisch eine Last von 1800 Kilogramm befestigen, ohne dass sie Schaden nimmt. Wenn wir bei mittlerer Geschwindigkeit laufen, wirkt etwa eine Last von 500 Kilo auf die Sehne ein. Bei einem Hochgeschwindigkeits-

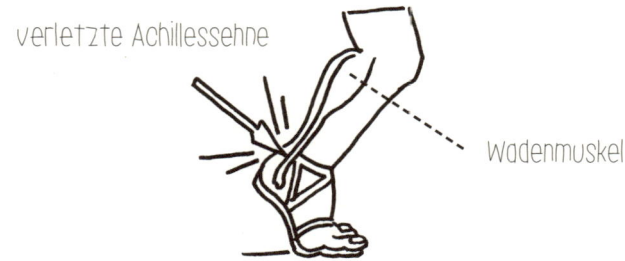

verletzte Achillessehne

Wadenmuskel

Reißt die Achillessehne, so hört man häufig einen richtigen Knall, und der Betroffene denkt im ersten Moment, jemand habe ihn in die Wade getreten.

sprint zerrt allerdings ein Gewicht von über einer Tonne an ihr. Das kann selbst für die zäheste Sehne zu viel sein. Bei einer dauerhaften Überbelastung reagiert sie mit einer schmerzhaften Entzündung, und wenn dann noch eine übermäßige Dehnung dazukommt, etwa durch Umknicken, kann sie reißen. Der klassische Patient ist ein Fünfzigjähriger, der am Wochenende hobbymäßig Fußball spielt und es den Jüngeren auf dem Platz noch mal so richtig zeigen will. Er hört einen lauten Knall, spürt einen heftigen Schmerz und glaubt zunächst, dass ihn jemand an der Wade erwischt habe. Die Diagnose ist in dem Moment klar, wo er feststellt, dass er nicht mehr richtig laufen kann. Als sicherstes Indiz für einen Riss gilt der Zehenspitzenstand: der ist nun nicht mehr möglich. Die Therapie bei einem Riss kann operativ oder konservativ erfolgen. Aufschluss über die richtige Wahl gibt der Ultraschall: Ist der Abstand zwischen den gerissenen Sehnenenden nicht zu groß, kann eine Operation vermieden werden. Ist er zu groß, wird die Sehne wieder zusammengenäht. Die Nachbehandlung ist bei beiden Optionen aufwendig und nervig, da für ungefähr sechs Wochen eine Orthese, eine Art Skischuh, getragen werden muss. Die Prognose ist gut, allerdings sollte die Belastung langsam wieder gesteigert werden.

Die schmerzhaft entzündete Achillessehne wird Achillodynie genannt. Wenige Zentimeter oberhalb der Ferse lässt sich eine spindelförmige Auftreibung ertasten, die Stelle ist druckempfindlich. Eine solche Entzündung einer Sehne ist meistens die Vorstufe eines Sehnenrisses, da bildet die Achillessehne keine Ausnahme. Eine gesunde Sehne reißt extrem selten, eine entzündete ist der Belastung weniger gut gewachsen. Eine Sehnenentzündung ist häufig die Folge einer Überlastung, daher sind oft Sportler davon betroffen. Die Behandlung erfolgt in der Regel konservativ, eine Trainingspause ist angesagt, entzündungshemmende Maßnahmen wie Eispackungen oder Wickel mit speziellen Salben helfen. Ist das Problem hartnäckiger, kann auch gespritzt werden. Aus dem Reitsport kommt die Behandlung mit Hyaluron. Ja, da haben wir Orthopäden mal bei den Tierärzten geklaut und das mit Erfolg. Wird Hyaluron um die Sehne herum gespritzt, kann diese »Rosskur« zu einer besseren Gleitfähigkeit der Sehne führen. Auch die Gabe von plättchenreichem Plasma (PRP), einem Medikament aus unserer eigenen Körperwerkstatt, kann zu einem Rückgang der entzündlichen Aktivität führen. Es stimuliert unsere Thrombozyten, die Blutplättchen, Substanzen freizusetzen, die unter anderem für die Muskel- und Sehnenheilung wichtig sind. Hilft all das nichts und liegt ein chronischer Verlauf vor, kommt man um eine Operation nicht immer herum. Hier werden minimalinvasiv die entzündlich veränderten Schichten abgetragen, eventuell bereits verknöcherte Partien abgefräst. Danach heißt es: Geduld haben. Denn auch hier muss man für mehrere Wochen den Skischuh tragen.

Am besten ist es also, wenn Sie beim Auftreten erster Beschwerden und Schmerzen einfach mal die Füße stillhalten!

⇒ Fazit:

- Achillessehnenbeschwerden ernst nehmen! Es beginnt mit einem unangenehmen Ziehen bei Belastung, als Nächstes folgt eine Schwellung, die Stelle reagiert schmerzhaft auf Druck.
- Eine Entzündung schwächt selbst die stärkste Sehne, die Gefahr eines Risses steigt.
- Sie sollten sich also so lange schonen, bis die Beschwerden abgeklungen sind.

Wenn sich die Zehen krümmen: Hallux- und Krallenzehen

Tragen Sie gerne High Heels? Diese richtig hohen Dinger ab 10 Zentimeter aufwärts? Wunderbar, Sie haben gute Chancen, einen sogenannten Hallux valgus zu entwickeln, im Volksmund Ballenzeh genannt. Pumps mit hohen Absätzen, die vorne meist spitz zulaufen, mögen zwar schick aussehen, für die Füße sind sie eine Qual. Sie leiden, werden eingequetscht und verformen sich auf Dauer durch die problematische Fehlbelastung. Ursache des Hallux valgus ist ein Spreizfuß mit durchgetretenem Quergewölbe. Man erkennt das an großen Schwielen unter den Mittelfußköpfchen. Auch bei regelmäßigem Hornhautschaben kommen diese Schwielen schnell zurück. Durch High Heels wird der Vorderfuß enorm belastet, der erste Mittelfußknochen wandert Richtung Innenseite, gleichzeitig schiebt sich die Großzehe nach außen. Die Folge ist die Bildung eines Ballens, der dann oft gerötet, geschwollen und entzündet ist. Erste Anzeichen ist übermäßige Hornhaut an den Innenseiten der Großzehen. Später bildet sich eine Schleimbeutelentzündung.

Der Hallux gilt als Frauenkrankheit: Genetische Veranlagung und schwaches Bindegewebe begünstigen die Fehlstellung, vor allem aber die falschen Schuhe. Falls Sie mal einen Blick auf die Füße von Topmodels erhaschen, die barfuß über den Catwalk stolzieren, werden Sie den Ballenzeh ganz oft entdecken können.

Die Diagnose ist denkbar einfach, doch ein Röntgenbild kann zudem Aufschluss darüber geben, wie weit die Fehlstellung fortgeschritten ist. Bleibt eine Behandlung aus und wird der Fuß weiterhin unnatürlich eingequetscht, wird die Verformung durch den asymmetrischen Zug der Sehne weitergehen, sodass der Zeh im Grundgelenk immer weiter abrutscht. Da der Spreizfuß meist am Anfang eins Hallux steht, sollte er frühzeitig mit Einlagen, guten Schuhen, Barfußlaufen und gezieltem Training der kleinen Fußmuskeln behandelt werden. Ist der Ballenzeh bereits ausgeprägt, gibt es kein Zurück. Die Beschwerden können zwar gelindert werden, etwa durch Bandagen oder Lagerungsschienen, eine Rückbildung ist jedoch durch konservative Methoden nicht möglich, selbst wenn Sie jetzt nur noch Birkenstocklatschen tragen.

Ist die Fehlstellung bereits zu groß und droht eine Arthrose, muss operiert werden. Dabei wird die Stellung des Großzehs im Grundgelenk durch eine knöcherne Korrektur im ersten Mittelfußknochen wieder neu ausgerichtet und oft die Strecksehne verlängert. Diese OP ist einer der häufigsten orthopädischen Eingriffe bei Frauen. In den USA wird sie griffig »toe lifting«, »Zehenlifting«, genannt und gehört bei den

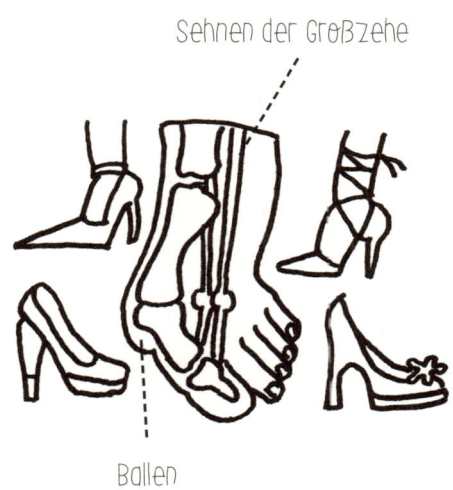

Dank High Heels fast ausschließlich eine Frauenerkrankung:
der Hallux- oder Ballenzeh

Damen der New Yorker Upper East Side neben Botoxspritzen zum normalen Körpertuning dazu. Auch in meiner Sprechstunde ist der Hallux fast ausschließlich ein Frauenthema. High Heels sind zwar schick, machen eine schlanke Wade und auch größer, aber für den Fuß sind sie maximal schlecht. Eine meiner Patientinnen stöckelte schon kurze Zeit nach ihrer Hallux-Operation in meine Praxis und sagte, als sie meinen kritischen Blick bemerkte: »Also, meine Heels werde ich als Letztes im Leben aufgeben, eher würde ich einen Rollstuhl benutzen!«

Wie so oft im Leben macht auch hier die Dosis das Gift. Wenn Sie nicht auf die hohen Hacken verzichten wollen, sorgen Sie wenigstens zwischendrin für einen Ausgleich mit flachen, bequemen Schuhen, in denen sich Ihre Füße frei entfalten können. Und denken Sie beim Kauf daran, dass Ihre Füße im Laufe des Tages länger und breiter werden. Das kann schon mal eine Schuhgröße betragen, deshalb besser abends Schuhe shoppen.

Wenn Sie das beachten, können Sie auch ein unangenehmes Begleitphänomen des Senk-Spreizfußes und des Hallux valgus vermeiden: die Fehlstellungen der Zehen, medizinisch Krallen- und Hammerzehen genannt. Bei der Hammerzehe ist das Mittelgelenk deformiert, bei der Krallenzehe das Grundgelenk. Beide Defekte sind selten angeboren, sie können Folge einer rheumatischen Erkrankung sein, in den meisten Fällen treten sie aber durch dauerhaft falsches Schuhwerk auf. Im Anfangsstadium kann man hier durch Barfußgehen, gezieltes Muskeltraining und Physiotherapie sowie Einlagen und Schienen konservativ therapieren. Sind diese Fehlstellungen größer, werden sie wie der Hallux operativ korrigiert. Die Ergebnisse sind gut, die Nachbehandlung mit sechs Wochen in einem speziellen Verbandsschuh empfinden die meisten Patientinnen allerdings als sehr einschränkend. Kein Wunder, dass sie, kaum von der Orthese befreit, wieder zu den schicken High Heels greifen ...

⇒ Fazit:

- Der Senk-Spreizfuß steht zumeist am Anfang einer degenerativen Veränderung des Fußes.
- Vorsicht vor High Heels: Die Dosis macht das Gift! Ist der Hallux erst einmal da, bildet er sich nicht mehr zurück. Man kann die Beschwerden nur lindern, doch letzten Endes hilft nur »toe lifting«.
- Schuhe besser am Abend kaufen.

Wenn es sich anfühlt, als würden Reißzwecken im Fuß stecken: der Fersensporn

Kennen Sie das? Sie stehen morgens auf, setzen den Fuß auf den Boden und haben das Gefühl, jemand habe über Nacht Reißzwecken vor das Bett gestreut. Es pikst und sticht, und gerade morgens ist es besonders schlimm, sodass man am liebsten nur noch auf Zehenspitzen ins Bad schleichen mag.

Der Grund dafür ist ein Fersensporn, eine Verknöcherung und Entzündung, die vom Fersenbein ausgeht. Der Fuß, diese geniale Konstruktion aus Längs- und Quergewölbe, wird durch eine dicke Sehnenplatte, die *Plantarfaszie,* verspannt. Senkt sich das Längsgewölbe mit der Zeit zunehmend ab, entsteht ein erhöhter Zug dieser Sehnenplatte auf das Fersenbein. Es kann zu kleinen Rissen kommen, in deren Folge sich der Ansatz dieser Sehnenplatte schmerzhaft entzündet *(Plantarfasziitis).* Unser Körper reagiert auf diese Entzündung, indem er spezielle Kampftruppen in die Region schickt, die das Gewebe reparie-

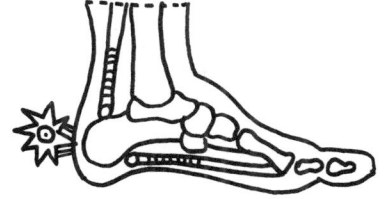

Wie eine Reißzwecke in der Ferse kann der untere Fersensporn schmerzen.

ren sollen. Überbleibsel dieser Baustelle sind kleine Verkalkungen, die schließlich zu Verknöcherungen im Ansatzbereich der Sehnenplatte führen und damit zum legendären Fersensporn. Liegt eine solche Verknöcherung vor, so kann man sich gut vorstellen, dass der Sporn bei jedem Schritt in das Weichteilgewebe des Fußes drückt, als würde man auf einem Teppich aus Reißzwecken laufen. Das ist nicht nur unangenehm, sondern auch schmerzhaft. Die typischen Symptome deuten bereits auf die Diagnose hin; um ganz sicher zu gehen, kann man den Fuß auch röntgen. Im Bild wird man entweder eine Verknöcherung sehen, die entlang der Fußsohle in Richtung Zehen läuft (plantarer Fersensporn) oder entlang der Achillessehne nach oben (dorsaler Fersensporn). Bis zu 10 Prozent der Deutschen sind davon betroffen, Frauen etwas häufiger. Da diese Erkrankung etwas mit dem sich absenkenden Längsgewölbe des Fußes im Alter zu tun hat, ist der Fersensporn eher ein Thema für die zweite Lebenshälfte. Es gibt allerdings Faktoren, die neben dem Alter die Entstehung dieser Verknöcherung begünstigen:

• Berufe, bei denen man viel gehen oder stehen muss.
• Fehlstellungen wie der Senkfuß. Manche Patienten haben einen so heftigen Senkfuß, dass kein Längsgewölbe mehr zu sehen ist und der Abdruck des Fußes nur noch entfernt an eine Fußsohle erinnert. Sie ist dann nicht mehr im Bereich des Längsgewölbes nach innen gewölbt, sondern nach außen.

Hier kommen Einlagen und vernünftige Schuhe zum Einsatz. Training der kleinen Fußmuskeln schadet auch nicht.

- Dann gibt es die Gruppe der ambitionierten Sportler, die ein bisschen zu viel Gas geben und nicht auf ihren Körper hören. Er oder sie plagt sich schon länger damit herum, dass die Ferse schmerzt, dachte aber, dass man dem Schmerz durch noch mehr Training davonlaufen kann. Falsch! Eine Sportpause ist angesagt, das Schuhwerk sollte überprüft werden, und vor allem: Achten Sie darauf, dass Sie sich vor dem Sport richtig und ausreichend aufwärmen. Dehnen Sie die Plantarfaszie und die kleinen Fußmuskeln.

- Und schließlich ist der größte Feind unseres Bewegungssystems auch ein Risikofaktor für den Fersensporn: Übergewicht! Wenn sich 130 Kilo auf zwei Füße der Schuhgröße 37 verteilen, ist das eine mehr als heftige Belastung. Zumal beim Gehen und Laufen noch weitaus höhere Kräfte auf die Fußsohlen einwirken. Hier hilft dann überraschenderweise Abnehmen.

Übergewicht, eine Überlastung des Fußes und/oder seine Fehlstellung sind neben dem Alter die Risikofaktoren. Bei Letzterem senkt sich nicht nur das Längsgewölbe ab, auch die kleinen Fettkissen unter der Ferse schwinden. Durch die abnehmende Polsterung werden Sehnen und Knochen stärker belastet. Voraussetzung für eine erfolgreiche Behandlung ist es, diese Risikofaktoren nach Möglichkeit zu eliminieren. Einlagen mit Fersenweichbettung oder ein Silikonkissen im Schuh sind kleine, schnelle Maßnahmen. Fußgymnastik ist in jedem Fall unverzichtbar, auch das Tapen des betroffenen Areals kann helfen. Liegt eher eine massive Entzündung vor, kann auch ein schmerzstillendes entzündungshemmendes Präparat gespritzt werden. Ist der Sporn größer oder hilft keine der oben beschriebenen Maßnahmen, kann er zum Beispiel mit einer Stoßwellentherapie ähnlich wie man sie bei Nierensteinen anwendet verkleinert werden. Klassische Operationen sind beim Fersensporn extrem selten, sie sind das letzte Mittel der Wahl.

⇒〉 **Fazit:**

• Schenken Sie Ihren Füßen mehr Beachtung.

• Prüfen Sie immer mal wieder Ihren Fußabdruck, damit Sie Fehlstellungen erkennen und rechtzeitig behandeln lassen können.

• Achten Sie auf Ihr Gewicht und vermeiden Sie Überbelastungen. Und achten Sie beim Sport auf ausreichende Dehn- und Aufwärmübungen.

19

Rücken mit Tücken

Hand aufs Herz: Ich glaube, es gibt niemanden, der von sich sagen kann, noch nie Rückenschmerzen gehabt zu haben. Sollten Sie hier tatsächlich die eine Ausnahme sein, würde ich Sie gerne heute noch bei einer dieser Talentshows im Fernsehen anmelden ...

Rückenschmerzen sind der häufigste Grund für den Besuch in einer orthopädischen Praxis, die im Vorwort bereits erwähnte »Global Burden of Disease Study« listet Wirbelsäulenschmerzen als eine der Krankheiten auf, die Menschen *weltweit* am meisten einschränken. Die gute Nachricht ist, dass die Zahl der Patienten, die sich einer Wirbelsäulenoperation unterziehen müssen, sehr gering ist. Kaum eine andere Erkrankung im Bereich der Orthopädie können Sie konservativ mit Physiotherapie, Sport, Ernährungsumstellung und Gewichtsreduktion so erfolgreich behandeln wie den Rückenschmerz. In diesem Kapitel möchte ich Ihnen einen Überblick über die wichtigsten Erkrankungen im Bereich der Wirbelsäule geben und Ihnen zeigen, was Sie dagegen tun können. Auch präventiv! Denn wie heißt es so schön? Ein gesunder Rücken kennt keinen Schmerz!

Wenn der Puffer der Wirbelsäule defekt ist: Bandscheibenschaden, Hexenschuss und steifer Hals

Noch mal kurz zur Erinnerung: Unsere Wirbelsäule besteht aus 24 Wirbelkörpern mit 23 dazwischenliegenden Bandscheiben. Diese geniale Konstruktion ermöglicht es uns, vier Stunden auf einem Rockkonzert zu stehen, einen Purzelbaum zu schlagen, eine Buckelpiste herunterzufahren und einen Handstand zu machen. Maximale Stabilität bei maximaler Flexibilität. Diese Flexibilität hätten wir nicht, wenn die Bandscheiben nicht wie Puffer und elastische Ringe zwischen den starren Wirbelkörpern lägen.

Eine Bandscheibe besteht aus einem Faserring mit einem weichen gallertigen Kern. Wird die Wirbelsäule nun im Laufe eines Lebens viele Hunderttausende Male gebeugt und durch Druck beansprucht, so kann dieser Faserring spröde werden und sich vorwölben oder reißen. Es gibt einige Bereiche der Wirbelsäule, die dafür besonders anfällig sind: Die Spitzenposition nimmt mit über 80 Prozent die untere Lendenwirbelsäule ein, denn sie trägt die ganze Last des Rumpfes. Etwa 20 Prozent der Fälle kann die untere Halswirbelsäule für sich verbuchen. Die Brustwirbelsäule trifft es dagegen nur selten.

Passieren können zwei Dinge: Die Bandscheibe kann sich aufgrund des auf ihr lastenden Drucks über den Wirbelkörper hinaus vorwölben. Ihr Gallertkern verschiebt sich dann nach außen, wird aber noch vom umgebenden Faserring gehalten. Eine solche Protrusion tritt verstärkt im Alter von vierzig aufwärts

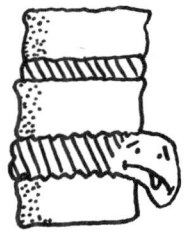

Bei einem Bandscheibenvorfall wird die Bandscheibe durch den gerissenen Faserring herausgequetscht.

auf, wenn die Elastizität des Gallertkerns abnimmt. Die Vorwölbung muss nicht zwingend Schmerzen verursachen, manche Patienten bemerken sie noch nicht einmal. Kritisch wird es, wenn der Faserring dem Druck nicht mehr standhält und reißt. Dann spricht man von einem Bandscheibenvorfall oder Prolaps. Reißt die Bandscheibe, so gibt es zwei Probleme. Zum einen drückt sie auf die Nerven, die aus dem Rückenmark austreten. Dies kann zu Schmerz, Kribbeln, Taubheit und Lähmungen führen. Dadurch, dass meistens Hals- oder Lendenwirbelsäule betroffen sind, treten Taubheit und Schwäche im Bereich der Arme (HWS) beziehungsweise im Bereich der Beine auf (LWS). Die Patienten können dann zum Beispiel keinen Zehenspitzenstand mehr durchführen, oder die Hebung des Armes ist beeinträchtigt. Bei einem seltenen Massenvorfall können auch Blasen- und Mastdarmfunktion gestört sein, da dann das ganze Rückenmark abgeklemmt ist.

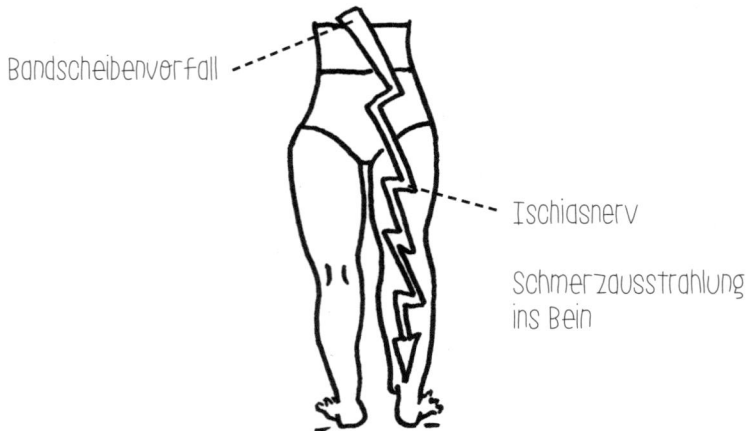

Bandscheibenvorfall

Ischiasnerv

Schmerzausstrahlung ins Bein

Bei einem Bandscheibenvorfall im Bereich der Lendenwirbelsäule drückt die Bandscheibe auf den Ischiasnerv; der Schmerz kann dabei bis in den Fuß ausstrahlen.

Das andere Problem ist, dass die Bandscheibe nun nicht mehr intakt ist und die Einheit aus zwei Wirbelkörpern mit dazwischenliegender Bandscheibe, Bewegungssegment genannt, instabil ist. Diese Segmentinstabilität kann bei einer unglücklichen Bewegung zu plötzlich einschießenden Schmerzen führen, im Volksmund Hexenschuss genannt (das Pendant dazu ist der steife Hals). Als Reaktion auf den Schmerz spannen sich die umgebenden Muskeln an, um das Segment zu schonen. Man ist bocksteif und kann sich kaum bewegen. Hier liegt ein funktionelles Problem vor, es ist nichts kaputt! Nach einigen Tagen bis wenigen Wochen ist der Spuk vorbei. Wärme, schmerzstillende Medikamente und Physiotherapie helfen. So ein Hexenschuss ist ein ganz gutes Warnsignal unseres Körpers, das uns signalisiert, dass wir etwas ändern sollten. Stress abbauen, Sport machen, den Arbeitsplatz ergonomischer gestalten und so weiter.

Ein Bandscheibenvorfall ist ein etwas anderes Kaliber. Er kann traumatisch beim Heben einer schweren Wasserkiste oder durch massive Stauchung wie beim Skilaufen auf einer Buckelpiste entstehen. Sehr viel häufiger ereignet er sich aber ohne solche Belastungen, einfach weil die Bandscheibe altersbedingt verschlissen, also spröde ist. Der Gallertkern verliert mit dem Älterwerden an Wassergehalt, und die Bandscheibe wird damit weniger elastisch. Das ist ganz normal und gehört zum Alterungsprozess der Wirbelsäule. Würde man hundert Leute im Alter von 45 plus, ohne dass sie Beschwerden hätten, in »die Röhre stecken«, würde das MRT ihrer Lendenwirbelsäule bei einem großen Teil der Untersuchten einen Bandscheibenvorfall anzeigen. Die Bandscheiben verändern sich im Laufe der Zeit, so wie wir alle. Während wir die allgemeinen Veränderungen schon morgens beim Blick in den Spiegel registrieren, merken wir die Veränderung in unseren Wirbelpuffern erst dann, wenn sie uns Probleme machen.

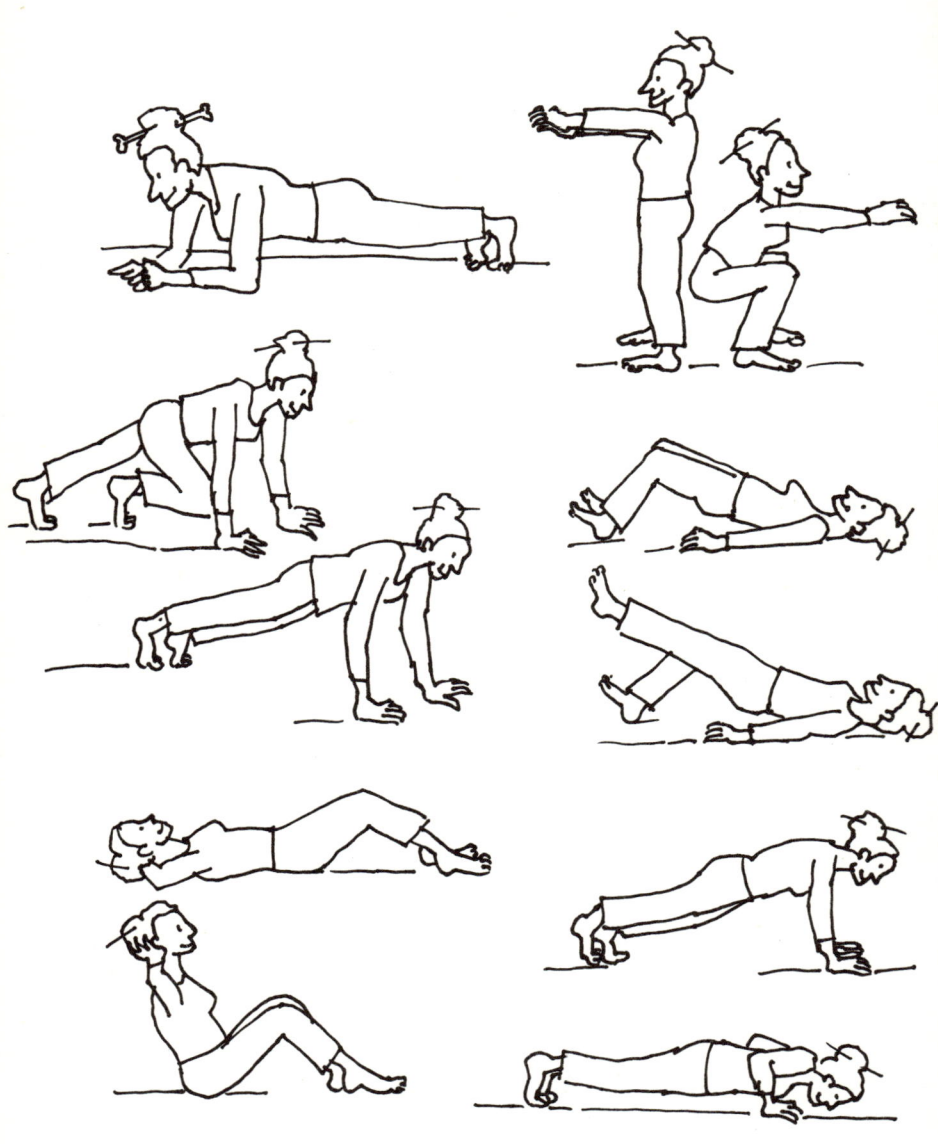

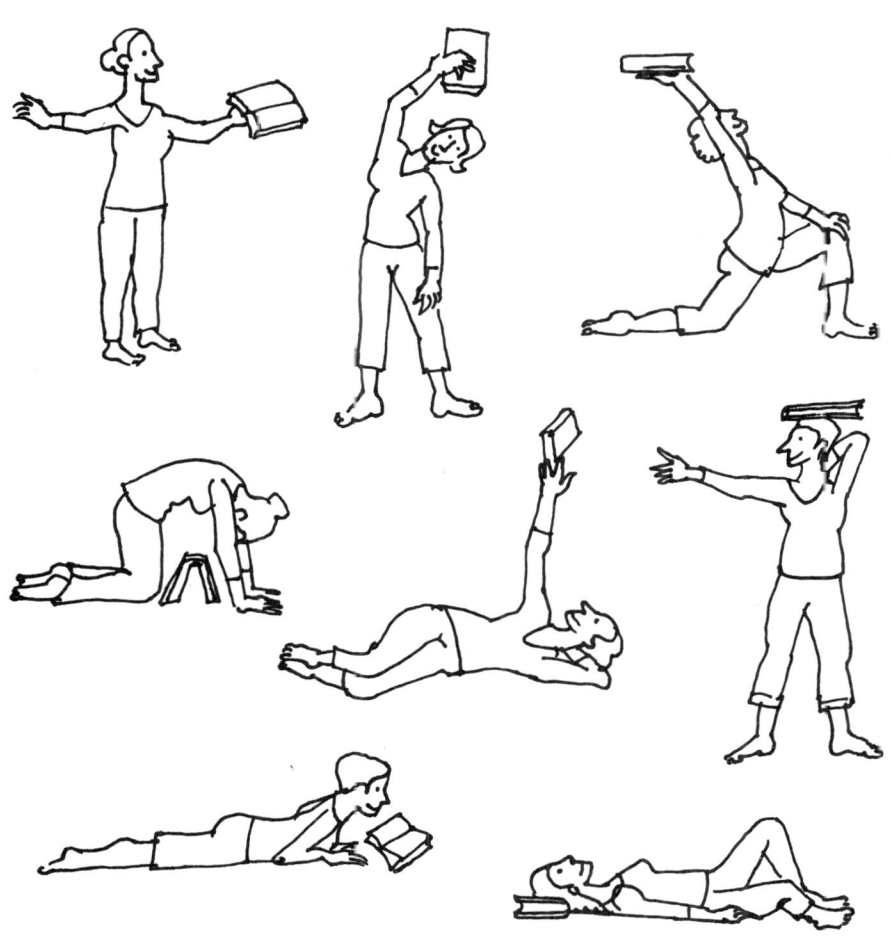

Auf diesen Bildern sehen Sie die wichtigsten Übungen für
das Training der Rumpfstabilität (linke Seite) und die Verbesserung
der Beweglichkeit (rechte Seite). Sie sind leicht nachzumachen und
gut in den Alltag zu integrieren.

Besonders akut sind diese Probleme, wenn sie sich nicht schleichend durch Verschleiß einstellen (wobei nicht jeder Verschleiß automatisch zu Problemen führt), sondern durch eine Fehlbelastung ausgelöst werden. Mich selbst hat es tatsächlich auf einer Buckelpiste beim Skilaufen erwischt. Ich habe sofort gemerkt, wie der Schmerz in den Rücken schoss und ich mich nicht mehr aufrichten konnte. Wie Quasimodo eierte ich in gebückter Haltung den Berg hinunter und konnte erst nach einer Portion Schmerzmittel und einer heißen Dusche wieder einigermaßen gerade stehen. Der Skiurlaub war trotzdem gelaufen.

Die meisten akuten Bandscheibenvorfälle kann man konservativ ohne Operation gut behandeln. In der Regel ist er sechs bis zwölf Wochen nach der akuten Phase nicht mehr schmerzhaft. In den seltenen Fällen, in denen eine wirkliche Lähmung vorliegt – der Fuß kann beispielsweise nicht mehr gehoben werden –, muss operiert und der Nerv vom Druck der Bandscheibe befreit werden, weil er sonst dauerhaft Schaden nimmt.

Egal ob akuter Bandscheibenvorfall oder schleichender Verschleiß, durch den oder die kaputten Stoßdämpfer liegt eine Instabilität der Wirbelsäule vor. Dem kann man – übrigens auch präventiv – entgegenwirken, indem der Rumpf muskulär stabilisiert wird. Diese »core stability« ist ein essenzieller Bestandteil der Therapie nach einem Bandscheibenvorfall. Ich selbst hatte früher häufig durch das lange Stehen während der Operationen Rückenschmerzen. Seit einigen Jahren mache ich intensiv Rumpftraining und kenne Rückenschmerzen seitdem gar nicht mehr.

Im akuten Fall kann tatsächlich eine Spritze an den eingeklemmten Nerv Wunder wirken. Langfristig muss man aber selber etwas tun, und das nimmt einem leider keiner ab. Neben gezieltem Training der Rumpfmuskulatur gehört dazu auch das richtige Heben von Lasten mit geradem Rücken und gebeugten Knien. Übrigens: Übergewicht und langes Sitzen am Arbeitsplatz ohne Positionswechsel sind Gift für den Rücken. Aber das wissen Sie ja bereits …

⇒ Fazit:

- Bandscheibenvorfälle sind ganz normal, es gehört zum Alterungsprozess unserer Wirbelsäule, dass die Puffer dünner werden und ihre Elastizität verlieren.
- Um das auszugleichen, ist gezieltes Training der Rumpfmuskulatur sehr wichtig.
- Bandscheibenvorfälle sollten nur dann operiert werden, wenn man befürchten muss, dass der Nerv, der von der verrutschten Bandscheibe gereizt wird, dauerhaft Schaden nimmt und Lähmungen bleiben.
- In den anderen Fällen helfen konservative Methoden wie Physio, Tiefenwärme (Rotlicht, keine Wärmflasche), Muskeltraining und im akuten Schmerzfall eine Spritze, um den gereizten Nerv auszuknocken.

Wenn es eng wird in der Wirbelsäule: Osteochondrose, Spondylarthrose und Spinalkanalstenose

Obwohl – oder gerade weil – die Wirbelsäule so genial aufgebaut ist, mit hoher Stabilität und Flexibilität, kommt es hier zu verschleißbedingten Veränderungen. Betroffen sind zum einen die Bandscheiben und zum anderen die Wirbelkörper. Wie bereits erwähnt, nimmt im Alter der Wassergehalt des gallertigen Kerns im Faserring der Bandscheibe ab. Im MRT zeigt sich das daran, dass die Bandscheibe keinen hellen Kern mehr hat, sondern schwarz ist. Das wird »black disc«, »schwarze Bandscheibe« genannt. Durch den abnehmenden Wassergehalt verliert die Bandscheibe nicht nur an Elastizität, der Puffer nimmt auch an Höhe ab. Das merkt man daran, dass man im Alter »schrumpft« und plötzlich nicht mehr an das oberste Schrankfach herankommt, das früher problemlos zu erreichen war. Durch die schmaleren Puffer kommt es zu einer stärkeren Abnutzung im Übergangsbereich zwischen Bandscheibe und Wirbelkörper. Die Bandscheibe wölbt sich plötzlich wie ein Schwimmring nach allen Seiten vor, die Wirbelkörper drücken stärker aufeinander und reagieren ihrerseits auf diese veränderte Situation: Sie bauen einen vermeintlich stabilisierenden Kranz aus zusätzlichem Knochengewebe an *(Osteochondrose)*, was im Röntgenbild eindrucksvoll zu sehen ist.

Dieser zusätzliche Kranz sorgt für Platzmangel. Das Rückenmark wird eingeengt und auch die aus dem Rückenmark austretenden Nervenwurzeln. Erschwerend kommt hinzu, dass die kleinen Wirbelgelenke durch die Höhenabnahme der Bandscheibe ebenfalls vermehrt beansprucht werden, sodass auch diese zu wuchern beginnen und den Raum zusätzlich einengen *(Spondylarthrose)*. Auch das sind im Grunde normale und unproblematische Alterungsprozesse, auf die unsere Wirbelsäule reagiert, indem sie ein wenig einsteift. Bei jedem Menschen ab vierzig sind diese Erscheinungen im Röntgen- oder MRT-Bild seiner Wirbelsäule, besonders in den Bereichen

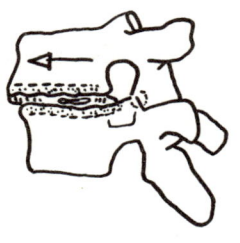

Bei einem degenerativen Bandscheibenschaden wird die Bandscheibe zwischen den Wirbelhörnern aufgerieben.

Hals- und Lendenwirbelsäule, zu sehen. Und wenn wir unsere Beweglichkeit mal ganz kritisch überprüfen, müssen wir wohl alle einräumen, dass es nicht mehr ganz so fluffig geht wie früher.

Kritisch wird es erst dann, wenn durch diese Abnutzungsprozesse der Raum für das Rückenmark und die austretenden Nervenwurzeln so eng wird, dass die Nervenwurzeln eingeklemmt werden. Dann kommt es zu ausstrahlenden Schmerzen in die Arme oder Beine. Ich habe bereits erwähnt, dass die Nerven/das Rückenmark die Stromkabel unseres Körpers sind. Diese Leitungen können so abgeklemmt werden, dass es zu einem Übertragungsstau kommt wie in einer Sanduhr: Nur noch einzelne Körnchen rieseln durch. Diese sanduhrförmige Einengung des Rückenmarks nebst darin befindlicher Nerven wird Spinalkanalstenose genannt. Diese Enge ist extrem schmerzhaft und führt dazu, dass die Betroffenen nur noch wenige Meter gehen können, dann müssen sie eine Pause einlegen, um die nächsten Schritte bewältigen zu können. Im Volksmund heißt das ganz griffig »Schaufensterkrankheit«. Es ist nicht die tolle Warenauslage, die einen zum Verweilen zwingt, es geht schlicht nicht anders als in Etappen.

Der altersgerechte Bandscheibenverschleiß und die Abnutzung der Wirbelgelenke bereiten meistens keine größeren Probleme und können mit Rückentraining zum Erhalt der Beweglichkeit und zur Kräftigung der Muskulatur gut in Schach gehalten werden. Eine starke Spinalkanalstenose ist jedoch häufig ein schweres Los. Auch hier ist Physiotherapie wichtig, jedoch bleiben oft starke Einschränkungen. Operationen sind aus zwei Gründen manchmal schwierig: Spinalkanalstenosen betreffen vorwiegend alte Menschen, deren Knochen häufig bereits stark porös sind. Bei einer OP müssen oft Schrauben und Verankerungen eingesetzt werden, die in poröser Knochensubstanz schlecht halten. Hinzu kommt, dass das Rückenmark oft schon bleibende Schäden erlitten hat. Ist der Schaden erst einmal chronisch, kann auch eine Operation keine Verbesserung der Lebensqualität erreichen. Hier gibt es oft keine befriedigende Lösung, man behilft sich mit starken Schmerzmitteln wie Opioiden. Aus diesem Grund empfehle ich bei einer Spinalkanalstenose eine frühzeitige Operation, obwohl ich sonst mit Operationsempfehlungen am Rücken sehr zurückhaltend bin.

⇨ **Fazit:**

- Die Wirbelsäule altert, so wie unser ganzer Körper altert. Wirbelsäulenverschleiß ist eigentlich ganz natürlich.
- Warnsignale für eine Spinalkanalstenose sind starke Einschränkungen beim Gehen (von Schaufenster zu Schaufenster), Rückenschmerzen und Missempfindungen in den Beinen.
- Auch wenn der Kanal, durch den sich das Rückenmark zieht, enger wird, helfen gezieltes Training und Physiotherapie.
- Bei einer massiven Verengung und bereits chronischem Schmerz erzielen auch Operationen nicht immer ein befriedigendes Ergebnis.

Wenn es bei jungen Menschen in der Wirbelsäule hakt: Skoliose, Wirbelgleiten, Scheuermann und Bechterew

Rückenschmerzen sind keineswegs die Domäne älterer Menschen, es gibt einige Wirbelsäulenprobleme, die vor allem jüngere betreffen: Wirbelsäulenverkrümmungen, Wirbelgleiten, Scheuermann und Bechterew.

Bei der Wirbelsäulenverkrümmung, Fachbegriff Skoliose, liegt eine dreidimensionale Verbiegung und Verdrehung vor: Die Wirbelsäule an sich ist seitlich verbogen, die Wirbelkörper sind verdreht, wodurch die Beweglichkeit eingeschränkt ist. Es ist eine Erkrankung des wachsenden Skeletts, die sich nicht durch eine bestimmte Körperhaltung ausgleichen lässt und unbehandelt zunehmen kann. Mädchen sind davon häufiger betroffen als Jungs. Bei den Untersuchungen zeigen sich ein schief stehendes Becken, eine hängende Schulter, ein Lendenwulst und ein einseitiger Rippenbuckel.

Die Gefahr einer Skoliose ist, dass diese zunächst keine Schmerzen verursacht und im Anfangsstadium leicht übersehen wird. In meiner Sprechstunde sehe ich oft Mädchen, die wegen X-Beinen vorgestellt werden, deren eigentliches Problem aber eine Wirbelsäulenverkrümmung ist. Wird nichts getan, entstehen im Erwachsenenalter große Probleme. Bei der Untersuchung wird der Winkel der Verkrümmung gemessen, der sogenannte Cobb-Winkel. Geringe Verkrümmungen werden mit Physiotherapie behandelt, bei größeren muss ein individuell angepasstes Korsett getragen werden. Empfohlen werden bis zu 22 Stunden am Tag, das ist alles andere als leicht zu bewältigen. Ziel von Physiotherapie und Korsett ist es, eine weitere Verkrümmung während der Wachstumsphase zu verhindern; die bereits vorhandene Verkrümmung lässt sich damit nicht zurückdrängen. Daher ist bei der

Bei einer Skoliose wölbt sich die Wirbelsäule zu einer Seite hervor und steht nicht mehr in der Mitte.

Skoliose so entscheidend, dass sie frühzeitig erkannt und behandelt wird. In ganz gravierenden Fällen (bei einer Verkrümmung von mehr als 40 bis 50 Grad) muss häufig auch operiert werden, wobei dieser Schritt wohlüberlegt sein sollte. Die Operation ist extrem anspruchsvoll und Wirbelsäulenzentren vorbehalten. Oft muss in mehreren Schritten vorgegangen werden, wobei auch die Vorbehandlung wichtig ist: Hier wird durch gezielte Physiotherapie die Wirbelsäule gelockert, manchmal kommt auch ein Kopfring, ein Halo-Fixateur, zum Einsatz. Mit dieser »Krone«, wie die kleinen Patienten den Fixateur gerne nennen, wird die Wirbelsäule über einen Seilzug mehrere Wochen lang gestreckt, um das Operationsergebnis zu verbessern. Das Ding sieht martialisch aus, doch es hilft und wird von den Kids auch mit Fassung getragen. Bei der OP selbst wird die Form der Wirbelsäule so gut es geht korrigiert und stabilisiert, indem sie in Teilen versteift wird *(Spondylodese)*. Der Eingriff ist wie gesagt sehr komplex, das Risiko von Nervenverletzungen besteht, auch dauert die anschließende Reha lang. Am besten ist es, wenn Sie bei Ihren Kindern schnell reagieren, sobald Sie eine abweichende Haltung entdecken. Gehen Sie zum Orthopäden und lassen Sie die Ursache abklären. Denn eines ist sicher: »Auswachsen« wird sich eine Skoliose nicht. Auswachsen werden sich nur die Probleme, die dadurch im Erwachsenenalter entstehen.

Eine weitere Wirbelsäulenerkrankung bei Jugendlichen ist das Wirbelgleiten, Fachbegriff *Spondylolisthesis*. Damit bezeichnet man ein Wegrutschen oder Weggleiten der unteren Lendenwirbel, vor allem des letzten Lendenwirbels. Ursache sind oft aber nicht ausschließlich Leistungssportarten, bei denen die Lendenwirbelsäule überstreckt wird. Dazu gehören etwa Turnen, Schmetterlingsschwimmen und Wurfdisziplinen. Durch

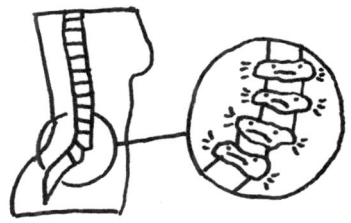

Beim Wirbelgleiten rutscht der obere
über den unteren Wirbelkörper.

die wiederholte Überstreckung kommt es zu einem Ermüdungsbruch im Wirbelbogen, sodass der Wirbel nicht mehr im
Verbund der Wirbelsäule gehalten wird, sondern nach vorne
rutscht. Das Wirbelgleiten verursacht Schmerzen, insbesondere
bei Belastung, bis hin zu neurologischen Ausfällen wie Gefühls-
störungen, weshalb diese Erkrankung meist frühzeitig erkannt
wird. Ein Röntgenbild gibt Aufschluss über den Grad des Wir-
belgleitens.

Die meisten Fälle lassen sich durch Sportpause, Schonung
und Physiotherapie ausheilen. Meine letzte Patientin in diesem
Jahr war eine vierzehnjährige Leistungsschwimmerin, die nach
zwölf Wochen Pause inzwischen sogar wieder an Wettkämp-
fen teilnimmt, nach wie vor aber ganz viel Physiotherapie zum
Ausgleich macht. In schwereren Fällen kann auch hier ein Korsett zum Einsatz kommen, um die Wirbelsäule ruhigzustellen.
Selten müssen größere Abrutschstufen operiert werden; man
kann diese großen Verschiebungen oft schon mit bloßem Auge
als eine Stufenbildung an der Lendenwirbelsäule erkennen, das
sogenannte Sprungschanzenphänomen.

Eine Wirbelsäulenerkrankung des wachsenden Skeletts, von
der Sie bestimmt schon gehört haben, ist der *Morbus Scheuermann,* kurz Scheuermann genannt. Von dieser Wachstumsstörung der Brustwirbelkörper sind häufiger Jungs betroffen. Diese Wachstumsstörung führt zu keilförmigen statt zylindrischen

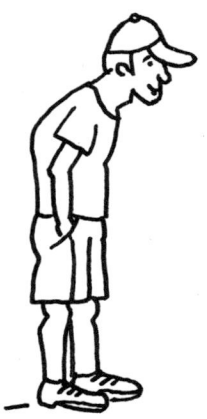

Klassischer
Rundrücken beim
»Scheuermann«

Wirbelkörpern. Sie laufen nach vorne hin spitz zu, weshalb sich die Brustwirbelsäule stärker krümmt als normal. Dadurch ergibt sich der typische Rundrücken des Scheuermanns. Auf dem Röntgenbild sind oft auch Einbrüche der Bandscheiben in die Wirbelkörper zu sehen, die »Schmorlschen Knötchen«.

Da diese Erkrankung keinen Schmerz verursacht, wird sie oft übersehen. Erst später macht sie Probleme. Die Patienten sind über vierzig, haben einen ausgeprägten Rundrücken und Schmerzen. Als Therapie reicht meist Physiotherapie, auch eine Arbeitsplatzoptimierung und eine Pause von wirbelsäulenbelastenden Tätigkeiten hilft. Selten wird vorübergehend ein Korsett verordnet und noch seltener operiert. Am besten ist es, diese Erkrankung bereits im Jugendalter zu erwischen und zu behandeln!

Die vierte Erkrankung ist der »Bechterew«. Die Bezeichnung geht zurück auf den russischen Neurologen Wladimir Bechterew, der sich vor mehr als hundert Jahren mit dieser entzündlich-rheumatischen Erkrankung beschäftigte. Medizinisch korrekt spricht man von *Spondylitis ankylosans*. Betroffen sind meist jugendliche Männer, aber nicht nur. Sie wachen morgens oder in der Nacht mit tiefsitzenden Rückenschmerzen auf. Im Gegensatz zu verschleißbedingtem Rückenschmerz bessert sich dieser aber durch Bewegung. Hinzu kommt eine Steifheit der Gelenke, die ebenfalls abnimmt, wenn man »in die Gänge gekommen ist«. Dieser Form des Rückenschmerzes und der Gelenksteifheit liegt eine Entzündung zugrunde, weshalb dem

Immunsystem eine entscheidende Rolle zukommt. Als Folge dieser Entzündung kann sich Knochengewebe zwischen Wirbeln oder Gelenken bilden, die Verbindungen verknöchern zunehmend und werden unbeweglich. Der »Bechterew« betrifft in erster Linie den Rücken, kann aber auch die großen Gelenke befallen. Den eindrucksvollsten Fall in dieser Hinsicht habe ich als Assistenzarzt in der Uniklinik Göttingen erlebt. Der junge Mann war erst Anfang zwanzig, konnte aber kaum noch seine Hüftgelenke bewegen, auch das Anziehen von Strümpfen ging durch die Versteifung der Wirbelsäule kaum noch. Nach einer langen Irrfahrt durch das Gesundheitssystem war er schließlich in der Uniklinik gelandet, wo er von Internisten und Orthopäden gemeinsam behandelt wurde.

Die disziplinübergreifende Behandlung ist sinnvoll, da die Probleme nicht nur orthopädischer Natur sind. Neben den Verknöcherungen bis hin zum ausgeprägten Rundrücken kann es zu Augenentzündungen und Erkrankungen der inneren Organe kommen. Bei der Diagnostik kommen Röntgen, MRT und eine Blutuntersuchung zum Einsatz. Häufig lässt sich hier auf der Oberfläche der weißen Blutkörperchen eine bestimmte Genkonstellation nachweisen, nämlich das HLA-B27-Gen. Dieses Merkmal sorgt im Immunsystem unseres Körpers für bestimmte Abwehrfunktionen. Ob beim »Bechterew« eine Fehlfunktion vorliegt, lässt sich bis heute nicht sicher sagen. Wohl aber, dass es eine genetische Disposition dafür gibt. Die Erkrankung lässt sich zwar nicht heilen, aber durch Physiotherapie und manchmal medikamentöse

Die Wirbelsäule beim »Bechterew« sieht im Röntgenbild aus wie ein Bambusstab.

Behandlung gut in Schach halten. Entscheidend ist die frühe Diagnose und damit der frühe Therapiebeginn.

⇒ Fazit:

- Rückenschmerzen bei Kindern und Jugendlichen immer ernst nehmen: Die Folgen einer nicht erkannten und nicht behandelten Fehlstellung zeigen sich häufig erst im Erwachsenenalter.
- Werden Haltungsschäden früh erkannt, lassen sie sich in der Regel gut korrigieren.
- Halten Sie das »Eislaufmutter-Gen« in Schach: Wer seine Kinder zu sportlichen Höchstleistungen nötigt, tut ihnen nicht immer etwas Gutes. Der falsche Sport kann eine anlagebedingte Fehlhaltung verstärken.

20

Wenn das Gewebe entartet – Knochenkrebs

Weil unsere Knochen leben wie die anderen Organe, bei denen man das eher auf dem Schirm hat, können auch die Knochen Krebs bekommen. Das bedeutet, dass das Knochengewebe wuchern und bösartig entarten kann. Geht ein solcher Tumor direkt von einem Knochen aus, nennt man dies einen »primären Knochentumor«; bei sekundären Knochentumoren handelt es sich um Absiedlungen, also um Metastasen, die ein anderer Tumor gestreut hat. Primäre Knochentumore sind relativ selten, weitaus häufiger sind die Knochenmetastasen.

Primäre Knochentumore können von den Knochenzellen, den Knorpelzellen oder dem Bindegewebe des Knochens ausgehen. Der häufigste gutartige primäre Knochentumor ist das Osteochondrom, auch Exostose genannt. Bei diesem Tumor bilden sich gelenknah in der Region der Wachstumsfuge, oft am Kniegelenk, gestielte Knochenwucherungen, die im Röntgenbild wie Pilze aussehen. Oft merken es die Betroffenen selbst, dass da so ein Knubbel unter der Haut ist. Manchmal werden

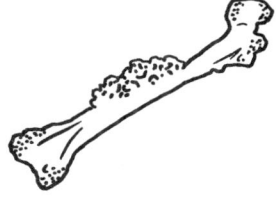

Beim Knochenkrebs wächst der Knochen
unkontrolliert zu allen Seiten.

kleinere »Pilze« als Zufallsbefund bei einer Röntgenuntersuchung festgestellt. Wenn dieser Knubbel nicht weiter stört, wird er in seinem Wachstum beobachtet, selten muss er entfernt werden.

Der häufigste bösartige primäre Knochentumor ist das Osteosarkom. Dieser Tumor betrifft hauptsächlich Kinder und Jugendliche, ebenfalls häufig im Bereich des Kniegelenks. Das Osteosarkom ist ein echter Schicksalsschlag. Ich habe meinen Orthopädieteil im Praktischen Jahr als Student an der Universität Münster absolviert. Die Orthopädische Klinik dort ist auf Tumororthopädie spezialisiert, sodass ich dort eine Vielzahl von jungen Patienten mit solchen Tumoren erlebt habe. Insgesamt ist der Tumor zwar selten, aber wenn man einmal gesehen hat, was diese Diagnose bedeutet, vergisst man dies sein Leben lang nicht mehr. Der Knochen wuchert unkontrolliert, zerstört die umliegenden Knochen und kann Metastasen bilden, die leider oft bei der Entdeckung des Tumors schon vorhanden sind. Vielleicht sind meine damaligen Erfahrungen ein Grund dafür, warum ich auf »Wachstumsschmerzen« bei Kindern und Jugendlichen so empfindlich reagiere. In einem Fall quälte sich ein kleiner Junge über Monate mit vermeintlichen »Wachstumsschmerzen«, die sich viel zu spät als Osteosarkom entpuppten. Sein Bein musste abgenommen werden.

Zu den Schmerzen kommen bei einem Osteosarkom Schwellungen. Knapp zwei Drittel dieser furchtbaren Fälle sind mit Chemotherapie und Operation heilbar. Heilbar bedeutet aber eben nicht automatisch, dass die betroffene Körperregion erhalten werden kann – Amputationen wie bei dem kleinen Jungen lassen sich nicht immer vermeiden. Es gibt inzwischen unglaubliche Möglichkeiten im Bereich der Prothetik, die den Patienten ein weitgehend normales Leben ermöglichen. Ich erinnere Fälle aus meiner Zeit in Münster, wo Kinder ihre Eltern trösten mussten und stolz von ihren ersten Geh- oder Greifversuchen mit ihren Prothesen berichteten. Kinder können da unglaublich und bewundernswert stark sein. Spitzensportler oder Models wie die Brasilianerin Paola Antonini, die ganz selbstverständlich und selbstbewusst ihre Prothesen zeigen, sind da sicherlich gute Vorbilder.

Wichtig ist – wie bei jedem Tumor – auch beim Knochentumor eine Entdeckung im Frühstadium und noch bevor er streuen konnte. Dann ist die Prognose deutlich besser. Sollte ein primärer Knochentumor entdeckt werden, so ist dies ein Fall für eines der vielen Tumorzentren, die in Deutschland meist an Universitätskliniken angegliedert sind. Hier kommen die Expertisen von Onkologen, Radiologen und Tumororthopäden zusammen, das weitere Vorgehen kann disziplinübergreifend abgestimmt werden.

Die sekundären Knochentumore, die durch Absiedlungen von Krebszellen anderer Tumoren entstehen, sind weitaus häufiger. Die Krebszellen gelangen über das Blut oder die Lymphe in den übrigen Körper, wo sie Metastasen bilden, häufig an Lunge, Leber und eben an den Knochen. Auslöser ist bei Frauen oft Brustkrebs, bei Männern Prostatakrebs. Bei beiden Geschlechtern sind außerdem auch Lungen- und Nie-

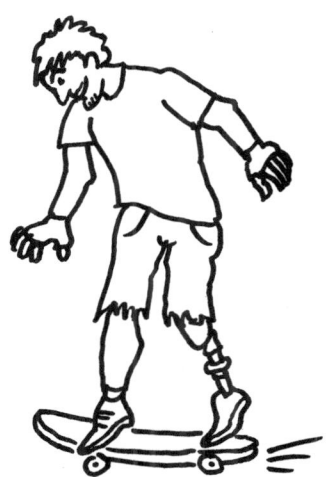

Mit einer gut angepassten Prothese ist ein weitgehend normales Leben möglich.

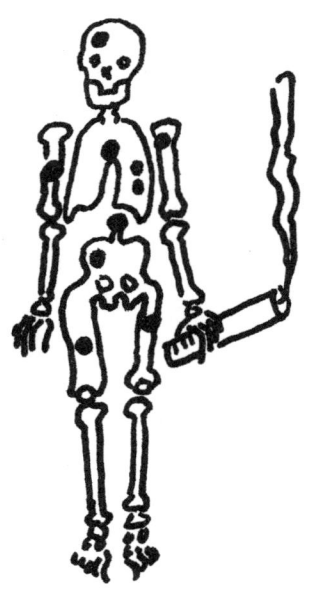

Metastasen können das ganze Skelett betreffen, sind aber häufig im Bereich der Wirbelsäule zu finden.

renkrebs häufig Ursache für eine Tumorabsiedelung in den Knochen.

Knochenmetastasen betreffen am häufigsten die Wirbelsäule und können durch Schmerz oder einen Knochenbruch auf sich aufmerksam machen. Leider sind sie ein Zeichen dafür, dass ein anderer Tumor schon gestreut hat. Damit ist meist keine Heilung mehr möglich, sondern nur noch eine begleitende Therapie, die Schmerzen lindern, die Lebensqualität verbessern und wenn möglich auch die Lebensdauer verlängern soll. Mit verschiedenen Medikamenten und auch mit einer Strahlentherapie kann man den Knochenschmerz reduzieren und den Knochen selbst festigen, damit es nicht zu einem plötzlichen Bruch kommt. Ist bereits ein Bruch passiert, muss operativ behandelt werden.

⇨ **Fazit:**

- Kinder mit Schmerzen haben immer recht: Vermeintliche Wachstumsschmerzen, die über einen Monat anhalten, gehören abgeklärt.
- Frühe Diagnose, frühe Therapie: Ob ein Knochentumor vorliegt, lässt sich über Bluttests, Röntgen, MRT und ein Kno-

chenszintigramm feststellen. Primäre Tumore im Knochen sind selten, häufiger handelt es sich um Metastasen, die sich am Knochen ansiedeln.

- Informieren Sie sich über Ihr familiäres Risiko! Insbesondere Brust- und Prostatakrebs haben eine große genetische Komponente.
- Nehmen Sie die Vorsorgeuntersuchungen wahr – Darmkrebs, Brustkrebs, Hautkrebs …

Teil VI

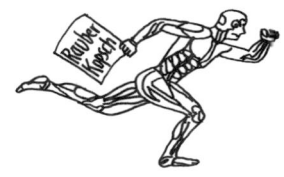

 Prävention ist die moderne Medizin

Häufig werden Patienten erst dann in der Praxis vorstellig, wenn sich bereits massive Probleme eingestellt haben. Die Klassiker ab Mitte vierzig sind Verspannungen, Rückenschmerzen, ungenügende Rumpfstabilität und generelle Haltungsschäden. Vieles hat mit unserem Alltag zu tun, dem vielen Sitzen vor dem Computer und mangelnder Bewegung. Die meisten Patienten haben seit mindestens zwanzig Jahren ihr Bewegungssystem nicht mehr kontrollieren lassen. Wozu auch, wenn es doch bis dahin ganz gut funktioniert hat. Das Problem dabei ist nur, dass sich viele Erkrankungen schleichend entwickeln; je später man einen Arzt aufsucht, umso schwieriger wird – ja nach Krankheitsbild – die Ausheilung.

Als Mensch durchlaufen wir verschiedene Entwicklungsphasen, die mit unterschiedlichen orthopädischen Herausforderungen verbunden sind. In Deutschland beginnt das Screening schon vor der Geburt. Beim Baby-Sono wird geprüft, ob alles dran ist am Kind oder ob es irgendwelche Fehlbildungen gibt. Bei diesem »Baby-TV« kann man schon in der zwanzigsten Schwangerschaftswoche einen fehlgebildeten Fuß oder eine offene Wirbelsäule erkennen. Der Vorteil ist, dass so notwendige Behandlungen bereits früh organisiert und gleich nach der Geburt eingeleitet werden können. Mit der Geburt kommt die nächste Screeningphase mit regelmäßigen Vorsorgeuntersuchungen. Für die Eltern sind diese Untersuchungen manchmal wie eine Leistungsschau. Werden in den ersten Lebensstunden die Arme, Beine, Gelenke und die Wirbelsäule des Säuglings sowie Länge, Gewicht und Kopfumfang kontrolliert, so gibt es bei der U3 in den ersten Lebenswochen ein Neugeborenen-Hüftscreening, um eine Fehlanlage der Hüften zu erkennen und auch behandeln zu können. Die Vorsorgeuntersuchungen U4 bis U9 im Vorschulalter erfassen Bewegungsstörungen und Koordinationsfähigkeit. Mit den Kontrollen U10–11 und J1–2 wird später die motorische Entwicklung und die Haltung bis zum Erreichen der Volljährigkeit überprüft. Für Erwachsene gibt es dann zwar Vorsorgeuntersuchungen zur Krebsfrüherkennung in den Bereichen Gebärmutterhals, Brust, Prostata, Haut und Darm, auch Zahnvorsorgeuntersuchung und Schutzimpfungen, die regelmäßig aufgefrischt werden sollen. Aber das Bewegungssystem bleibt dabei irgendwie auf der Strecke. Während die Wachstumsphase vom Säugling bis zum jungen Erwachsenen ganz gut abgedeckt wird, ist mit Erreichen der Volljährigkeit schlagartig Schluss. Niemand erinnert uns sozusagen von außen daran, dass wir unserem Körper Aufmerksamkeit schenken und sein Funktionieren regelmäßig kontrollieren lassen sollten. Der Wegfall der Kontrollen fällt in eine Lebensphase, in der ganz andere Dinge auf dem Programm stehen: Ausbildung, Studium, Einstieg in das Berufsleben, Gründung einer eigenen Familie und so weiter. Für den eigenen Körper bleibt da eher wenig Zeit.

Dabei ließe sich gerade im Bereich Bewegungssystem sehr

viel präventiv tun. Die Grundlagen im Positiven wie im Negativen werden im jungen Erwachsenenalter gelegt. Bedenkt man, dass Wirbelsäulenschmerzen eine Volkskrankheit sind und ein Viertel aller Krankschreibungen auf Probleme am Bewegungssystem zurückgehen, und bedenkt man des Weiteren, dass man hier frühzeitig gegensteuern könnte, dann liegt die Lösung eigentlich auf der Hand. Ich plädiere für regelmäßige Checks alle zwei Jahre. Bis es so weit ist, dass vielleicht auch offiziell die Führung eines »Skelettpasses« gefordert wird, liegt es an Ihnen, ob Sie gewissen Krankheiten Vorschub leisten.

Ein erster Schritt in Richtung Prävention ist der Selbstcheck. Wie bereits mehrfach erwähnt, werden Sie ab einem bestimmten Alter in die orthopädische Selbstständigkeit entlassen. Niemand schreibt Ihnen mehr vor, dass Sie diese oder jene Vorsorgeuntersuchung absolvieren. Dabei gäbe es in jeder Lebensphase Anlass genug dafür: Zwischen 45 und 55 beginnen die männlichen und weiblichen Wechseljahre mit neuen orthopädischen Herausforderungen. Durch die verminderte Ausschüttung von Hormonen nehmen Muskelmasse und Knochendichte ab. Eine reduzierte Knochendichte bedeutet ein erhöhtes Risiko für Brüche. So lässt ein Abfall der Knochendichte um ein Zehntel die Wahrscheinlichkeit eines Bruches des Schenkelhalses um das Dreifache steigen. Die Messung der Knochendichte wird bei postmenopausalen Frauen und bei Männern ab dem sechzigsten Lebensjahr sowie Risikopatienten empfohlen, ist aber nicht verpflichtend. Risikofaktoren sind eine frühe Menopause, bei Männern ein niedriger Testosteronwert, Verwandte mit Osteoporose, unklare Rückenschmerzen, Rauchen, Diabetes, Alkoholkonsum, wenig Bewegung und unausgewogene Ernährung. Weil jeder von uns mindestens einen dieser Risikofaktoren auf der Habenliste verbuchen dürfte, ist eine Knochendichtemessung in jedem Fall sinnvoll.

Für die meisten Selbstchecks müssen Sie noch nicht einmal zum Arzt: Wenn Sie täglich acht Stunden vor dem Bildschirm sitzen, sollten Sie regelmäßig Ihre Haltung überprüfen. Sitzen Sie gerade? Passen Höhe von Schreibtisch und Stuhl? Ja? Dann stehen Sie jetzt mal auf und stellen sich mit dem Rücken an die Wand. Wenn Ihre Schultern und der Hinterkopf dabei nicht gleichzeitig die Wand berühren oder die Schultern nur mit Mühe flach aufgepresst werden können, Glückwunsch! Sie sind soeben Mitglied im millionenstarken »Club der Rundrücken« geworden.

Jeder von uns kann und sollte etwas für die Haltung tun, für die Körperspannung und die Rumpfstabilität. Prüfen Sie bei Gelegenheit auch mal Ihren Stand. Wenn Sie aus der Dusche kommen, schauen Sie mal nach unten auf Ihren Fußabdruck. Wenn Sie zwischen Hacke und Ballen keine Aussparung mehr sehen, haben sich die Fußgewölbe gesenkt und Sie brauchen vielleicht Fußtraining oder Einlagen.

Unser Körper ist ständigen Veränderungen unterworfen, das liegt in der Natur der Sache. Wir erwarten von ihm, dass er uns keine Probleme bereitet, von der Wiege bis zur Bahre. Jedes

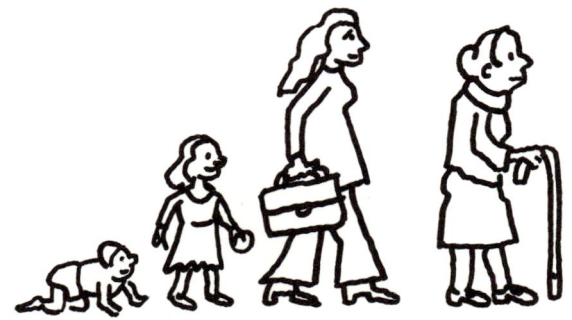

Der Verlauf unseres Lebens erfordert unterschiedliche präventive Maßnahmen in den verschiedenen Lebensphasen.

Auto, das die dreißig überschritten hat, wird gehegt und gepflegt und von seinem Besitzer stolz mit einem H-Kennzeichen versehen. Bei uns selbst lassen wir diese Hingabe leider allzu oft vermissen. Wir behandeln unseren Körper, als gäbe es kein Morgen. Dabei könnten wir mit ein wenig Achtsamkeit sehr viel für ihn tun.

21

Setzen Sie sich in Bewegung

Auch ich komme beim Friseur mal in die Verlegenheit, in Frauenzeitschriften zu blättern. Dann staune ich nicht schlecht, was alles als Sport angepriesen wird. Absurde Übungen sind dabei, die im Büro ausgeführt werden sollen und die nie jemand auf einem Bürostuhl machen wird.

Welcher Sport ist nun der richtige? Ich bin quasi berufsbedingt Mitglied in einem Fitnessclub, um mich in Sachen Body-Shape, Body-Pump, Bauch pur, Beckenbodentraining, Rückenfitness, Functional-Training, Faszien-Training, Yoga, Pilates, Tai-Chi, Aerobic, Zumba, Boxen, Core-Training, Crossfit, High-Intensity-Training, Stretching, Kettlebell, Flexi-Bar, Tubes, Springseil, Ringen, Trampolin, Core-Sliders, TRX und Co. auf dem Laufenden zu halten. Das ist bei ständig neuen Trends gar nicht so einfach. Selbst bei Klassikern wie Yoga nicht. Beim Blick auf den Kursplan meines Fitnessstudios fielen mir letztens über zehn verschiedene Yogakurse auf: Ashtanga, Kundalini, Anusara, Hatha, Luna, Aerial, Soft, Power, Heat und Hormonyoga …

Sport ist nicht gleich Sport, Sport ist Religion, jeder Bereich hat seine Jünger, und so manchen, der bislang eher zu den Vertretern der Couchpotatoes gehört, dürfte dieses unübersichtliche Angebot eher abschrecken. Zumal man sich ausführlich mit der Materie beschäftigt haben muss, damit man überhaupt mit den Begrifflichkeiten etwas anfangen kann.

Aus meiner Sicht gibt es einige Aspekte, die Ihnen den Einstieg erleichtern können: Bevor Sie Sport und Bewegung verstärkt oder ganz neu in Ihr Leben integrieren, empfiehlt sich ein Herz-Kreislauf- und ein Orthopädie-Check-up. Wer unter Bluthochdruck, Haltungsschäden oder Übergewicht leidet, sollte nicht einfach aus dem Stand mit Sport anfangen. Gibt der Arzt grünes Licht, heißt es langsam anzufangen, sich ein gewisses Fitnessniveau zu erarbeiten und es kontinuierlich auszubauen. Ich schwöre auf eine Kombination aus Cardio, Kraft und Beweglichkeit. Aus diesen drei Bereichen sollte sich das Training zusammensetzen.

Das Krafttraining soll uns nicht zu kleinen Muskelprotzen machen, sondern uns eine gute funktionelle Muskulatur bescheren. Zweimal in der Woche dreißig Minuten reichen völlig aus. Neuere Studien zum »High-Intensity-Training« (auch »HIT« genannt) zeigen, dass viel längere Trainingseinheiten gar nicht notwendig sind. Lieber einmal eine Muskelgruppe kurz und stark beanspruchen, als ewig viele Wiederholungen unterhalb der Reizschwelle absolvieren. Für die meisten Übungen brauchen Sie noch nicht einmal Geräte, auch der Gang ins Sportstudio ist nicht zwingend notwendig. Die Klassiker im Bereich Kraft heißen Liegestütz, Kniebeugen, Sit-ups, Beckenheben oder Trizepsdips. Hier arbeiten Sie mit Ihrem eigenen Körpergewicht, und das können Sie wie zu Zeiten von Turnvater Jahn überall machen. Mit einer Hantel oder einem elastischen Band können Sie zudem noch Bizepscurls, Seitheben, Kreuzheben und Rudern durchführen.

➡ Kraft-Workout:

- Liegestütz
- Kniebeugen

- Rumpfbeugen (Sit-ups)
- Beckenheben
- Unterarmstütz (Planks)
- Armstrecken (Trizepsdips)
- Armbeugen (Bizepscurls)
- Seitheben
- Kreuzheben
- Rudern

Mit diesen zehn Übungen verfügen Sie bereits über ein gutes Allround-Programm für die wichtigsten Muskelgruppen. Eine gute Muskulatur hilft gegen Rückenschmerz, bringt eine gute Haltung und beugt Osteoporose vor. Ein positiver Nebeneffekt ist, dass sich durch mehr Muskulatur der Grundumsatz erhöht und man bei Gewichtsproblemen leichter abnehmen oder sein Gewicht halten kann.

Wie gesagt, zweimal dreißig Minuten in der Woche reichen. Wenn Sie diese Zeit einmal nicht aufbringen können, sind »7-Minuten-Workouts« eine gute Alternative. Dabei machen Sie zwölf intensivere Übungen in einer Länge von je dreißig Sekunden, dazwischen zehn Sekunden Pause. Es gibt eine ganze Reihe von Apps zu diesen kurzen und knackigen Trainingsintervallen.

Sehr wichtig ist auch das Cardiotraining, das Ihre Ausdauer und die Leistung Ihrer »Pumpe« stärkt. Sollten Sie im Bereich Herz-Kreislauf Vorerkrankungen haben (siehe oben), bitte vorher mit Ihrem Kardiologen abklären, was Sie sich zumuten können. Ist alles in Ordnung, sollten Sie ebenfalls zweimal in der Woche mindestens dreißig Minuten etwas für Ihre Ausdauer tun. Als Richtmarke gilt, dass Sie zwar ins Schwitzen geraten sollen, aber bitte nur so, dass Sie dabei nicht völlig außer Atem sind. Geeignet sind die klassischen Ausdauersportarten wie

Laufen, Radfahren, Schwimmen, Rudern, Skilanglauf und Nordic Walking. Den Maximalpuls können Sie nach der Formel 208 – (0,7 x Lebensalter) bestimmen. Bei ungefähr 60 bis 80 Prozent der maximalen Herzfrequenz sollte Ihre Trainingsintensität für ein aerobes gesundes Training liegen. Bei einem 45-Jährigen liegt nach dieser Formel der Maximalpuls bei 176,5, der Trainingspuls sollte also zwischen 106 und 141 Schlägen pro Minute liegen. Dies ist für den Einstieg eine gute Orientierung. Sollten Sie irgendwann Blut geleckt haben und ambitionierter werden, kann auch eine Leistungsdiagnostik zum Beispiel mit einem Laufband-Stufentest sinnvoll sein.

 Cardio-Workout

- Maximalpuls: 208 – (0,7 x Lebensalter)
- Trainingspuls: 60 bis 80 Prozent des Maximalpulses
- Geeignet sind die klassischen Ausdauersportarten wie Laufen, Radfahren, Schwimmen, Nordic Walking …

Eine interessante Alternative zu diesen klassischen Ausdauersportarten ist übrigens Trampolinspringen. Zwanzig Minuten auf dem Trampolin entsprechen etwa dreißig Minuten Joggen und sind zudem gelenkschonender. Apropos Gelenke: Bei Patienten mit deutlicher Arthrose in Hüft-, Knie- oder Sprunggelenken rate ich vom Joggen ab; hier sind Radfahren, Schwimmen oder Rudern besser geeignet, weil die typische Stauchungskomponente fehlt. Generell sollten Sie, wenn Sie gerne joggen, auf Ihren Laufstil achten. Mein Lauftrainer hat mir früher immer geraten, auf dem Vor- bis Mittelfuß zu laufen, weil das die Gelenke entlastet. Sein Merkspruch dazu war: »Falling forward into space«, was hieß, ich solle mit einem Gefühl des

»nach vorne Fallens« laufen. Neue Untersuchungen zeigen jedoch, dass wir Menschen bereits bei unseren ersten Gehversuchen auch unseren eigenen Laufschritt entwickeln, mit individueller Schrittfrequenz und -länge. Es geht also nicht darum, sich einen neuen Laufstil anzueignen, sondern den angelegten zu optimieren.

Die dritte Komponente ist das Training der Beweglichkeit, das insbesondere von Männern gerne vernachlässigt wird. Wir sind mehrheitlich gestresst, überarbeitet und in der Muskulatur stark verkürzt. Nicht umsonst ist Stretching nebst den dazugehörigen »Power Stretch Studios« in den USA der nächste große Fitness-Hype. In diesen Studios zählt nicht Ihr kalendarisches Alter, Sie werden nach »stretch years« eingeteilt, sodass ein 48-Jähriger auch schon mal 55 sein kann. Nach intensivem Training wird erwartet, dass sich Ihr »stretch-Alter« deutlich reduziert.

Man sollte das Training der Beweglichkeit an die Kraft- und Cardiotrainingseinheiten anschließen und einmal in der Woche dreißig Minuten etwas ausschließlich für die Beweglichkeit tun. Pilates und Yoga sind hierfür besonders geeignet, Sie können sich aber auch ganz individuell ein Programm zusammenstellen, das auf die wichtigsten Muskelgruppen abzielt.

➡ **Stretching-Workout:**

- Katzenbuckel (Cat stretch)
- Hüftöffner (Hip release)
- Wirbelsäulendreher (Spinal rotation)
- seitliche Dehnung (Side stretch)
- Rückendehnung nach vorne (Spine stretch forward)
- Säge (Saw)
- Schere (Scissor)

- stummer Diener (Dumb waiter)
- Ausfallschritt (Lunging)
- Brustschwimmen (Breast stroke)

Falls Ihnen diese Begriffe fremd oder verwirrend vorkommen, hilft ein kurzer Blick ins Internet. Wenn Sie dort zum Beispiel »dumb waiter« eingeben, werden Ihnen Bilder oder kurze Filmchen auf YouTube die dazugehörige Übung schnell verständlich machen.

Zweimal dreißig Minuten Kraft, zweimal dreißig Minuten Cardio und einmal dreißig Minuten Dehnung macht insgesamt 2,5 Stunden pro Woche. So viel Zeit haben Sie nicht? Dann überlegen Sie doch mal, wie viel Zeit Sie am Handy, beim Internetsurfen oder vor dem Fernseher verbringen. Ich bin mir sicher, da lässt sich schnell mal irgendwo eine halbe Stunde abzweigen. Sie werden merken, dass das Training nicht nur Ihrem Körper, sondern auch Ihrem Geist guttut. Mit frischer Energie gehen viele Aufgaben des Alltags leichter von der Hand. Freie Fahrt für Ihre Endorphine!

⇨ Fazit:

- Optimal ist ein 3-Komponenten-Training aus Cardio, Kraft und Beweglichkeit.
- Zweimal eine halbe Stunde Kraft und Cardio pro Woche reichen, dazu einmal pro Woche Stretching.
- Wenn die Zeit doch mal nicht reichen sollte, sind »7-Minuten-Workouts« eine gute Alternative.
- Und, nicht vergessen: Etwas Bewegung ist schon mal viel besser als gar keine!

Körpertracker – Fluch und Segen

Im Jahr 2007 riefen die beiden US-amerikanischen Journalisten Gary Wolf und Kevin Kelly die Website »quantifiedself.com« ins Leben und gaben damit der aufkommenden Self-Tracking-Bewegung eine Plattform. Die Anhänger des »quantified self« proklamieren Selbsterkenntnis nicht etwa durch Meditation und das Erreichen höherer Bewusstseinsstufen, sondern durch die Erhebung von Zahlen und Daten. Selbstoptimierung durch totale Selbstvermessung und gezieltes Tuning wie bei einem Auto. Fitnesstracker wie Fitbit, Applewatch und diverse Körpermessgeräte, englisch »wearables«, zählen unsere Schritte, messen Sitzdauer, Puls, Herzrhythmus, Blutdruck, Atmung, Sauerstoffsättigung, Hirnströme, Blutzucker, Körperfett, Kalorien, Schlaf und Sex. Der gläserne Mensch ist längst Wirklichkeit geworden.

»Jede Bewegung zählt« ist einer der Werbeslogans dieser Aktivitätstracker, die es als Arm- oder Kopfband gibt und sogar schon eingenäht in verschiedenste Funktionskleidungsstücke. Die Geräte liefern eine Unmenge von Daten, die dann vom Computer oder dem Smartphone analysiert werden. Sie können in soziale Netzwerke gestellt werden und zeigen, welcher User höher, schneller oder besser ist als der Rest. Man tritt ein in einen weiteren Leistungswettbewerb in unserer ohnehin leistungsorientierten Gesellschaft. Wer es beruflich nicht zum CEO gebracht hat, kann jetzt wenigstens »sozial« mit seinem Körper punkten. Wir werden motiviert und angetrieben, zu Managern unseres eigenen Körpers, und glauben an die Auswertungen dieser kleinen Helferlein wie an eine neue Bibel.

Kritiker monieren die ungefilterte Flut von Daten, die zum Teil ungenau sind und deren Nutzen manchmal auch fraglich erscheint. Auch die Interpretation dieser Daten ohne Fachwissen ist kritisch zu sehen. Herzfrequenz ist nicht gleich Herzfrequenz, und der Blutdruck, der bei dem einen noch als innerhalb des Normbereichs gilt, ist möglicherweise bei dem anderen schon ein handfester Risikofaktor. Fraglich ist zudem, ob die permanente Kontrolle überhaupt zu besseren Ergebnissen führt.

Fakt ist: Unser Körper wird zur Datenquelle (möglicherweise auch für unsere Versicherungen oder sogar Arbeitgeber, Stichwort gläserner Patient), und wir selbst werden zur Selbstoptimierung angehalten, die auch eine Schattenseite haben kann.

Wie sinnvoll ist das also alles? Meine Erfahrung als Arzt und Sportmediziner ist folgende: Die sportlich ambitionierten Patienten, die *Men's Health-* oder *Fit for Fun*-Abonnenten, haben jetzt noch ein besseres, smartes Tagebuch für ihre Aktivitäten. Sie können computergesteuert den Körperfettanteil von 12 auf 10 Prozent absenken und wissen, wie viele Kalorien sie pro Pedalumdrehung verbrauchen. Sie haben Kontrolle über ihren Körper, sie coachen, motivieren und managen sich selbst. Diese Leute waren aber auch schon vor dem Tracking-Wahnsinn super in Form, bei ihnen geht es eher ums Feintuning.

Die anderen Patienten, die sich schon immer schwergetan haben, ausreichend Aktivität und Gesundheitsbewusstsein zu entwickeln, kommen auch mit dem Tracking nicht wirklich

Um eine Tafel Schokolade zu verbrennen, müssen die meisten deutlich länger als eine halbe Stunde joggen.

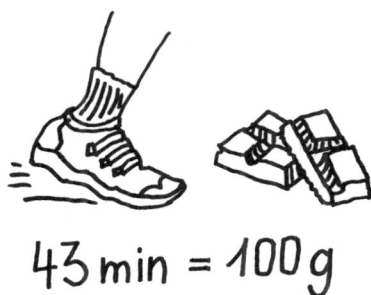

43 min = 100 g

auf einen grünen Zweig. Sie wissen jetzt zwar, dass eine halbe Stunde joggen maximal 500 Kilokalorien verbraucht, eine 100-Gramm-Tafel Schokolade aber schon mit 530 Kilokalorien zu Buche schlägt. Doch wie motivierend ist das bitte schön? Es ist eher desillusionierend und vielleicht sogar ein weiterer Stressfaktor, der gefährlich werden kann. Denn manche glauben, die regelmäßige Vermessung ersetze den Kontrollgang zum Arzt.

Der Hauptvorteil der Fitnesstracker liegt für mich in einer Sensibilisierung für Aktivität, Sport und Gesundheit. Die Geräte helfen dabei, ein Gefühl für den eigenen Körper zu bekommen. Aber man sollte die Zahlen keinesfalls über die eigene Wahrnehmung und Intuition stellen. Die Sensibilität für den Körper ist wichtig, sie signalisiert uns, bei einer drohenden Überbelastung die Segel zu streichen. Wer in einem solchen Fall auf den Tracker starrt und denkt, da geht doch noch was, schadet sich am Ende selbst. Hin und wieder zu tracken ist gut, aber bitte nicht ständig. Ab und zu mal eine Runde um den See laufen ohne jegliche Vermessung, einfach so und ohne Optimierung, tut auch mal ganz gut. *Hören* Sie auf Ihre Schritte, die Atmung, die Geräusche um Sie herum, und entwickeln Sie Ihr eigenes Körpergefühl. Machen Sie sich nicht zum Sklaven dieser Geräte, behalten Sie die Autonomie über Ihren Körper! Haben Sie Spaß an der Bewegung, und lassen Sie sich die auch nicht von diesen kleinen Dingern vermiesen, die ständig noch irgendwo Optimierungspotenzial wittern. Irgendwann ist auch mal gut!

⇒ **Fazit:**

- Tracker können eine Motivationshilfe sein, aber auch das Gegenteil bewirken.

- Tracker können Stress verursachen, permanente Selbstoptimierung ist anstrengend und manchmal sogar gefährlich.
- Tracker liefen Daten, die in falsche Hände geraten können, die teils nicht sinnvoll sind und deren Interpretation zu falschen Schlüssen führen kann.
- Tracker ersetzen auf keinen Fall den Arzt.
- Nutzen Sie diese Geräte also zur Unterstützung, aber lassen Sie sich nicht zu deren Sklaven machen. Die eigene Intuition und Körperwahrnehmung sind im Zweifelsfall die besseren Ratgeber.
- Typgerechtes und nicht getracktes Training ist das Motto.

22

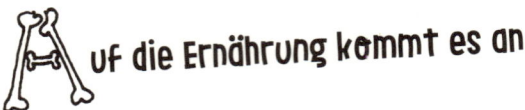

Auf die Ernährung kommt es an

Bewegung ist einer der beiden Hauptpfeiler bei der Prävention von Erkrankungen nicht nur des Bewegungssystems. Doch Sie können noch so viel Sport machen, wenn die Ernährung nicht stimmt, laufen Sie Gefahr, Ihre Erfolge gleich wieder zunichtezumachen. Das ist in etwa so, als hätten Sie sich einen schicken Sportwagen zugelegt (Ihr trainierter Körper), würden ihn aber mit dem falschen Sprit betanken und sich wundern, warum das Ding nicht in die Gänge kommt.

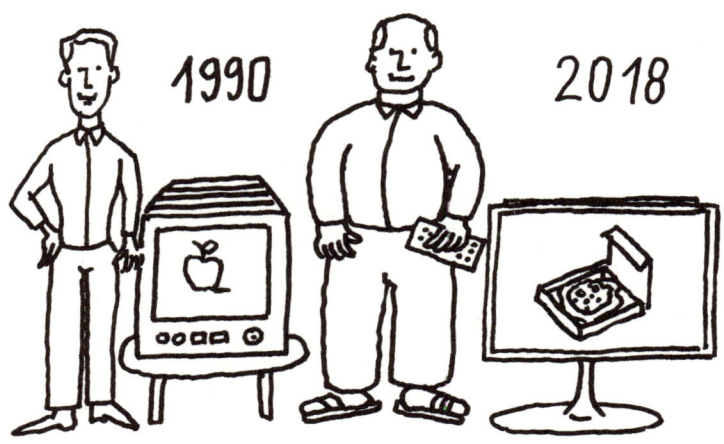

Die Fernseher sind mit den Jahren immer »schlanker« geworden, was man von vielen Zuschauern leider nicht behaupten kann ...

Die Frage nach der »richtigen« Ernährung ist eine, die immer wieder neu beantwortet wird. Unsere Nahrung lässt sich in die Makronährstoffe Kohlenhydrate, Eiweiße und Fette aufteilen. Diese »Makros« liefern uns Energie und sind wichtige Bausteine für unseren Körper – für Knochen, Muskeln und Zellen. Galt früher Fett als der Erzfeind Nummer eins, so haben zahlreiche Studien inzwischen gezeigt, dass Fett gar nicht schlecht für uns ist. Eindrucksvoll hat das Professor Walter Hartenbach in dem Buch »Die Cholesterin-Lüge. Das Märchen vom bösen Cholesterin« dargelegt. Darin zeigt er, dass die Senkung von Cholesterin zwar ein Milliardengeschäft für die Pharmaindustrie ist, Volkskrankheiten wie Herzinfarkt oder Arteriosklerose aber nur bedingt etwas mit zu hohen Cholesterinwerten zu tun haben Mittlerweile spricht auch die Deutsche Gesellschaft für Ernährung in ihren Richtlinien davon, dass man »gesundheitsfördernde Fette« sogar nutzen solle. Der aktuell neue Feind in unserem Körperhaus heißt derzeit Kohlenhydrate. Untersuchungen zeigen einen Zusammenhang zwischen vermehrtem Konsum von Zucker und Herz-Kreislauf-Erkrankungen.

Makros – Kohlenhydrate, Fette und Proteine

Kohlenhydrate sind der Hauptenergielieferant für unsere Muskeln und unser Gehirn. Wir unterscheiden Zucker, Stärke und Ballaststoffe sowie kurz- und langkettige Kohlenhydrate. Die langkettigen Kohlenhydrate sind besser, da sie den Blutzuckerspiegel nicht so schnell ansteigen lassen und das Sättigungsgefühl länger anhält. Denn der Körper ist dann erst einmal damit beschäftigt, die langkettigen Kohlenhydrate zu knacken. Sie finden sich in so verschiedenen Nahrungsmitteln wie Getreide, Vollkornbrot, Nudeln, Kartoffeln, Reis, Linsen, Nüssen und einigen Obstsorten. Kurzkettige kommen vor allem in süßen oder gezuckerten Nahrungsmitteln vor, weshalb sie zwar schnell, aber wenig anhaltend Energie liefern.

Es gibt in diesem Zusammenhang den Begriff »glykämischer Index«; mit diesem Wert wird der Anstieg des Blutzuckerspiegels nach Aufnahme eines Lebensmittels erfasst. Ein hoher glykämischer Wert, wie ihn zum Beispiel Milchreis hat, zeigt an, dass der Blutzuckerspiegel nach dem Verzehr schnell nach oben schießt. Vollkornbrot hat dagegen einen niedrigen glykämischen Wert, der Blutzuckerspiegel steigt nur mäßig an und sinkt deutlich langsamer als nach dem Genuss von Milchreis. Deshalb ist eine Scheibe Vollkornbrot oder ein Müsli (nach Möglichkeit weitgehend ungesüßt) zum Frühstück ein langfristigerer Energielieferant als eine Scheibe Weißbrot mit Nutella. Bei Letzterem stellt sich das Hungergefühl sehr viel schneller wieder ein. Für eine gesunde Lebensführung in Sachen Kohlenhydrate gilt daher: »LOGI-Style«, also Speisen mit einem »low glyemic index«.

Die lange so kritisch beäugten Fette sind der zweite Makronährstoff, und sie sind lebenswichtig. Für die fettlöslichen Vitamine A, D, E, K (Stichwort EDEKA) brauchen wir eine Fettzufuhr. Auch für die Bildung von Testosteron und Östrogen sind Fette unverzichtbar. Wir unterscheiden gesättigte, einfach ungesättigte und mehrfach ungesättigte Fettsäuren. Einfach ungesättigte Fettsäuren kommen beispielsweise in Oliven- und Rapsöl, Avocados, Nüssen und Samen vor. Zu den mehrfach ungesättigten oder »essenziellen« Fettsäuren gehören Omega-3 und Omega-6, die wir nicht selbst bilden können und in jedem Fall mit der Nahrung aufnehmen müssen. Wichtige Lieferanten sind Nüsse, Fische wie Thunfisch, Lachs oder Makrele, Lein- und Distelöl. Wobei wiederum pflanzliche Fette im Vergleich mit den tierischen besser abschneiden.

Kritisch sind vor allem die sogenannten Trans-Fettsäuren, die in natürlichen Nahrungsmitteln nicht vorkommen, sehr wohl aber in industriell verarbeiteten: in Frittiertem, Fast Food, Chips und dergleichen mehr. Deshalb Finger weg von Fertigprodukten und fettig-salzigem Naschkram.

Wie so oft kommt es auf die richtige Dosis an. Wird zu viel Fett aufgenommen, lagert es sich in den Fettzellen ab. Achten Sie darauf, eine ausgewogene Mischung aus gesättigten und ungesättigten Fetten aufzunehmen, und machen Sie einen Bogen um die Trans-Fette.

Die Proteine bilden die dritte Gruppe der Makronährstoffe. Proteine bestehen aus Aminosäuren und sind Grundbausteine von Enzymen, Muskeln und Organen. Proteine finden sich in Fleisch, Fisch, Milchprodukten, Sojalebensmitteln, Hülsenfrüchten und Nüssen. Sie werden vom Körper nicht so schnell aufgespalten, es dauert länger, bis er an die Nährstoffe herankommt. Weil der Körper dabei Energie verbraucht, gelten Proteine auch als Stoffwechselturbo. Wenn Sie proteinreiche Nahrungsmittel essen, nehmen Sie zwar nicht gleich ab, aber Sie bringen Ihren Stoffwechsel auf Trab.

Die Ernährungspyramide

Neben den Makronährstoffen Kohlenhydrate, Fett und Eiweiß braucht unser Körper Mikronährstoffe wie Vitamine, Mineralstoffe und Spurenelemente und mindestens zwei Liter Flüssigkeit pro Tag. Aber was bedeutet das alles nun für konkret für unsere Ernährung? Einen ganz guten bildlichen Überblick liefert hier eine Ernährungspyramide. Grob vereinfacht sollte die Energiezufuhr zu etwa 50 Prozent auf Kohlenhydrate entfallen, die anderen 50 Prozent teilen sich Fette und Proteine mit einem leichten Übergewicht zugunsten der Fette. Diese Empfehlungen werden laufend korrigiert und aktualisiert, je nach Studienlage. Die Ernährung war und ist nun einmal ein kontroverses und viel diskutiertes Thema. Gut auf den Punkt gebracht hat das der Ernährungsmediziner Professor Hans Konrad Biesalski: »Keiner kennt *das* gesunde Essen.« Eine ganz gute Ernährungsempfehlung aus meiner Sicht ist aber »CLEAN Eating«: Das bedeutet, dass Sie industriell verarbeitete Lebensmittel meiden und nichts in Plastik Eingeschweißtes kaufen, sondern stattdessen auf saisonale und regionale Produkte zurückgreifen sollten. Wenn Sie sich daran halten, werden Sie automatisch keine Limonade oder Fertigpizza konsumieren und damit den größten Ernährungsfallen der heutigen Zeit entgehen.

Neben neuen Erkenntnissen, die in Empfehlungen einfließen, gibt es große individuelle Unterschiede, was unsere einzelnen Körperprofile, die Erbanlagen, den Grundumsatz und die Lebensweise angeht. Insofern können Experten nur grobe Richtlinien vorgeben, nicht die ideale Lebensmittelpyramide für jeden von uns. Um zu überleben und die Grundfunktionen wie Herzschlag, Blutkreislauf und Stoffwechsel aufrechtzuerhalten, braucht unser Körper eine Mindestmenge an Energie. Diesen »Grundumsatz« kann man mit der »Harris-Benedict-Formel« berechnen. Sie ist relativ kompliziert, weshalb ich Ihnen hier die diversen Kalorienbedarfsrechner im Internet empfehle, die einem das einfach ausrechnen. Ausgangspunkt für diesen Grundumsatz ist die Energie, die der Körper im Ruhezustand benötigt, um die oben genannten Grundfunktionen zu garantieren. Durch jede Aktivität erhöht sich dieser

Grundumsatz: dazu zählen anstrengende berufliche Tätigkeiten ebenso wie Sport und Bewegung.

Ich habe das für mich einmal grob ausgerechnet. Bei mir schlägt der Grundumsatz mit rund 60 Prozent zu Buche (etwa 1900 kcal), 40 Prozent kommen durch körperliche Aktivität dazu. Im Schnitt habe ich also einen Energiebedarf von 3100 kcal pro Tag. Sehen wir uns nun den Energiegehalt unserer Makronährstoffe etwas genauer an:

- 1 Gramm Kohlenhydrate = 4 kcal
- 1 Gramm Fett = 9 kcal
- 1 Gramm Protein = 4 kcal

Unter Berücksichtigung der 50-Prozent-Regel würde das vereinfacht bedeuten, dass ich 390 Gramm Kohlenhydrate, 100 Gramm Fett und 150 Gramm Proteine zu mir nehmen sollte.

Geht es ums Abnehmen, muss die Energiebilanz negativ sein, das heißt, es muss weniger Energie in Form von Nahrung zugeführt werden, als verbraucht wird. Um noch einmal auf das Autobeispiel zurückzukommen: Nur wenn mehr verbraucht als getankt wird, kann abgenommen werden. Abnehmen ist ein großes Thema, nicht nur alljährlich im ausgehenden Winter, wenn gleich nach den leckeren Weihnachtsrezepten die Zeitschriften voll sind mit den neuesten Diäten. Die aktuellen Zahlen aus Deutschland sind erschreckend: Zwei Drittel der Männer und die Hälfte der Frauen sind übergewichtig, gut ein Viertel der Männer und Frauen sogar fettleibig.

Body-Mass-Index, Körperfett und Muskelmasse

Als Richtlinien gelten hier der Body-Mass-Index (BMI) und der Anteil des Körperfetts. Ein BMI von 18,5 bis 25 kg/m² gilt als Normalgewicht. Ein Mann mit dem Gardemaß von 1,85 sollte demnach zwischen siebzig und achtzig Kilo auf die Waage bringen. Für die Messung des Körperfettanteils gibt es spezielle Waagen, wobei der Wert alters- und geschlechtsabhängig ist. Männer zwischen zwanzig und vierzig Jahren sollten einen Wert von 8 bis 20 Prozent, gleichaltrige Frauen einen Wert von 21 bis 33 Prozent haben. Da die Muskelmasse ab ungefähr dreißig Jahren kontinuierlich abnimmt, steigt auch der »erlaubte« Körperfettanteil mit dem Alter an. Die Muskelmasse ist der dritte wichtige Wert, der Auskunft über Ihren körperlichen Zustand gibt. Auch er ist alters- und geschlechtsabhängig. Steigt der Muskelanteil, fällt automatisch der Körperfettanteil. Mehr Muskelmasse führt auch zu einem höheren Grundumsatz. Der erhöhte Grundumsatz ist wiederum gut, um abzunehmen oder das Gewicht zu halten, er senkt auch das Risiko für Diabetes und Herz-Kreislauf-Erkrankungen. Bei Frauen liegt der normale Wert im Alter von zwanzig bis fünfzig Jahren zwischen 30 und 35 Prozent, bei Männern des gleichen Alters zwischen 40 und 45 Prozent.

Mit diesen drei Werten – BMI, Körperfettanteil und Muskelmasse – haben Sie einfache Instrumente für einen Selbstcheck an der Hand. Um diese Werte im angestrebten Normalbereich zu halten, sind Sport und Bewegung zwar superwichtig, aber die entscheidendere Komponente ist die Ernährung. Wenn Sie eine Stunde Ausdauersport betreiben, werden Sie trotzdem kaum mehr als 800 kcal verbrauchen. Zum Vergleich: Eine Portion Pommes oder ein Burger haben jeweils ungefähr 300 kcal und eine Dose Cola knapp 140 kcal. Um sich das einzuverleiben, brauchen Sie keine zehn Minuten. Eine Stunde Sport ist dagegen ziemlich lang.

Dieser kleine Vergleich zeigt, dass wir vor allem beim Essen den Hebel am wirkungsvollsten ansetzen können. Das ist die Pflicht, die Kür für ein gesundes Leben besteht dann darin, diese Pflicht um Bewegung und einen achtsamen Umgang mit dem Körper zu ergänzen.

Nachwort

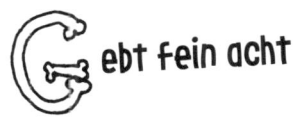 **G** ebt fein acht

Jetzt kennen Sie unser geniales Bewegungssystem sozusagen von Kopf bis Fuß, Sie kennen seine Stärken und Schwächen, die häufigsten Fragen dazu – und die gängigsten Probleme und wie man mit ihnen umgeht. Und ich hoffe, Sie haben erkannt, dass es sich lohnt, dieses Wunderwerk zu pflegen! Dreißig Minuten am Tag »abwackeln« reichen aus, um genial beweglich zu sein. Sie brauchen dafür keinen Personal Trainer und auch kein Yoga-Diplom. Alles, was Sie dafür brauchen, ist Achtsamkeit! Achten Sie auf sich, achten Sie auf die Bedürfnisse Ihres Körpers. Er signalisiert uns eigentlich ganz gut, was geht und was nicht geht – Stichwort Rücken! Wenn wir uns nur halb so gut um uns kümmern würden wie um die regelmäßigen Inspektionen bei unserem Auto, wäre schon viel gewonnen!

Ich hoffe, dass ich Ihnen mit diesem Buch ein wenig Respekt für unser faszinierendes Bewegungssystem mit auf den Weg geben konnte, ein wenig Achtsamkeit und ein kleines bisschen schlechtes Gewissen für die sträfliche Vernachlässigung, mit der Sie diesem Wunderwerk vielleicht bislang begegnet sind. Beherzigen Sie den einen oder anderen Tipp und gehen Sie sorgsam mit Ihrem Körper um, dann ist 67 vielleicht sogar das neue vierzig. Passen Sie auf sich auf!

Ihr Hanno Steckel

Anhang

Dank

Ich danke meiner Frau Rosalie für ihre Inspirationen. Meine beiden Töchter Helena und Elisa zeigen mir jeden Tag, was genial beweglich bedeutet, und haben mir viele gute Ideen geschenkt. Danke dafür.

Dank auch an Stefan Ulrich Meyer, Heike Gronemeier, Susanne Hirtreiter und Andrea Neuhoff für die professionelle Begleitung auf dem langen Weg.

Ich danke der Illustratorin Katrin Fiederling, die zum Glück auch in Berlin wohnt und die mir mit Ihrem besonderen Strich eine Riesenhilfe war und Ihnen mit ihren Bildern viel Text erspart hat.

Der größte Dank geht an meine Patienten in der Praxis, die mich jeden Tag wieder motivieren.

»Inspirationsverzeichnis«

Hier finden Sie eine kleine Zusammenstellung von Büchern, Weblinks und Filmen – vielleicht dient Ihnen diese Liste als Inspiration, sich näher mit dem faszinierenden Gebilde unseres Körpers zu beschäftigen. Das vollständige Literaturverzeichnis finden Sie auf meiner Website (siehe Impressum).

About the quantified self: quantifiedself.com (Webseite)

Absolut Mann: Fit bleiben und gut aussehen – die besten Strategien. Hesch, Bosch; Droemer (2003)

Born to Run: Ein vergessenes Volk und das Geheimnis der besten und glücklichsten Läufer der Welt. McDougall; Heyne (2015)

Concussion (Erschütternde Wahrheit): Film von Peter Landmann (2015)

Das große Pilates-Buch. Bimbi-Dresp; Gräfe und Unzer (2016)

Das Turbo-Stoffwechsel-Prinzip: So stellen Sie den Körper dauerhaft auf »schlank« um. Froböse; Gräfe und Unzer (2014)

Die Cholesterin-Lüge. Das Märchen vom bösen Cholesterin. Hartenbach; Kopp (2012)

Die neue Trendkost: Mit glykämischer Last. Montignac; Artulen (2004)

Eat and Run: Mein ungewöhnlicher Weg als veganer Ultramarathon-Läufer an die Weltspitze. Jurek; Südwest (2014)

Fit ohne Geräte: Trainiere mit dem eigenen Körpergerwicht. Lauren; Riva (2011)

Fitness after 40: How to Stay Strong at Any Age. Wright; Amacom (2008)

Funktionelles Schlingentraining: Grundlagen & Übungskatalog. Schurr; Books on Demand (2011)

Geschäftsmodell Gesundheit: Wie der Markt die Heilkunst abschafft. Maio; Suhrkamp (2014)

HIT-Fitness: Hochintensitätstraining – maximaler Muskelaufbau in kürzester Zeit. Gießing; Riva (2010)

Natural Running: Schneller, leichter, schmerzfrei. Marquardt; Spomedis (2017)

So dick war Deutschland noch nie. Ergebnisse des 13. DGE Ernährungsberichts zur Übergewichtsentwicklung (2017)

Ultramarathon Man: Aus dem Leben eines 24-Stunden-Läufers. Karnazes; Riva (2007)

Vegan for Fun. Vegane Küche die Spaß macht. Hildmann; Becker Joest Volk (2011)

Werde ein geschmeidiger Leopard. Die sportliche Leistung verbessern, Verletzungen vermeiden und Schmerzen lindern. Starrett; Riva (2016)

Yoga – Das große Praxisbuch für Einsteiger und Fortgeschrittene. Schöps; Delphin (2017)

Die Haut ist wie eine Leinwand, die unser Leben sichtbar macht

Dr. med. Yael Adler

HAUT NAH

Alles über unser größtes Organ

Die Haut beschäftigt uns täglich: Pflege, Alterung, Allergien, Anti-Aging, Sonne … Sie ist knapp zwei Quadratmeter groß und schützt uns davor, zu überhitzen. Sie umhüllt alles, was wir in uns tragen, ist ein hochsensibles Kommunikationsmittel. Keine Erregung, kein Sex – ohne unsere Haut.

Die Ärztin Dr. med. Yael Adler rückt unserer Haut zu Leibe und erklärt alles, was man über sie wissen will. Sie scheut dabei auch nicht vor Pusteln, Falten, Fußkäse und anderen Tabus zurück. Anschaulich und unterhaltsam erzählt sie, warum Sex schön macht, Männer keine Cellulite bekommen, und warum in unserer Haut ganz schön viel Hirn steckt.

Für einen nützlichen Praxisteil hat Yael Adler zahlreiche Rezepturen versammelt; bewährte und meist selbst herzustellende Cremes, Badezusätze und Lotionen.

»Ein sinnliches Sachbuch über die Haut und
ihre Zipperlein, das man lesen kann, ohne dass es gleich
überall zu jucken beginnt. Absolut empfehlenswert!«
Deutschlandfunk

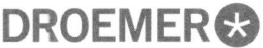

Die Sprechstunde für zu Hause

Dr. med. Silke Bartens / Dr. med. Werner Bartens

FRAUENSPRECHSTUNDE

Was uns hilft, was uns gesund macht

Ist mein Körper normal? Was kann ich gegen Regelschmerzen tun? Ich werde nicht schwanger – wo finde ich Hilfe? Wie komme ich am besten durch die Wechseljahre? Welche Krebsvorsorge- und Kontrolluntersuchungen helfen? Fundierte Informationen, kompetente Ratschläge und großes Einfühlungsvermögen sind dann entscheidend.

All das liefern Dr. med. Silke Bartens, renommierte Frauenfachärztin, und Dr. med. Werner Bartens, ausgezeichneter Wissenschaftsjournalist und Arzt, in diesem Buch. Sie erklären, was hilft, entlarven fragwürdige Therapien, bieten Orientierung und geben Rat.

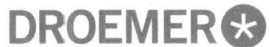

Ohne Tastsinn ist menschliches Leben nicht möglich

Dr. Martin Grunwald

HOMO HAPTICUS

Warum wir ohne Tastsinn nicht leben können

Ohne Tastsinn ist menschliches Leben nicht möglich – der Homo sapiens ist in jeder Sekunde seines Lebens immer auch ein Homo hapticus, sagt Martin Grunwald und erzählt anschaulich, warum eine Umarmung mehr tröstet als tausend Worte, wie Massagen und Spaziergänge gegen Depression und Angst helfen, welche Wirkung Neoprenanzüge bei der Behandlung von Magersucht zeigen, weshalb Tablets die Sprachentwicklung unserer Kinder verzögern und warum wir mit warmen Händen bessere Chancen bei Bewerbungsgesprächen haben.

»Martin Grunwald ist eine Koryphäe.«
BRAND EINS

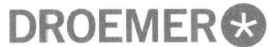